全国医药类高职高专护理专业“十二五”规划教材
供护理、涉外护理、助产等专业用

护理伦理学

第2版

主　编　张绍翼　何俊康
副主编　田莉梅　李海军
编　者　（以姓氏笔画为序）
田莉梅（张掖医学高等专科学校）
刘巧艳（湖北医药学院）
刘代红（重庆医药高等专科学校）
刘浩天（重庆医药高等专科学校）
李海军（商洛职业技术学院）
吴小碧（黔东南民族职业技术学院）
何俊康（乐山职业技术学院）
张绍翼（重庆医药高等专科学校）
陈　飞（湖北医药学院）
周敏惠（乐山职业技术学院）

第四军医大学出版社·西安

图书在版编目（CIP）数据

护理伦理学/张绍翼，何俊康主编．—2 版．—西安：第四军医大学出版社，2012.6（2015.6 重印）

ISBN 978-7-5662-0179-9

Ⅰ. ①护… Ⅱ. ①张… ②何… Ⅲ. ①护理伦理学-高等职业教育-教材 Ⅳ. ①R47

中国版本图书馆 CIP 数据核字（2012）第 122598 号

hulilunlixue

护理伦理学

出版人：富 明 责任编辑：土丽艳

出版发行：第四军医大学出版社

地址：西安市长乐西路 17 号 邮编：710032

电话：029-84776765 传真：029-84776764

网址：http：//press. fmmu. edu. cn

制版：绝色设计

印刷：陕西力成印务有限公司

版次：2012 年 6 月第 2 版 2015 年 6 月第 11 次印刷

开本：787×1092 1/16 印张：12.5 字数：280 千字

书号：ISBN 978-7-5662-0179-9/R·1022

定价：25.00 元

出版说明

为全面贯彻教育部颁布的《国家中长期教育改革和发展规划纲要》等文件精神，适应我国高职高专护理专业教材建设及教学改革的需要，第四军医大学出版社于2011年6月全面启动全国医药类高职高专护理专业“十二五”规划教材第二轮编写工作。

本轮教材编写着力构建具有护理专业特色和专科层次特点的课程体系，以职业技能的培养为根本，与护士执业资格考试新大纲紧密结合，力求满足学科、教学和社会三方面的需求。全套教材包括基础课程、专业课程两大板块。其中，基础课程以应用为目的，以必需、够用为度，构建传授知识、培养能力、提高素质三位一体的基础理论教学体系。专业课围绕技术应用型人才的培养目标，强调突出护理、注重整体、体现社区、加强人文的原则，构建以护理技术应用能力为主线的、相对独立的实践教学体系。充分体现理论与实践的结合，知识传授与能力、素质培养的结合。注重全套教材的整体优化，处理好不同教材内容的联系与衔接，避免遗漏和不必要的重复。

为更好地体现上述编写思想，本套教材对编写内容进行模块化设计，每个模块基于利“教”、利“学”、利“考”的理念，进行创新及优化：新增“考点链接”模块，以提高学生解决难点问题的综合能力；每章后附有适量综合测试题，全书末附有1～2套模拟测试卷，题型设计尽量贴近护士执业资格考试新大纲内容，使学生能更准确地把握护士执业考试新大纲的变化。

全套教材包括护理专业基础及临床27门科目，主要供三年制高职高专护理、涉外护理、助产专业及其他医学相关专业参考使用。

全国医药类高职高专护理专业
“十二五”规划教材(第2版)编审委员会

前　言

随着我国医疗卫生事业的不断发展，社会对护理事业的要求越来越高，护理理念及其服务内容发生了重大变化。近年来，国内外出台了一些有关生命伦理和护理伦理的新法规和制度，生命伦理和护理伦理的内容和观点出现了许多新变化。另外，与护理有关的许多新的伦理问题的出现，如和谐护患关系的构建问题、诚信医护问题、各类突发公共卫生事件应急处理中的伦理责任问题等，这些伦理问题对生命伦理和护理伦理的研究产生了深远的影响，国家护士执业资格考试大纲对护理伦理学亦提出了新的要求。结合上述变化，我们在第四军医大学出版社的组织和指导下，自2011年6月起开始对2010年版的《护理伦理学》进行修订。

《护理伦理学》第2版教材从结构看，分理论、规范、实践共11章。在内容上作了以下增减：第三章增加了护理道德的具体原则并作了新的补充和修改，针对护理伦理学的基本观点和基本理论及时更新了相关的案例；第一章、第二章、第三章均增加角色扮演，在理论教学环节中增加实践活动，加强学生的直观体验等内容，并重新排列这些内容；对一些章节的文字作了修改，使之更合乎逻辑。附录也增加了一些新的国内外生命伦理学和护理伦理学文献资料；同时，仍附有《护理伦理学》教学大纲参考，并作了一定的修改。

《护理伦理学》第2版教材，尽量体现以下特点：一是突出“新”字。教材尽量把近几年护理伦理研究的新成果吸收进来。涉及护理伦理方面的新内容，如医疗护理诚信问题、构建和谐护患关系问题、《护士条例》及《护士守则》中所规定的护士责任和义务问题等内容，都写入新教材。二是突出“适”字。教材考虑高职、高专护理学专业学生学习的特点，文字尽量通俗简练，选材尽量适度，深浅尽量适宜。三是突出“实”字。教材尽量考虑护理工作的实际情况，突出阐述与护士的护理职业领域密切相关的一些伦理理论和伦理问题，不编列与护理工作关系不大的一些问题。四是突出“用”字。教材重视“案例分析”，使理论与实践更加紧密结合，帮助护士提高分析、解决伦理问题的能力，使护士所学伦理理论在护理实际工作中用得上。同时教材的每一章都设置“学习目标”和“综合测试”，以尽量帮助学生更有针对性地学习。

第2版教材编写组成员有重庆医药高等专科学校的张绍翼、刘浩天、刘代红，乐山职业技术学院的何俊康、周敏惠，张掖医学高等专科学校的田莉梅，商洛职业技术学院的李海军，黔东南民族职业技术学院的吴小碧，湖北医药学院的刘巧艳、陈飞，他们都是长期从事护理伦理学教学和研究的教师。教材章节经各位编者交叉审稿后，最后由张绍翼统稿、修改、定稿。

湖北医药学院的况成云，西安医学院的郭慧莉，贵阳医学院的王秀英，大庆医学高等专科学校的张宏，临汾职业技术学院的郭淑英，忻州职业技术学院的张改兰和湖北医药学院附属太和医院的罗芳等老师为第1版教材编写作出了巨大贡献和艰辛努力，对他们的辛勤付出，表示衷心的感谢。同时，在编写本教材的过程中，我们借鉴吸收了国内外有关专家和学者的一些研究成果；第四军医大学出版社及各参编学校也给予了大力支持，在此一并表示感谢。由于编写人员水平有限，编写时间仓促，教材难免存在缺点和不足，我们还恳请专家、同行及读者批评、指正。

张绍翼

目　　录

第一章　绪论 …………………………………………………………………… (1)
　第一节　伦理学与护理伦理学 …………………………………………… (1)
　第二节　护理伦理学的研究对象、内容 ………………………………… (6)
　第三节　护理伦理学的理论基础 ………………………………………… (7)
　第四节　护理伦理学与相关学科的关系 ………………………………… (10)
　第五节　学习护理伦理学的意义和方法 ………………………………… (13)
第二章　护理伦理学的历史发展 ……………………………………………… (18)
　第一节　我国医护道德的萌芽与发展 …………………………………… (18)
　第二节　我国医护道德的优良传统和历史局限 ………………………… (21)
　第三节　国外医护道德的形成与发展 …………………………………… (23)
　第四节　护理伦理学的发展 ……………………………………………… (25)
第三章　护理道德的基本原则、规范和范畴 ………………………………… (30)
　第一节　护理道德的基本原则 …………………………………………… (30)
　第二节　护理道德的具体原则 …………………………………………… (32)
　第三节　护理道德的基本规范 …………………………………………… (36)
　第四节　护理道德的基本范畴 …………………………………………… (39)
第四章　护理人际关系伦理 …………………………………………………… (50)
　第一节　护患关系伦理 …………………………………………………… (50)
　第二节　护理人员与其他医务人员的合作伦理 ………………………… (57)
第五章　临床护理与伦理 ……………………………………………………… (61)
　第一节　基础护理与伦理 ………………………………………………… (61)
　第二节　专科护理与伦理 ………………………………………………… (64)
　第三节　特殊护理与伦理 ………………………………………………… (72)
　第四节　整体护理与伦理 ………………………………………………… (81)
　第五节　心理护理与伦理 ………………………………………………… (84)

第六章　优生优育控制与护理伦理 ……（90）
第一节　优生的历史和意义 ……（90）
第二节　生育控制 ……（94）
第三节　严重缺陷新生儿的处置 ……（98）
第七章　社区护理伦理 ……（100）
第一节　社区护理概述 ……（100）
第二节　预防保健中的护理道德 ……（103）
第三节　康复护理道德 ……（105）
第四节　健康教育 ……（107）
第八章　护理科研伦理 ……（111）
第一节　护理科研道德的意义 ……（111）
第二节　临床护理科研的道德要求 ……（113）
第三节　人体实验的护理道德 ……（115）
第九章　医学高新技术运用与护理伦理 ……（122）
第一节　现代辅助生殖技术与护理伦理 ……（122）
第二节　安乐死与死亡标准的演变 ……（124）
第三节　器官移植与护理伦理 ……（129）
第十章　护理管理伦理 ……（136）
第一节　护理管理与护理伦理 ……（136）
第二节　护理管理者的道德素质 ……（139）
第三节　护理管理道德的基本原则 ……（141）
第十一章　护理道德教育、修养和评价 ……（144）
第一节　护理道德教育 ……（145）
第二节　护理道德修养 ……（149）
第三节　护理道德评价 ……（153）
附录 ……（159）
附录一　国内外生命伦理学和护理伦理学文献资料 ……（159）
附录二　《护理伦理学》教学大纲参考 ……（187）
参考答案 ……（189）
参考文献 ……（190）

第一章 绪 论

【学习目标】

掌握：护理伦理学及其学科性质、研究对象与内容，医学模式转变带来的护理职业角色与护理服务理念的变化。

熟悉：道德、伦理和伦理学的关系，护理和护理伦理学的关系。

了解：护理伦理学与相关学科的关系以及学习护理伦理学的意义和方法。

案例导入

一位家属的表扬信

"这里的护士工作很忙，但总能挤出时间来向我和我患病的父亲问好。当我问起我父亲的情况时，她们从来不因为太忙而拒绝回答或敷衍了事。我觉得她们很尊重患者。可是在某某医院情况就完全不同了。上一次我父亲患病住在那里，可那里的护士老是板起面孔不理人，好像你根本不存在一样……所以我和我父亲都不愿再到那家医院去了。"

请通过这位家属对护士的评价分析护理伦理学的实践学科性质。

护理伦理学（nursing ethics），作为源于护理实践活动，又服务于护理实践活动的文化观念、群体意识和护理人员应遵循的道德行为准则，涵盖了护理人员与护理实践活动、服务对象、同行及社会之间的关系。随着医学模式的发展变化，引发了护理理念的重大变化，护理伦理学的研究内容越来越丰富，整个社会对护理人员的职业观念意识、职业态度与技能、职业纪律与作风的要求越来越高。学习护理伦理可以指引护理人员如何负起护理专业上的义务，使护理人员的权利和义务相配合，并获得社会大众对护理专业的信赖。

第一节 伦理学与护理伦理学

一、道德、伦理、伦理学

（一）道德的定义及其内涵

1. 道德的定义　在我国古代《说文解字》中说："道，所行道也。"也就是说，"道"原本是道路，后演化为"事物运动变化所必须遵循的普遍规律"或法则，如春生夏长，四季更替；人与人之间的君臣、长幼秩序等。"德"字与"得"字相通。所以，德，也就是人们对所谓最高原则有所得，内得于己，外施与人。也就是说"德"强调的是随顺自然规律和人际秩序，违背就是灾难或痛苦。自然、地球如此，人生亦如此。至于"道"与"德"的合用，则始于荀子。意思是如果一切都能按照社会礼法或自然规律去做，就算达到了道德的最高境界。以上只是词语解释。如果把道德作为一种事物或现象，学界关于道德概念较为集中的表述是：指在一定社会经济条件下，用善恶作为评价标准，依靠社会舆论、内心信念和生活习俗调节人与人之间、个人与社会之间关系的行为准则和规范的总和。

2. 道德的内涵

(1) 道德的起源问题　马克思主义认为任何道德原则和规范，都是以社会经济关系中所表现的利益关系为内容的，社会经济关系的性质，决定道德的性质。以劳动为核心的人类活动为道德起源创造了历史前提，即劳动创造了道德的主体人自身；以生产关系为核心的人类社会关系的产生和发展，为道德的产生和发展提供了直接的基础，有了社会关系就客观地提出了如何处理人际关系的要求，生产关系和其他社会关系的变化和丰富决定了道德观念和道德规范的变迁；社会意识和人的自我意识的形成是道德起源的关键环节，它实现了道德意识和规范由不自觉到自觉的转变。

知识链接

道德首要的是向理性咨询的问题。道德上正当的事，在任何条件下，都是最有充分的理由去做的事。

——詹姆斯·雷切尔斯

(2) 道德的本质问题　道德的本质，是指道德区别于其社会现象的一般性质。道德的本质分为一般本质和特殊本质，道德的一般本质，即道德属于上层建筑，是由经济基础决定的。道德的一般本质显示：有什么样的社会经济结构就会有什么样的道德体系及其性质。有什么样的社会经济利益关系，就需要有与之相适应的道德原则和规范。道德的特殊本质：即道德的特殊调节规范形式和实践精神。

(3) 道德的评价标准　道德的体现形态是社会意识或社会态度，因此，道德的评价标准是善恶、好坏、公正与偏私、诚实与虚伪等。

(4) 道德的评价方式　道德的评价方式包括社会舆论、内心信念和传统习俗三个方面。

(5) 道德的功能　是指道德现象在社会生活领域中的特定作用。包括道德调节功能、道德教育功能和道德认识功能。基于道德功能发生的方式是舆论约束，是道德自律。自律性是道德最显著的特征，自律性与他律性的统一是道德的重要特征。因此，道德作为人类的行为规范，既不同于行政法规，也不同于一般法律条文。

在我们讨论道德的定义问题时，还有两个概念需要我们认识，即道德类型和道德现象问题。关于道德的类型：按照应用领域划分，分为社会道德、宗教道德、自然道德、个人道德。按照社会生活的结构划分，包括恋爱、婚姻、家庭道德，社会公德，职业道德。道德现象是人类社会生活特有的一种现象，指人们之间道德关系和个人道德行为的表现形态。道德现象包括道德意识现象、道德规范现象和道德活动现象。

(二) 伦理

“伦理”也是一个历史概念。“伦理”二字连用，最早见于秦汉之际成书的《礼记·乐记》，其中说：“乐者，通伦理者也。”许慎在《说文解字》中解释说：“伦，辈也；从人，仑声。一曰道也。理，治玉也；从王，里声。”日本伦理学家小仓志祥曾解释说：“伦理的伦，是指同伴、伙伴，由此产生出人伦这个词。理是指条理、理由，说的复杂些，是指法则、道理。”这些只是作为词语的历史意义。而作为一种客观存在和现代伦理学意义上的“伦理”则是指人际关系的法则、秩序。

由上可见，“伦理”和“道德”两个概念，从词源来看，可视为同义异词，都是指的社会道德现象。但它们又有所不同，道德较多的指人们之间的实际道德关系，伦理已不再是道德的代名词了，伦理发展为一门科学，从总体上研究各种道德现象，并从哲学的高度去揭示道德的本质、职能及其发展规律。

（三）伦理学及其研究对象

“伦理学”这个词源于希腊文 ethikos，与 ethos（品格）有关。拉丁文在习惯上也称它为“道德哲学”。在伦理学、道德学说研究的历史长河中，人类关于“伦理学”的界定众说纷纭。亚里士多德最早把伦理学作为哲学研究整体中的一个特别学问。他流传下来的三部伦理学著作，彻底坚持苏格拉底与柏拉图的基本观点：“美德即幸福”。他还以诗歌的形式表达此一信条。他在纪念赫米亚斯的赞歌中开篇就说：“美德对人类来说是困难的，却是生命中最神圣的追求。”沃尔夫在《大英百科全书》中对伦理学的陈述是：“伦理学不是一门实证科学，而是一门规范科学。它首先研究的不是人类行为的实际品格，而是其理性。”沃尔夫接着又阐明了伦理学的主要问题“取决于下列概念：一是人类行为的至善或其最终的理想目标，二是我们关于至善或对错的知识的源泉，三是伦理行为的律令，四是促成正确行为的动机。道德哲学家们讨论的另一个问题是意志自由的问题。”国内学者郭广银认为，“伦理学是关于道德问题的学说，是道德思想、道德观点的系统化、理论化。”张应杭认为，“伦理学实质上是指对道德现象及其存在和发展规律作最普遍一般揭示的哲学学科，故通常伦理学又称道德哲学。”综合以上界定，虽然表述不同，但实质差异并不大。结合社会道德实际，综合各家学说，我们认为，伦理学是研究道德现象的起源、本质及其发展变化，揭示人类社会道德规律的科学，是一门关于人的品质、修养和行为规范的科学。简言之，伦理学是以道德作为研究内容的，是对人类道德生活进行系统思考和研究的一门科学。伦理学在人类文明史中是比较早的学科之一。

（四）伦理学的分类

伦理学在类型上分为规范伦理学（normative ethics）、元伦理学（meta-ethics）和描述伦理学（descriptive ethics）。如果从理论功能上分析，描述伦理学主要是对社会道德状况进行客观描述，以再现道德实际来建立伦理的伦理学类型；规范伦理学则侧重于道德规范的论证和说明，总结、创新和建立伦理道德规范体系，并在伦理理论和道德实践的相互作用中形成理论伦理学和应用伦理学；元伦理学则是从分析道德语言（概念、判断）的意义和逻辑功能入手对道德进行研究的伦理学。元伦理学也称为分析伦理学。

> **知识链接**
>
> 苏格拉底把“道德哲学”或者“伦理学”定义为探讨“我们应当如何生活”的问题。道德哲学正是对现实生活的思考，它的理论成果指导着我们的生活，让我们生活得更明智，更幸福。

二、护理学与护理伦理学

护理，从人类初始的伤痛救护实践活动开始，经过了漫长的历史发展过程。尤其是一百年来经过无数护理工作者的努力已成为一门由自然科学（如生物学、化学、物理学及医学科学等）与人文社会科学（如心理学、伦理学、社会学等）相互渗透的综合性应用学科。护理学已从简单的从属于医学的辅助学科，成为一门现代的具有一定深度和广度的有独特研究范畴和内容的学科。护理伦理学随着护理学的产生而产生，并伴随着护理学的发展而发展。

（一）护理与护理学的产生发展

南丁格尔（英国人，1820—1910）被公认为是现代护理的奠基人。她是第一个提出护理专业并阐述护理专业需要其独特的知识体系的人，她对护理事业的贡献体现在改善军队卫生、开创护理教育、建立护理理论体系等方面。从南丁格尔开始，护理不再是一种简单的技术和照顾行为，而是一门严谨的科学，一种精细的艺术。

此后，护理专业随着社会文明进程的加速以及医学科学的进步也得到了长足的发展。护理学正日益成为一门实用的科学，一门处理人类需要和问题的艺术。从全球的护理学发展来看，现代护理概念的发展大致经过了三个阶段。首先是以疾病为中心的功能制护理阶段。护士的服务理念完全是单纯的业务或任务观念，护士以完成本职本班的工作为己任，不关心服务对象的需求，是一种见病不见人的工作方法。此阶段护理工作的特点不仅表现在护理已开始成为一门专门的职业，护理从业人员——护士在从业前必须经过专业培训，而且，在长期的疾病护理过程中护理人员已积累了一套较规范的疾病护理常规与护理技术操作规程，为护理学的发展奠定了坚实的基础。

现代护理概念发展的第二个阶段是以患者为中心的整体护理阶段。整体护理是以现代护理观为指导，以护理程序为框架，根据患者身心、社会、文化的需求而提供优质的全方位的护理。于是护理工作者将人视为一个整体，开始关注人的身心健康，在护理实践中不仅注意到人的躯体变化，还对人的心理状态、情绪反应、性格特征以及社会文化背景等作了深入了解。此阶段护理工作的特点表现在护理学已逐渐形成了自己独特的知识体系，实现了以患者为中心的整体护理，护理人员懂得了运用护理程序，解决患者的健康问题，但此时护理工作仍然局限在医院内，尚未扩展到社区，未涉及群体保健及全民保健。

现代护理概念发展的第三个阶段是以人的健康为中心的护理阶段。世界卫生组织提出“2000年人人享有卫生保健”的目标，其中人人不仅仅是指患有疾病的人，还包括所有健康的人士。要实现这个宏伟目标，护士必须走出医院，走进社区，为健康人群服务，于是，护理的范畴从护理疾病逐步向预防疾病、促进健康发展，护理服务的对象也从个体向家庭和群体延伸，护理从强调提供照顾向协助患者自我照顾靠拢。此阶段护理工作的特点表现在护理人员的工作方法以护理程序为主，护理学已发展成为一门在自然科学和社会科学指导下的综合性应用科学，护理工作的范畴已扩展到了人类生命周期的全过程。

至此，护理学探讨的已不仅仅是护理工作的内容与方法，而是对护理教育、护理科研、护理理论、护理管理、护士素质与护士角色等有了更深入全面的研究。护理学已真正成为一门独立的、有独特业务领域和服务内容、有专业制度保证和专业性组织的学科。护理理论建设得到了飞速进展，如奥瑞姆的自理理论（指个人为维持生命和健康而需要自己进行自我照顾活动，其自我照顾内容包括一般自理需要、发展的自理需要和健康不佳时的自理需要)，金氏的互动系统理论（基于人是一个开放系统的观点提出的护士与患者间互动关系的学说），罗伊的适应模式（即人对环境的应激原进行适应的理论，它强调人是身、心、社会的复合体，是一个适应系统），马斯洛的需要层次论（将人的基本需要分成高低不同的层次）。这些护理理论都对护理实践、护理教育及护理科研具有深远的指导意义。

课堂互动

请问护理学的创始人是谁？护理作为职业经过的发展阶段有哪些？说明每一阶段服务的中心任务？

（二）护理伦理学及其特点

1. *护理伦理学概述* 护理伦理学是研究护理道德科学，是运用一般伦理学原理和道德原则来解决和调整护理实践中人与人之间相互关系的一门科学，是由护理学与伦理学相结合而形成的一门边缘科学。

这里应当明确，护理伦理学与护理道德既有区别又相互联系。护理道德是护理伦理学的基础，护理伦理学是护理道德的系统化与理论化，并且它又反过来促进良好的护理道德的形成与发展。护理伦理学已成为当代实践伦理学中发展较快、影响较大、人们较为关注的一门学科。

2. *护理伦理学的特点和作用* 护理职业是整个社会职业当中的一个重要职业，作为职业道德，是指从事一定职业的人在职业生活中应当遵循的具有职业特征的道德要求和行为准则，而护理道德又不同于其他职业道德的要求，是整个医德体系中的一个组成部分，但护理工作的特点决定了护理道德又与一般的临床医学道德有些不同，具有它的特殊性，在临床工作中，护理道德具有以下几方面的特殊性：

（1）治疗和护理的协调一致性 护理工作的服务性决定了在执行治疗和护理过程中，护士必须时时配合治疗的需要，尽力为患者创造适合于治疗的环境和条件，使治疗和护理得到协调。

（2）护理工作的严格性 护理工作的科学性，要求护理工作必须以医学、科学理论为指导，严格执行操作规程，严格执行医嘱，护士是否严格遵守护理制度，认真做好各项护理工作，做至准确、及时、无误，直接关系到医疗质量，关系到患者的生命安危。

（3）护理工作的灵活性 护理道德在强调严格性的同时，护士还要有灵活性、积极的主动性，尤其在一些特殊情况下，如重危患者的抢救，急诊患者的临时安置处理时，不能消极等待医生、等待医嘱，而要灵活机智、采取果断措施，主动承担一定的治疗、抢救任务，这是特殊情况下，对护士的特殊道德要求。

知识链接

光靠科学和技术，不能把人类带向幸福与高尚的生活。人类有理由将崇高道德准则的发现置于客观真理的发现之上。

——爱因斯坦

护理伦理学与护理学有着极为密切的联系，两者都以维护、促进人类的健康为目的，但两者又都有各自特定的研究对象和内容，只能相互影响、相互渗透、相互补充而不能相互取代。护理伦理学是在护理学基础上依据一定社会、职业道德要求建立起来的，担负着教育培养护理人员高尚道德的主要任务。旨在研究护理领域中的道德现象，是揭示人们在探索人类生命与疾病作斗争过程中，人们相互关系的道德准则与规范的一门应用性科学。护理学是一门生命科学中综合自然、社会及人文科学的应用生命科学。是以人的生命为对象，研究人类生命过程及如何同疾病作斗争。这里不难看出，护理学的发展，护理事业的振兴，必须有护理伦理学给予支持和保证；而护理学的发展，也为护理道德奠定了新的物质基础和科学技术基础，并对护理道德提出更高的要求，以解决新技术提出的新的伦理难题。

第二节　护理伦理学的研究对象、内容

一、护理伦理学的研究对象

护理伦理学主要是以护理领域中的护理道德现象和护理道德关系为研究对象，它是由医学领域和护理实践中的特殊人际关系所决定的。这种特殊的人际关系概括起来有以下几个方面：

（一）护理人员与患者之间的关系

在护理工作中，护理人员与患者之间的关系是最基本、最首要的关系。只要存在护理活动，就必然发生护患关系。从总体上说，这种关系是服务与被服务的关系。这种关系和谐、正常与否，直接制约着临床护理实践活动的进行。进一步说，这种关系处理的好坏将直接关系到患者的生命安危和护理质量的高低，影响到医院或社区的护理秩序、医疗质量和社会的精神文明建设。现代护理伦理学不仅强调重视护理人员的道德素质，还规定患者的就医要求，认为护患关系是一种相互促进、相互制约的双向人际关系。协调维持正常的护患关系是双方的责任。因此，护理人员与患者的关系是护理伦理学的核心问题和主要研究对象。

（二）护理人员与其他医务人员之间的关系

护理人员与其他医务人员之间的关系，包括护理人员与医生、医技人员、行政管理人员及后勤人员之间的多维关系。在护理活动中，护理人员与上述人员间有着广泛的关系，是构成医院人群的一个有机整体。彼此之间相互尊重、支持与密切协作，既是关心患者利益的体现，也是护理工作正常开展、提高医院诊疗护理质量的重要保障。当前，护士与其他医务人员之间的关系中需要探讨、研究的问题涉及方方面面，从护士的角度看，有如何对待医护之间的分工与协作关系，如何对待医疗差错中医护的责任，护理人员如何尊重医技人员、行政后勤人员及其劳动等问题。在护理道德基本原则指导下，处理好护理人员与其他医务人员之间的关系是至关重要的，尤其是医护关系，它直接影响着医生、护士、患者三者正常关系的确立。

（三）护理人员与社会的关系

护理人员是医务人员的一分子，也是社会的一员，医疗卫生单位是社会的组成部分。一切医疗护理活动都是在一定社会关系中进行的。因此，护理人员在为患者康复、为社会保健服务过程中，不仅要照顾患者的局部利益，更要照顾到整个社会的公共利

益。当患者的局部利益与社会的公共利益发生矛盾时，诸如计划生育、严重缺陷新生儿的处理、卫生资源的分配等，绝不能顺应某个人的旧观念，而损害社会公共利益，要从国家、社会的公益出发，把计划生育、优生优育放在首位，认真落实。

（四）护理人员与医学科研的关系

在临床护理中，作为一名护理人员，既担负着整体护理的任务又有参与医学科研的权利和责任。随着护理学的发展和医学高技术在临床的广泛应用，现代医学出现了许多伦理难题，如人体实验、生殖技术、安乐死等，都需要我们去研究探讨。因此，严谨的治学态度，实事求是的工作作风，对人民健康负责的精神，是护理人员在医学护理科研工作中应遵循的基本道德准则。

二、护理伦理学的研究内容

护理伦理学的研究内容十分广泛，概括起来说，主要包括护理道德的基本理论，护理道德的基本原则、规范和范畴，护理道德的基本实践。这三个部分存在着逻辑的一贯性，构成了护理伦理学的主要内容。

（一）护理道德的基本理论

主要包括护理道德的产生、发展及其规律，护理道德的本质、特点及其社会作用以及护理道德的理论基础。

（二）护理道德的基本原则、规范和范畴

主要包括以下内容：

1. 社会主义护理道德的基本原则及临床诊疗活动中的护理道德原则。
2. 护理人员与医、患、护等之间的基本道德规范。
3. 护理人员在不同领域（临床医疗、护理、预防保健、计划生育等）、不同方式（基础护理、责任制护理、心理护理、整体护理、特殊护理等）和不同学科（内科、外科等）的具体道德规范。
4. 临终护理和尸体料理中的特殊道德规范。
5. 护理道德的基本范畴。

（三）护理道德的基本实践

护理道德的实践活动主要包括护理伦理决策、护理道德评价、护理道德教育、护理道德修养等。

护理伦理学是一门发展着的科学，随着人类实践和认识的提高，护理伦理学的内容必将不断丰富。

第三节 护理伦理学的理论基础

护理伦理学的理论基础包括生命论、人道主义论、美德论、义务论及公益论。

一、生命论

生命论是围绕如何看待人的生命而确立的理论。医疗卫生工作与人的生命息息相关，医疗卫生工作的性质决定了生命论是护理伦理学的主要理论基石和价值起点。人

类对自身生命的认识，以及如何处理人生与死的矛盾问题，形成了生命神圣论、生命质量论及生命价值论。

（一）生命神圣论

生命神圣论是指人的生命只有一次，具有至高无上、神圣不可侵犯的道德价值的一种价值观。生命神圣论认为生的权利是人的基本权利。它强调在任何情况下都要尊重人的生命，重视保护人的生命，不允许对人的生命有任何侵犯。这是一种非常传统的生命观。生命价值观的道德价值在于树立了爱护人的生命观点，促进医疗卫生人员千方百计解救患者的生命，不断探索生命的奥秘，推动医学科学进步。但它也有一定的局限性，生命神圣论只重视生命的生物属性和生命的质量，忽视了生命属性和生命质量、生命价值，故而缺乏辩证性，从而造成人口素质相对下降和人口膨胀，影响计划生育和医学新技术的开展，也导致了有限卫生资源的浪费。

（二）生命质量论

生命质量论是以人的自然素质（体能和智能）的高低、优劣为依据，衡量生命对自身、他人和社会存在价值的一种理论。随着人类社会从低级向高级的发展和人类自身的完善和进步，人的自主意识不断成熟，人们不再仅仅为了生存而活着，而要问一问自己为什么而活着？自己究竟活的怎么样？这实际上就涉及生命质量问题。当今社会，人口已经成为制约人类发展的重要因素，人们日益清楚地意识到如果不控制人口的数量和提高人口的质量，人类自身的生存和发展将要受到威胁。因此，人们由追求生命神圣不可侵犯转向追求生命的质量。人们不只是追求延年益寿、长生不老，而是更加注重追求生活的幸福愉快和健康长寿。生命质量论的道德价值在于人对生命的认识由传统的生命神圣不可侵犯向生命质量论转化，是人类自觉地追求自身完善的认识飞跃，为现代社会提出人口政策，提高人口素质、计划生育、优生优育提供了理论依据，也为现代有关生与死的医学伦理道德（如安乐死）提供了依据。

（三）生命价值论

生命价值包括两个方面：一是生命所具有的潜在创造能力或劳动能力，即生命的内在价值或自我价值，它是由生命质量所决定的；二是生命的外在价值，即把内在价值发挥出来，为社会创造物质财富和精神财富的社会价值，或称生命的社会价值，它是由生命对他人和社会的意义所决定的。生命的内在价值与外在价值的统一，构成了一个人的生命价值。并且这两者是密不可分的。生命的内在价值不断地转化为外在价值，外在价值又会不断地充实与丰富内在价值。生命价值论就是以人具有的内在价值与外在价值的统一来衡量生命意义或价值的一种伦理观。

一个人的生命质量固然影响一个人的生命价值，但主要看一个人对社会的贡献，即看他对人类进步事业的贡献。爱因斯坦曾经说过：“一个人的价值应当看他贡献什么，而不应当看他取得什么。”还说：“一个人对社会的价值，首先取决于他的感情、思想和行动对增进人类的利益有多大的作用。”一般来说，一个人对集体、社会的贡献越多，他的生命也就越崇高，价值也就越大。当然，生命价值处在动态之中，在评价一个人的生命价值时，特别是决定生命取舍时，必须保持全面、冷静和审慎的态度。

生命价值论的提出，为全面认识人的生命价值和存在的意义提出了科学论证。新的生命伦理观认为，生命的神圣在于它的质量和价值，我们应当在提高生命质量和价值的前提下去维护生命的神圣和尊严。这在急救护理和临终关怀中，更多地体现在对人的生命价值的重视和发展。

二、人道主义论

人道主义有狭义和广义之分。狭义的人道主义是指欧洲文艺复兴时期，新兴资产阶级反封建、反宗教神学的一种思想和文化运动。广义的人道主义泛指一般主张维护人的尊严、权利和自由，重视人的价值，要求人能得到充分自由发展等思想。医学人道主义，从属于广义人道主义的范畴，是古今中外医德传统的精华，也是护理道德要研究的重要内容，它是贯穿于护理伦理学发展始终的一条理论基石。

所谓医学人道主义，是在医学领域内，特别是在医务人员与患者的人际关系中，表现以爱护、关心患者健康，重视患者生命，尊重患者的人格与权利，维护患者的利益和幸福为宗旨的伦理原则。医学人道主义主张关心全社会人员的健康状况，不断提高人类的人口质量。从历史上看，医学人道主义表现出不同的形式和特点，包括古代朴素的医学人道主义、近代实验医学时期的医学人道主义、当代医学人道主义。医学人道主义的发展，经历了一个从不完善到逐步完善的过程。

医学人道主义内容非常广泛，但其核心内容是尊重作为人的患者。具体体现在三个方面：一是尊重患者的生命。这是医学人道主义最基本的思想，生命是神圣的，人的生命只有一次，不可逆转。治病救人是医务工作者的天职。二是尊重患者的人格。患者作为人都应有人的尊严，理应得到医务人员的尊重和维护。特别是对精神病患者、麻风病患者及残疾患者也应如此。三是尊重患者平等医疗的权利。在医学面前人人平等是医学人道主义所追求的目标，尊重患者的平等医疗权利就是对患者不分亲疏远近，一视同仁，给予同样的医疗服务。包括战俘、在押犯也应给予必要的医疗措施，以体现医学人道主义精神。

三、美德论

美德是一种道德意识概念，它是对个人或集体、阶级和社会固有的、美好的、稳定的道德品质的概括和肯定性的评价。各个时代的不同国家、民族都有许多传统美德。而不同时代、不同阶级对美德有不同的理解，如我国封建社会，忠君被统治阶级奉为美德，而农民则把勤劳看作美德，古希腊以智慧、勇敢、节制、正义为四大美德，中世纪基督教伦理学则以信仰、希望、仁爱为三种基本美德。

护理美德的内容十分丰富，有些已经成为护理伦理学的原则和规范。所谓护理美德，是护理人员在长期社会和护理实践中不断修养、锻炼而逐渐形成的一种稳定的行为品质。护理美德的主要内容包括：

仁爱慈善：即讲人道，同情、尊重、关心患者。

公正诚实：即对患者一视同仁，平等相待。讲实话，办实事，有了差错敢于承认并及时纠正。

审慎认真：即在行为之前的周密思考与行为过程中的小心谨慎、认真负责。

勇于进取：即刻苦钻研医疗护理技术，敢于承担风险。

廉洁正派：即作风严谨正直，不谋私利。

在社会主义市场经济条件下，护理工作人员应该坚持护理美德，自觉抵制拜金主义、享乐主义等各种思潮的影响，维护“白衣天使”的神圣和崇高。

四、义务论

义务可与责任、使命、任务等同。道德义务就是人们在道义上应负的责任，是一定社会阶段的道德原则和道德规范对人们的道德要求。护理道德义务就是确定护理人员的行为准则和规范，把护理人员的行为限于合理范围内的道德理论，即回答什么是护理人员的道德责任。

护理道德中，义务论强调的是护理人员对每个患者的责任感，包括他律责任感和自律责任感。他律责任感，即在一定外力的强迫之下，表现为被动，是责任感的初级表现。自律责任感，是道德责任感的高层次表现，它是出于自觉自愿、主动为患者作出奉献。一个有责任感的护理人员，能主动地将他律责任感转化为自律责任感，并能善于体察患者的痛苦和需求，主动创造条件去满足患者的实际需要。

义务论所表达的是应该做什么，不应该做什么，强调对患者生命与健康的责任和利益。把对患者负责，视为对患者的义务和责任，必须无条件服从。义务论是传统医学伦理学的核心内容，道德目标主要集中在美好的动机和个人行为的促进作用方面，这种道德要求与当时的医学发展相适应，促进了一代医护人员道德品质的培养。广大护理人员在道德责任感驱使下，认真履行道德义务，勤奋工作，无私奉献。但是随着医学科学的迅速发展，义务论强调对患者个人负责的道德观念已受到冲击，暴露了很大的局限性，如忽略了对患者应尽义务和对他人、对社会义务的统一，忽视了动机与效果的统一，也忽视了护患义务的双向性。

五、公益论

公益来自公正，公正是传统的医务美德。公益论主张从社会和人类利益出发，公正合理地分配医疗卫生活动中各种利益的伦理观。它要求护理人员把对患者的责任与对社会、人类、后代的责任统一起来，将有限的卫生资源投入到最需要的患者身上而避免浪费，并且要求在制定卫生政策、卫生发展战略时符合公正、合理的原则。

公益论克服了义务论的某些不足与局限，使医务人员的责任视野扩大到社会与未来领域，加重了社会责任，同时有利于解决现代医学发展中的伦理难题而推动医学科学的发展，也有利于实现“2000年人人享有卫生保健”的任务，为子孙后代服务。但是，公益论在阶级社会和贫富差距较大的情况下难以彻底实现。

第四节　护理伦理学与相关学科的关系

一、医学与护理伦理学

（一）医学模式的演变

医学模式（medical model）是指一定历史时期内医学科学的基本理论与概念框架，它是人类对医学的整体认识，是人类对健康观、疾病观、死亡观等重要的医学观念的整体概括。

医学模式的理论是美国罗彻斯特大学恩格尔教授于1997年提出的，恩格尔教授指出，医学模式指人类对疾病和健康的总的特点和本质上的概括，它反映了一定时期医学研究的对象、方法和范围。

医学模式伴随着人类社会的进步，先后经历了神灵主义医学模式（指古代人们对健康和疾病的理解是超自然的，认为生命和健康是上帝神灵所赐，疾病和灾祸是天谴神罚，对待疾病，只能祈求神灵或者巫术使之去除，巫医巫术为其主要代表）、自然哲学医学模式（是以朴素的唯物论与辩证法来概括防治疾病的经验，解释疾病的现象）、机械医学模式（是伴随物理学，尤其机械力学的进步而形成的一种思维方式——机械唯物论，它把人当做发动自己的机器，而疾病是机器出现的故障和失灵，它研究生物机体本身及其对各种因素作用的生物反应和疾病过程，但把人与自然、社会隔离开来，把人的心即精神、身即躯体以及人与环境分离开来）、生物医学模式（是指随着解剖学、胚胎学等生物学体系的形成，人们开始从生物学的观点来认识生命现象以及健康与疾病的关系）、生物－心理－社会医学模式（是对人类健康与疾病的全部因素的综合与概括，认为人类致病因素除生物因素外，还与社会、心理因素有关，生物、心理及社会因素对健康有综合作用）。

目前，人类对疾病与人体的认识正向分子水平和更深层次发展，并且扩展到人与环境和社会的系统层次，把人与周围环境即自然环境和社会环境联系起来，认识到人的心理活动对健康的影响，并且开始应用生物科学的理论和方法以及心理学、社会学的理论和方法来研究人类的疾病与健康。医学模式正从生物医学模式向生物－心理－社会医学模式转变。

随着医学模式的转变，在医疗领域里引起了重大的变革，医师们更注重患者的身心医疗，于是医学整体观提到了医疗的议事日程。

（二）新医学模式下护士角色的转变

护士 nurse 一词源自拉丁文字根 nutril，原意是养育、抚育的意思，因此，护士一开始是被作为养育者的角色出现，护士是一种以情感为基础的民间形象，以照顾老年人和患者为职责。这种照顾只是一种简单的只需个人积累与传授经验的劳动。

另一方面，护士被作为一种女性职业，从事护理职业的人以女性占主导地位。传统文化中，妇女从属于男子。男子与妇女在社会地位上的这种主导与从属关系延伸到健康保健领域，使医师（男子占多数）很容易就将从属的角色分配给护士。在世俗的观念中，护士的工作只是简单地、盲目地执行医嘱，无需对疾病有系统的认识和具有护理的相关知识为基础。

随着护理专业地位的形成和巩固，护士的角色也开始向护理的专业角度迈进，护理专业队伍逐渐形成，护理专业队伍在健康服务事业中发挥了更大的作用，承担了多种角色。如成为照顾者，帮助患者在疾病过程中满足其生理、心理社会的各种需要，包括给予治疗、减少应激、控制感染、预防并发症、提供生活照顾等；成为决策者，在贯彻护理程序过程中对于属于护理范围的、能用护理手段解决的问题作出决策，采取措施，予以解决；成为管理者和协调者，对患者所进行的一切诊疗护理活动进行组织安排，并与其他保健人员进行协作，共同完成医疗保健任务；随着健康观念的转变以及人群健康需求的扩大，护士也正成为患者权利的维护者、沟通者、教师、生活顾问以及护理研究者等角色，因此，预计21世纪，就世界范围而言，护理专业将是人类最需要、就业机会最多的专业。

（三）新医学模式下护理观念的演化

护理观念的演化是伴随医学模式的发展而转变的，护理观念的演化从护士角色的转变中可见一斑，即观念带来了角色的转换。

护理学作为医学科学领域的一门学科，一直深受医学模式的影响，生物医学模式把疾病看成是单纯的躯体病理变化，因而受其影响的护理学也片面地注重疾病的生物因素，形成以疾病为中心的护理，这种护理模式的重点在于执行医嘱和完成常规性操作。护理管理也只是流水作业式的功能制护理，护士的主要工作仅仅是完成分配的任务，而不了解患者的整体情况，护理工作依附于医疗，缺乏主动性。

随着科技的进步，医学的发展，医学模式从生物医学模式逐步向生物－心理－社会医学模式转变，生物－心理－社会医学模式重视心理、社会因素对人体的影响，将人看做是一个受生物、精神、心理、社会、环境因素影响的整体，注重以患者为中心，从机体整体的角度进行系统的、有计划的、科学的护理，这就是整体护理。这种护理的应用能预防和减少疾病的并发症，缩短患者住院日，提高医疗护理质量，并通过健康教育和心理护理，促进康复。

护理观念的改变不仅仅表现在以患者为中心的整体护理阶段，还表现在以人的健康为中心，护理人员开始注重疾病的预防，护理工作扩展到健康促进中的一些服务项目。护士不仅在医院内为患者服务，还走向社区，走向家庭为患者服务，为健康人群服务，护士的工作范围已从医院扩展到家庭和社区，从个体扩展到群体，从患者扩展到健康人，渗透到了人类生命的全过程，护士所担任的角色也日益扩大。

课堂互动

请比较新旧医学模式的异同。从护理伦理学角度分析新医学模式对临床护理实践提出了哪些新要求？

二、护理伦理学与护理心理学

护理伦理学与护理心理学是“姊妹学科”。护理心理学主要是研究人的心理因素在人类健康与疾病转化过程中的作用和规律，进而有效地施行心理护理，使患者尽快康复，促进人类健康的一门科学。护理伦理学是对护患关系、护际关系等伦理道德的研究。尽管二者研究的侧重点不同，前者侧重于研究护理活动中的各种环境因素对人们身心健康的影响，后者侧重研究护理道德规范。然而，二者又不可分离，护理伦理学研究的这些关系是人们心理的变化的客观条件，护理伦理学所涉及的关系直接影响患者及其他社会人群的心理变化；同时，护理心理学是提供的良好的心理状态，也是护理伦理学确定的护患关系的重要依据。进一步说，护理心理学对患者心理的了解和研究，必须以良好的护患关系为前提，而良好的护患关系有助于护理心理学的研究，而护理伦理学也需要护理心理学的支持和补充。

三、护理伦理学与护理美学

护理美学与护理伦理学密切相连又不可相互替代。护理美学的研究对象是护理职业生活中的美与丑，是在为患者、为社会提供的过程中，护理人员、患者和社会人群三者之间的审美关系及由此产生的护理审美意识、审美实施、审美评价和审美教育等。护理伦理学是论述护理职业道德的科学，主要是研究探讨护理人员行为的善与恶。前者以美丑为评价标准要求从美学的角度去体验和满足患者的审美需求。后者为相互联系，护理道德认为是善的，一般地也是美的；护理道德认为是恶的，一般地也总是丑的，反之亦然。善与恶，美与丑是相比较而存在的，既没有离开善的美，也没有离开恶的丑。

四、护理伦理学与卫生法学

卫生法学和护理伦理学都是调节人们行为的准则和规范，其目的都是为了维护社会正常秩序，保证医疗护理实践活动的顺利开展。二者虽然都以规范形式出现，目的一致，但其起作用的方式及研究的对象则不同。卫生法学是运用法学理论和原则，研究解决护理理论和实践中与法律相关的一门护理学和法学交叉的学科，侧重研究护理理论和实践中引申出的一些法律问题，使医疗事故和医疗纠纷等按照相应的法律得到仲裁。其特点是通过法律手段，使医学中许多超越伦理的问题得到强制性的制约和无条件的依法解决。护理道德则不同，它是通过社会舆论、传统习惯和人们的内心信念发挥作用的。护理道德作用的范围比护理法学广泛得多，因为在医疗护理实践中发生的许多问题，虽然影响很坏，但尚未触及到法律，这些问题只能受到护理道德的谴责，而法学则无能为力。然而二者也是在内容上互相吸收，在功能上互相补充的，凡是法律要惩罚的，都是护理道德所谴责的；凡是不符合护理道德规范的行为，都是卫生法学所反对的。

第五节　学习护理伦理学的意义和方法

一、学习护理伦理学的意义

（一）有利于弘扬护理事业的优良道德传统

学习护理伦理学，可以使我们了解护理道德的历史发展轨迹，感受历史上国内外的护理学献身护理事业、全心全意为患者服务的新风尚的医学道德，坚定投身护理事业、全心全意为人民健康服务的信念。

（二）有利于提高护理人员的道德素质

护理职业是崇高的道德职业。护理人员要胜任护理工作必须具备三个条件，即精湛的护理技术、高尚的护理道德、必备的医疗护理设备。而能否充分发挥医疗技术和先进设备的作用，则取决于护理人员道德水平的高低，高尚的护理道德是一个不可缺少的基本条件。就护理人员的素质而言，道德素质是护理人员整体素质中举足轻重的组成部分。只有道德高尚的人，才能正确地、自觉地处理好护患关系、护际关系、护群关系，才能刻苦钻研专业知识提高技能，才能抵御不正之风的侵袭，才能认真履行为患者解除痛苦的义务。准备以护理为职业的同学们，在学好护理专业知识的同时，必须认真学习护理伦理学，使自己的知识结构更加合理。古今中外，凡是护理学上作出重大贡献，深受人民爱戴的专家、学者，都是护德护风高尚的人。

（三）有利于提高医疗护理质量

护理工作是医疗工作中不可缺少的重要组成部分，护理人员在医院各类人员中比例最大。护理质量如何，直接关系到整个医疗质量的好坏。护理人员树立了良好的护德护风就会以高度的社会责任感，以优质的服务去对待各项护理工作，促进患者的康复，增进患者的健康，力争取得最佳治疗效果。护理实践证明，护理人员的服务态度和语言对疾病的发展和转归有很大的影响，既可以治病，又可以致病。良好的护理，美好的语言，和蔼可亲的态度可稳定患者的情绪，坚定患者治疗信心并自觉与医护配合，有利于提高医疗护理质量。同时，护理人员具有良好的道德素质就会自觉地维护医院各项管理制度，使医院的各项护理工作井然有序，促进医院各系统的功能得以充分发挥，以提高医疗卫生工作的社会效益。

（四）有利于促进社会精神文明建设

在建设社会物质文明的同时，努力建设社会的精神文明，这是全国人民在新的历史时期的共同任务。道德建设是社会主义精神文明建设的重要内容，而护理道德作为一种职业道德是构成整个社会道德体系的一个重要方面。搞好护理道德教育，把护德护风建设好，就为社会主义精神文明作出了贡献。从另一个角度讲，医疗护理工作是一个特殊的职业，涉及千家万户，关系到每个人的生老病死和家庭的悲欢离合，与人民群众有着密切的关系，具有广泛的社会性。因此，护理人员以精湛的技术和高尚的护理道德，一丝不苟地为患者治疗护理，不仅能使患者获得安全感、安慰感，从而使患者早日康复，而且患者和家属还可以从高尚的护理道德、优质的服务中得到启迪，受到感染，产生感情上的共鸣，并通过他们把这种感情传递到家庭、单位和社会，促进全社会的精神文明建设和安定团结。

（五）有利于推动医学护理科学的发展

护理伦理学的道德观念与医学护理科学的发展总是相互影响、相互制约、相互促进的。护理道德观念的转变受医学护理科学发展水平的制约，医学护理科学的发展又受旧的护理观念的束缚。新的护理观念的提出和建立，必然推动医学护理科学理论和医疗护理实践的发展，而医学护理科学的发展和新的医疗技术的应用，又对传统的医德、护理观念提出了挑战。而且在医学护理科学的研究中，也经常遇到一些和传统伦理相矛盾的问题，例如人工流产、器官移植、严重缺陷新生儿的处置及“克隆人”等。正确解决这些问题，将有利于加快医学发展进程。

当今医学科学的飞速发展，影响和改变着人们的护理伦理道德观念，提出了许多伦理新课题。如人工授精、试管婴儿的成功带来的家庭伦理问题，优生学、遗传学的发展提出的缺陷儿的标准及对待问题，脑死亡新概念引起的死亡标准和安乐死问题等。护理伦理学只有不断汲取医学科学发展的新成果，建立和形成伦理观念，才能具有活力，并对医学科学产生有益的影响，推动医学科学的发展。

二、学习护理伦理学的方法

科学的方法是科学研究的重要手段，学习护理伦理学必须坚持以辩证唯物主义和历史唯物主义的观点为指导，具体方法如下：

（一）坚持辩证唯物史观的方法

护理伦理学以护理道德为研究对象和内容，护理道德作为职业道德在内容上有较强的时代性和历史性，护理道德作为上层建筑，受一定的经济关系和政治制度的制约。同时，护理道德又是护理科学的直接产物，必然与当时的护理科学水平相适应。还必须看到，现有的任何一个护理伦理观念，都是以往的道德思想发展的继续。所以，必须把道德问题放在相应的历史条件下加以客观的考察，根据当时的经济、政治、风俗习惯和医学护理科学发展水平等历史现状，具体地分析和研究各种不同的伦理观念和行为规范，以区别良莠。既不能否定一切，也不能肯定一切，应采取“扬弃”的态度。

（二）坚持理论联系实际的方法

理论联系实际是马克思主义的灵魂，也是学习和研究护理伦理学的根本原则和方法。一方面，我们要认真学习和研究护理伦理学的基本理论及相关学科的知识，同时要注意了解护理学的发展动态；另一方面，要把所学的护理道德理论、规范运用到护理实践中去，以指导自己的行动，避免学用“两张皮”。同时要紧密联系我国卫生界的护理道德状况，注意调查研究护理实践中产生的新道德问题，不断更新道德观念，以适应医学模式转变的要求，推动护理科学的发展。

（三）坚持系统分析法

系统分析法是就具体的护理道德案例进行医学的、护理的、伦理的、法律的、经济的、文化的分析讨论，并进而作出综合的评判。还可以结合闭路电视将每个案例编辑直播，以增强案例教学讨论分析的直观性。由于它具体、形象、可操作性强，不失为学习研究护理伦理学的一个有效方法。

综合测试

一、选择题【A 型题】

1. 南丁格尔是第一个提出护理专业并阐述护理专业需要其独特的知识体系的人，她对护理事业的贡献体现在

A. 改善卫生服务　B. 改善军队卫生　C. 开创护理教育

D. 建立护理理论体系　E. 建立护理道德体系

2. 南丁格尔认为，护理是

A. 简单的技术　B. 简单的照顾行为　C. 严谨的科学和精细的艺术

D. 有道德的技术　E. 有道德的科学

3. 从伦理学上分析，生物－心理－社会医学模式取代生物医学模式在本质上反映了

A. 医学道德的进步

B. 人们关于健康和疾病的基本观点

C. 医学临床活动和医学研究的指导思想

D. 对医学实践的反映和理论概括

E. 对医德修养和医德教育的最全面认识

4. 医学模式转变在护理伦理学方面的重要性是指

A. 促进了护理思维方式的转变

B. 提高社会防治疾病的地位

C. 加速了祖国医学的整理和提高

D. 实现了在更高层次上对人的健康的全面关怀

E. 促进护理人员知识结构的现代化

5. 护理伦理学的学科性质是指它属于

A. 医德学　　B. 元伦理学　　C. 应用伦理学

D. 道德哲学　　E. 生命伦理学

二、简答题

1. 简述护理伦理学的理论基础。

2. 试分析新医学模式带来的护理角色与护理观念的变化。

3. 简述学习护理伦理学的意义和方法。

三、护理职业角色训练

（一）角色训练理念

在对护理伦理学知识理论学习、感悟乃至面对具体临床护理情境中伦理价值判断、选择应激能力提高的过程中，护生的我们需要牢牢记住四个问题：根在护理职业生活，贵在知行统一，重在德艺双馨，难在慎独修养。只有这四个方面都做好了，才能在当今临床护理环境下朝着好护士的目标行进。只有在护理职业生活中，始终不渝地遵守护理职业道德规范，履行自己的护理职业责任与义务，才能成为德艺双馨的好护士。

（二）角色训练目标

通过组织护生进行一定形式的护理职业角色训练，使护生认识到在护理职业实践中，培养自己良好的职业道德品质和提高面对具体医疗情境时的伦理应激能力的重要意义，进而将作为护理的伦理要求与智慧转化为指导自己职业活动的伦理道德实践，完成知与行的最终统一。

（三）角色训练计划

护理伦理学课程“绪论”部分的学习，旨在要求护生从总体上领会护理伦理学的学科性质、内容体系、研究对象与内容；了解医学模式转变带来的护理职业角色与服务理念的变化；明白学习护理伦理学课程的目的、意义和方法。职业角色训练方案围绕上述知识点进行编制。

1. 角色训练形式　计划组织一个“我谈护理与伦理”为主题的演讲比赛。老师给出如下指导性演讲题目：①我谈护理与道德之不解之缘；②回顾宣誓《医学生誓词》；③选择医学护理与学习医学护理的我；④临床见习悟伦理。学生也可以在不偏离“主题”的情况下自选题目。

2. 角色训练要求　时间：护理伦理学课程“绪论”部分学习结束的下一次课堂用30分钟时间进行演讲比赛。要求学生课后自学绪论部分给出的相关知识链接资料和习题资料，结合“绪论”部分教学的知识重点，完成一个课堂演讲稿，800字以内。以教学班为单位，人人撰写演讲稿，最终每个小组筛选（推举）一名学生代表小组参加班级演讲。教学班内的小组组稿由组长具体负责。

3. 成绩评定　演讲比赛计入平时成绩。完成演讲稿写作的学生每人记入实践成绩1分，被小组推选参加班级演讲的学生在此基础上加 1 分，演讲获得第 1、2、3 名的同学在前两项的基础上分别再加 1 分。成绩评定的评委由科任老师、班长、团支书、学习委员和各小组长组成。

（四）角色训练小结

整个角色演练活动结束，教师就“职业角色训练活动”进行小结与点评。

（张绍翼　刘代红）

第二章　护理伦理学的历史发展

【学习目标】

掌握：中外护理道德的优良传统。

熟悉：中外护理道德的历史形成与发展。

了解：中外护理道德的局限性。

知识链接

不同的年代中，因社会背景不同，人们对健康需要的程度也不同，其所产生的伦理问题也不同。

在南丁格尔女士从事护理工作的年代，人们并不懂护理，只认为护理患者是女性的工作。而南丁格尔女士认为解除患者的痛苦，必须具备温柔、同情及忍耐的性格，同时要有专业的技术，才能使患者平安。在1893年，由格瑞特儿（Lystya Gyetter）写成南丁格尔誓言（Nightingale Pledge），作为维持护理水准的规则，南丁格尔誓言可作为现代护理最早的伦理规则。

护理伦理学有漫长的过去，短暂的历史，辉煌的未来。说它有漫长的过去，是因为护理伦理学研究对象有几千年漫长的过去，短暂的历史是指护理伦理学真正成为一门学科是在近代，辉煌的未来是指随着社会的发展，伦理问题将越来越多，促进护理伦理学的进步与发展势在必行。所以，辩证地、历史地、全面地了解、考察和分析护理道德的发展史，吸收其中合理的成分，对于丰富和发展有中国特色的社会主义护理伦理学，促进社会主义精神文明建设和护理事业的发展具有十分重要的意义。

第一节　我国医护道德的萌芽与发展

一、我国医护道德的萌芽时期

我国是一个具有五千年历史的文明古国，有着丰富的文化遗产。作为整个道德思想体系重要组成部分的传统医护道德，亦有着悠久的历史。它萌芽于原始社会，形成于奴隶社会，并在封建社会得到充分的发展。

在原始社会，由于生产力水平极其低下，生活条件极为艰苦，人类常常受到野兽、毒蛇、饥饿、风雪、寒暑等大自然的威胁，受伤成为死亡和疾病的常见原因。原始人在同死亡和疾病斗争的漫长岁月里，逐渐从生产实践中观察掌握了治疗伤痛的简单方法，如烤火可抗风湿，按压可治疼痛，裹敷可疗外伤，草药可医内疾等。人们在长期的医疗实践中，逐渐产生了对患者的同情观念、互助观念、生命神圣观念、生命质量观念和保健观念。《帝王世纪》中记载：“伏羲画八卦，所以六气，六府，五藏，五诊，阴阳，四时，水火，升降，得以有象，百病之理，得以类推，乃尝味百药而制九针，以拯夭枉。”宋代刘恕《通鉴外记》中载有：“古者民有疾病，未知药石，炎帝始味草木之滋。……尝一日而遇七十毒，神而代之，遂作方书，以疗民疾，而医道立矣。”这些传说反映了人类早期医疗保健活动史实，表明医护道德观念随医疗实践活动的产生而开始萌芽。此时期人类的自救和互救行为，同时也是相互关心、相互同情的道德规范在原始医护活动中的具体体现，其特点是积极探索治病的方法，解除疾病给人们带来的痛苦。

课堂互动

我国古代护理道德萌芽时期的伦理观给我们的启示是什么？

二、我国古代医护道德的初步形成

早在殷商时期，就已出现了专门掌管医事的医官，到了西周已有了专门从事医疗活动的医师，并将其分类为：食医、疾医、疡医和兽医，分别设官分职，同时建立了考核医生的制度。战国时期的《黄帝内经》是我国最早的一部医学经典著作，明确提出了医生应有的医德内容，其中的《疏五过论篇》《征四失论篇》就是将医生在行医中常见的五种过错和医生在临诊工作中易犯的四种过失提出来进行专门讨论，以警示后人行医。《征四失论篇》中指出：医生之“所以不十全者，精神不专，志意不理，外内相失，故时疑殆。诊不知阴阳逆从的道理，此治之一失也。受师不卒，妄作杂术，谬言为道，更名自功，妄用砭石，后遗身咎，此治之二失也。不适贫富贵贱之居坐之薄厚，形之寒温，不适饮食之宜，不别人之勇怯，不知比类，足以自乱，不足以自明，此治之三失也。诊病不问其始，忧患饮食之失节，起居之过度，或伤于毒，不先言此，卒持寸口，何病能中妄言作名，为粗所穷，此治之四失也。”认为医生的失误是由于医术不精，学识浅薄，图名谋利，粗疏轻率，精神不专，意志不理和不负责任的行为所造成的。经过历代医护人员实践，逐渐形成了具有约束力的我国古代医护道德的传统。《黄帝内经》中关于医德的论述，标志着祖国传统护理伦理道德体系的初步形成。战国时期还有一名杰出的民间医生扁鹊，根据患者的气色、声音、形貌，就能诊断出病的病证所在。他不仅医术高明，而且医道高尚。主要表现在三个方面：一是随俗而变；二是谦虚谨慎；三是反对迷信，坚持科学的态度。

从上述史实可知，在整个奴隶社会时期，特别是到了奴隶社会末期，医护道德已基本形成，并为后世医护道德思想的研究和发展奠定了一定的理论基础。

三、我国古代医护道德的发展

当历史发展到封建社会以后，我国的医学科学发展很快，并取得了很大成就。从秦朝到清朝两千多年里，众多医学家著书立说，总结出了三大方面的医德内容，即：以人为本，普济众生；精勤不倦，博极众长；无私为医，清廉淳正。

东汉著名医学家张仲景“勤求古训，博采众方”，努力钻研医学，结合社会和临床实践写下巨著《伤寒杂病论》和《金匮要略》，创建了祖国医学辨证论治体系，其序言就是一篇具有极高研究价值的医德文献。他生活在战乱频繁、疾病流行的年代，深感医学的重要。提出要“留神医药，精究方术”“爱人知人，爱身知已”的忠告。尤其是阐明了自己济世救人的从医目的，强调诊治疾病要严肃认真，不能马虎草率的医疗作风，这些论述对后世的医德思想产生了深远的影响。后人为纪念他在医学上的成就，尊称他为“医圣”。东汉末年华佗，医术高超，品德高尚，不慕名利，不攀权贵，一心为百姓治病，对患者关怀备至。曹操三令五申要他当侍医，但他宁死不依，最终惨遭杀害。

“药圣”孙思邈生活在封建社会的鼎盛时期，他对医德修养的各个方面作了深入研究，是我国医德传统中影响最大、最具有代表性的人物。他积五十余年的临床经验，潜心研究历史的许多医学著作。在所著《千金要方》中的《大医精诚》和《大医习业》篇，比较全面地论述了医护品德，对专业学习、对患者的态度、与同道的关系等一系列医护道德问题进行深入的阐述，进一步发展了我国古代医护道德思想，使之更加系统化。在对患者的态度上，他指出，“凡大医治病，必当安神定志，无欲无求，先发大慈恻隐之心，誓愿普救含灵之苦”；他强调对待患者要一视同仁，“若有疾厄来求救者，不得问其贵贱贫富，长幼妍媸，怨亲善友，华夷愚智，普同一等，皆如至亲之想”；他强调处理同行关系上，要谦虚谨慎，尊重同行，反对“道说是非，议论人物，炫耀声名，訾毁诸医，自矜已德”；他强调医护人员仪表方面要“望之俨然，不皎不昧，不得多语调笑，谈谑喧哗”；要求医家应有渊博的医学知识和精湛的医疗技术，即做到“精”和“诚”；主张只有做到“精”和“诚”，才是“大医”。这些道德规范，成为我国传统医德中的一份宝贵遗产，同时在医学界也享有很高的声誉，他的医德思想被赞誉为“东方希波克拉底誓言”。他是我国医学史上医德理论和医德规范的开拓者。

南宋法医学家宋慈在《洗冤集录》中提出了法医道德规范；宋朝名医张杲对医家品德修养作了高度概括，他说：“为医者，须绝驰骛礼名之心，专博施救援之志。”他还以“觅钱”还是“传道”（真心实意地继承与发扬医药技术）作为选择弟子的首要标准。明、清时期医学家们论及医德的名著更是从未间断过，龚廷贤在《万病回春》中提出“医家十要”“病家十要”，陈实功在《外科正宗》中指出“医家五戒十要”，对我国古代医德作了系统总结，具体提出了医德规范的若干条例，反映了祖国医学的医德规范、医德教育和医德理论发展到明代已日趋成熟，此书被美国 1978 年出版的《生命伦理学百科全书》列为世界古典医德文献之一，与希波克拉底誓词和迈蒙尼提斯祷文并列。另外，明代的李梴在《医学入门》中写的“习医规则”，李中梓的《医家必读》和清代名医喻昌的《医门法律》等，对于完善祖国医护伦理学的理论都具有划时代的意义。《医门法律》第一次提出了医生临床诊断患者时要自己以“法”来确保正确诊断，用“律”来评断医生诊治失误之责与罪，倡导医生自我反省，希望世上有“自讼之医”。喻昌的医德评价标准和医德修养思想，丰富和完善了我国传统医德评价理论，此书突破了以往医家箴言式的论述医德原则的传统，并结合临床医疗护理来谈论医护道德，这种把医护道德寓于医疗实践之中的论述，是对祖国医护道德的一次重大突破。

第二节 我国医护道德的优良传统和历史局限

在古代，医疗与护理是没有严格分开的，因此，医德与护理道德作为意识形态的医护道德，必然要受到当时社会生产力、科技发展水平的影响，辩证地、历史地总结这些珍贵的文化遗产，继承和发扬祖国医护道德的优良传统，具有十分重要的现实意义。

一、我国医护道德的优良传统

（一）仁爱救人，赤诚济世

“仁”是儒家的基本概念。孔子说，“仁者爱人”。“爱人”是指“关怀人”，是对他人的同情和关怀，是一种指向他人的感情和关心他人的道德能力。我们关怀和同情他人不是因为我们能从这种关怀和同情中得益，而是我们有“不忍之心”（孟子），不能忍受别人受苦。这种关怀、同情是我们自然的、内在的“不忍之心”“恻隐之心”的流露，而“仁”是当看到别人在危难和不幸时每个人都会感觉到的自然同情心的延伸。也就是说，“不忍之心”是自然的，而我们自觉地延伸、扩展这种自我感情，就是“仁”。

仁爱救人，赤诚济世，是传统医德的核心，古代许多医者和护理者都强调医家要具有“仁爱”的崇高思想境界。如明代陈实功在《外科正宗》中指出，“贫穷之家及游食僧道衙门役人等，凡来看病，不可要他药钱，只当奉药。再遇贫难者，当量力微赠，方为仁术，不然有药而无伙食者，命亦难保也”。清代医家费伯雄也明确指出，“欲救人而学医则可，欲谋利而学医则不可”。梁阳泉所著《物理论·论医》一文就有“夫医者，非仁爱之士不可托也”的论述。宋代林逋在《省心录·论医》中也认为：“无恒德者，不可以做医”。这些思想告诉后人要做一名医护人员应当具有关心、爱护、同情、帮助患者解除疾苦的崇高思想道德境界。

（二）精勤不倦，博极众长

历代医家都强调知识是否广博，医术是否高明，直接关系到人的生命。《黄帝内经》指出：“医生，必须上知天文，下知地理，中知人事。”作为医家应知识渊博，不但要精通医术，还要了解天文地理和人情世故，做到无不通晓，将这些知识与医学理论融会贯通，可以达到更高的医术境界。药王孙思邈认为，一个立志行医者，必须用心研读前人留下的医学典籍。《回春录》中说：“医为生人之术也，医而无术，不足以生人。”明代徐春甫在《古今医统》中指出：“医学贵精，不精则害人不浅”。医学理论博大精深，要想找出简单的学习捷径是不可能的，必须笃志勤学，相师成器，不可一知半解。《素问》《灵枢》《针灸甲乙经》《神农本草经》《伤寒杂病论》等都强调同时要涉猎群书，汲取各家之长。元代名医朱丹溪在临终前，呼其子嘱咐说：“医学亦难矣，汝谨识之。”他一生行医，深刻领悟到，医学理论深奥，不可随便为人处方，以免误人性命。

（三）行为端庄，温雅宽和

行医者言行举止，直接影响到患者，关系到是否赢得患者信任。一个合格的医者应保持端庄稳重的仪表风度，言谈文雅有礼，举止温和可亲。《黄帝内经》中指出：医家应"入国问俗，入家问讳，上堂问礼"。其意是说医者在诊疗过程中应尊重乡土风俗，尊重病家，做到彬彬有礼。唐代孙思邈对医家的仪表有过精辟的记述，他说："夫大医之体，欲得澄神内视，望之俨然，宽裕汪汪，不皎不昧"。医者应做到"纵绮罗满目，勿左右顾眄；丝竹凑耳，无得似有所娱；珍馐迭荐，食如无味；醽醁兼陈，看有若无"。强调不能在病家面前"谈谑喧哗，道说是非，论论别人，炫耀声名，訾毁诸医"。

历代医家还强调，医家必须尊重女性，绝不能利用诊察之机，调戏或奸污妇女。"医家五戒十要"中明确指出："凡视妇女及孀妇尼僧人等，必候侍者在旁，然后入房诊视。倘傍无伴，不可自看。假有不便之患，更宜真诚窥睹……凡娼妓及私家请看，亦当正视如良家子女，不可他意见戏，以取不正，视毕便回。贫窘者药金可璧，看回只可与药，不可再去，以希邪淫之报。"

（四）淡泊名利，廉洁正直

历代医家都反对借医技贪图名利。三国时代的名医董奉，长期隐居庐山，专为贫民治病，不取报酬。病家康复后一定要表示谢意者，董奉就让他们种杏树，病轻者种杏树一棵，病重者种杏树五棵，几年工夫，成了繁茂的杏林，他又将收获的杏果换取粮食，用以赈济贫困者。这就是"杏林春暖"典故的来历。唐代孙思邈指出："医人不得恃己所长，专心经略财物，但作救苦之心。"明代龚信在其《明医箴》中提出："今之明医，心存仁义。不计其功，不谋其利，不论贫富，药施一例。"李梴著的《医学入门》也说过："治病既愈，亦医家份内事也。纵守清素，藉此治生，亦不可过取重索，但当听其所酬。"外科鼻祖、麻沸散的发明者华佗，一生三次放弃功名利禄，甘愿行医民间，四处奔波，解除患者疾苦。他不慕富贵，不畏强暴，宁可被杀，也不愿只为少数人服务。

> **课堂互动**
>
> 董奉、华佗的医德思想给医护人员带来哪些影响？

二、我国传统医护道德的历史局限性

我国医护道德是在奴隶社会中产生的，又在封建社会得以发展，它的形成与发展不可能超越那个特殊的历史时代。因此，传统的护理道德具有明显的历史局限性。

（一）受封建等级制度的思想影响明显

《礼记·曲礼下》中载："君有疾饮药，臣先尝之；亲有疾饮药，子先尝之。"类似的记载渗透着浓厚的封建忠孝伦理观念，有违人道主义。"身体发肤，受之父母，不敢毁伤，孝之始也"，如此观念严重阻碍了医学的发展，尤其是外科学的发展。

（二）受宗教"因果报应"思想的影响

例如孙思邈在《千金要方》中指出："老君曰，人行阳德，人自报之；人行阴德，鬼神报之。人行阳恶，人自报之；人行阴恶，鬼神治之。""一方济之，德逾于此"，把行医救人看成行善积德的手段。

（三）受"三从四德"重男轻女封建思想的影响

规定医者对妇女的体格检查只限于诊脉、舌诊，尤其忌讳检查妇女的生殖系统，甚至规定诊治时不能直接接触妇女的肉体。明代医家李梴在《医学入门·习医规定》中指出："如诊妇女，须在其至亲先问证色与舌，及所饮食，然后随其所便，或症重而就床隔帐诊之，或症轻就门隔帷诊之，亦必以薄纱罩手。贫家不便，医者自袖薄纱。"在针刺妇女身体的某些穴位时，要隔衣下针等，这些制约和限制都是封建社会的产物，影响了医疗护理的效果。

> **课堂互动**
>
> 肯定一切和否定一切都是错误的，你怎么看待我国传统的医德呢？

第三节 国外医护道德的形成与发展

一、古代医护道德

（一）古希腊的医护道德

古希腊医学形成于公元前六至四世纪，后来成为欧洲医学的基础。被欧洲人称为"医学之父"的希波克拉底亦是西方医德奠基人，他创立了医学体系和医德规范。《希波克拉底誓词》是国外古代医德著述中较早期的作品。"为患者利益着想"被视为医生行医的唯一目的。《誓词》中指出："我愿尽我之所能与判断为患者利益着想而救助之，永不存一切邪恶之念。"强调敬重同道和保守职业上的秘密。《誓词》中写道："凡授我艺者敬之如父母，作为终身同业伴侣……凡我所见所闻，无论有无业务关系，我认为应守秘密者，我愿保守秘密。"总之，《希波克拉底誓词》集中论述了医生与患者、医生与患者家属和医生之间应具有的行为准则，为西方医德思想的形成奠定了基础，是一份经典的医德文献。希波克拉底对护理工作也非常重视，指出："令命令你的学生护理患者时要按照你的指示执行，并要进行治疗，要选择有训练的人担任护理，以便在施行治疗时应采取应急措施，以免危险，而且能在你诊治病之后的短短时间里帮助你观察患者，否则，如果发生医疗事故，则是你的责任"。但由于历史的局限性，希波克拉底的医德观念中也存在一些消极因素。比如不为妇女实施堕胎术；主张不要接治那些濒于死亡的患者，以免引起麻烦。

（二）古罗马的医护道德

古罗马对医德很早就提出了要求。公元前450年颁布的"十二铜表法"中记载："禁止将死者埋葬于市之外壁以内""孕妇死亡时应去除腹中之活婴"等，还规定医生手术疏忽而使奴隶死亡时要赔偿。古罗马时代医学的主要代表人物盖伦（公元129—199），继承和发展了古希腊医学中的伦理道德思想，为古代医德作出了贡献。

公元前2世纪，古罗马人占领了古希腊地区，故罗马时代的医学同古希腊医学有着密不可分的联系性和继承性。到了公元1—2世纪，希波克拉底的学说虽被各学派所接受，但却只是机械地执行，有些假说很少有确切的解剖知识做基础。而盖伦在继承了希波克拉底的体液学说的同时，发展了肌体的解剖结构和器官生理概念，创立了医学和生物学的知识体系。他不仅是一位医学家，而且还是一位自然科学家和哲学家。他写下了医学著作130余部，其中有83部被保留下来。在医德方面，盖伦认为"作为医生，不可能一方面赚钱，一方面从事伟大的艺术——医学"，从而提出了轻利的伦理思想。但由于他的学说贯穿了唯心论和目的论的观念，如认为自然界中所进行着的一切都是有目的的，人们各部器官都与一种预先固定好的目的相配合，灵魂是生命的要素，身体不过是灵魂的工具。这种唯心主义世界观被基督教神学所利用，在中世纪长达一千多年的时间里被奉为信条。

（三）古印度的医护道德

印度是人类文明的发祥地之一，医学发展亦具有悠久的历史。古印度医学经典《阿输吠陀》形成于公元一千年以前，书中将医学分为八种。在公元前6—前1世纪，印度名医阙食著有《阙食食集》。外科鼻祖妙闻著有《妙闻集》。内科鼻祖阇罗迦著的《阇罗迦集》中指出："护士必须心灵手巧，必须有纯洁的心身，必须掌握药物配制和调剂的知识，以及对患者的忠心。"古代印度这些名医，对医学本质、医师专业和医学伦理作了很精辟的论述，是医学伦理学传统中的一个重要组成部分。如《妙闻集》中指出："医生要有一切必要的知识，要洁身自持，要使患者信仰，并尽一切力量为患者服务。甚至牺牲自己的生命，亦死所不惜。"阇罗迦说："使人健康者即正确之医学，除人病苦者即最好的医生。"特别是极力反对医学商业化，指出"医生治病既不为己，亦不为任何利欲，纯为谋人类幸福，所以医业高于一切。"这些论述体现了医学人道主义精神。

（四）阿拉伯的医护道德

阿拉伯的医学道德形成并发展于公元6—13世纪，其代表人物是迈蒙尼提斯（公元1135—1204），他是犹太族医学家、神学家和哲学家，著有许多医书，《迈蒙尼提斯祷文》是其中最能反映他的医德思想的著作。《祷文》说："永生之上天既命予善顾世人之生命之健康，唯愿予爱护医道之心策予前进，无时或已。毋令贪欲、吝啬、虚荣、名利侵扰予怀，盖此种种胥属真理与慈善之敌，足以使予受其诱惑而忘却为人类谋幸福之高尚目标。愿吾视患者如受难之同胞。"这段论述的大意是为了人类生命与健康，要时刻有医德，不要为贪欲、虚荣和名利所干扰而忘却为人类谋幸福的高尚目标。《祷文》还说："启我爱医术，复爱世间人，愿绝名利心，尽力为患者，无分爱与憎，不问贫与富，凡诸疾病者，一视如同仁。"这种终生献身于医学事业，热爱患者，不图名利的医德思想成为后世的宝贵财富。他的《祷文》是与《希波克拉底誓词》相媲美的重要医德文献之一。

在西方长达一千多年的历史中，医学和宗教联系在一起，神学渗透到医学领域的各个方面，把自己的医术看作是神授予的，把护理康复成绩归功于神的功劳，使古代医学道德被深深地蒙上了宗教迷信的色彩。

二、近代医护道德

（一）以实验医学为主的时期

公元14—16世纪的欧洲文艺复兴运动，冲破了封建宗教的黑暗统治。先进的思想家们提出了人道主义口号，以人为核心批判以神为中心的观念，在使医德脱离宗教禁锢和经院哲学的束缚中起了重要作用，使医学有了显著进步，演变为实验医学。一些医学家开始对人体进行深入的研究。比利时医学家维萨里1543年发表的《人体结构》一书，他以科学事实驳斥了宗教神学关于上帝造人的无知妄说，动摇了传统的宗教伦理观念，纠正了盖伦解剖学中的许多错误观点，为现代人体解剖学奠定了基础。同时，西班牙医生赛尔维特发现了肺循环。17世纪上半叶，建立在近代自然科学和思维科学基础上的实验医学开始出现。英国医生哈维用实验方法发现了血液循环，从而成为血液循环学的奠基人，并标志着近代医学的开始。随着医学的发展，对医德也提出了新的要求。德国医学家胡佛兰德根据医生从医的目的、医患关系、医疗同事关系，以及查房、会诊、医德修养等问题提出了“医德十二箴”，它是《希波克拉底誓词》在新的历史条件下的继承和发展。胡佛兰德认为不应拒绝那些濒临死亡的患者。他说：“即使病入膏肓，无药救治时，你还应该维持他的生命，为解除当时的痛苦来尽你的义务。如果放弃，就意味着不人道。当你不能救治他时，也应该去安慰他。争取延长他的生命，哪怕是很短的时间，这是作为一个医生的应有表现。”医学道德中的人道主义原则的提出，标志着医学伦理学进入了一个新的发展阶段。

（二）以人道主义为主的时期

16 世纪后，在先进的资产阶级思想家们提出的人道主义口号下，医学人道主义便应运而生。它的主要特点是：明确提出了为人道主义而行医，强调医学要以人为出发点，把为患者治病，保护人的健康和生命放在自己职业的首位。麻醉法、消毒法、外科防腐法，都是在为人体健康和减轻患者痛苦的人道主义宗旨下相继创建和发明的，摆脱了神和宗教的影响与束缚。18 世纪法国的医学家，精神病学创始人比奈尔首先提出应以人道主义态度对待精神病患者。他认为要尊重精神病患者的人格，摒除不文明的言语和行为，要给他们良好的治疗。

第四节 护理伦理学的发展

一、我国护理伦理学的发展

《医业伦理学》是我国西医学界第一部现代的医护伦理学著作。其作者是宋国宾（公元 1893—1956），在该书中对医师与患者、医师与同行、医师与社会的关系作了系统的论述，并首次对医生保守患者秘密作了论述，这在我国现代医德史上具有重要意义，他是我国现代医学伦理学的先驱者。

我国的现代医学伦理学萌发于新民主主义革命时期。在这个时期我们党培养了大批的医务工作者，同时许多医务工作者响应党的号召，自觉投身到新民主主义革命的伟大斗争中去。他们在马列主义、毛泽东思想的指引下，继承和发扬了我国传统医德的精华，不断总结经验，萌发了适应斗争需要的新型医德原则和规范。早在 1931 年，我党就创办了红色卫生学校，确定了“培养政治坚定，技术优良的红色医生”的方针。抗日战争时期，主要以白求恩为医德楷模。毛泽东同志在《纪念白求恩》一文中高度评价了白求恩的国际主义精神、共产主义精神，对技术精益求精的精神。指出“在一切事情中，要把患者放在最前头”，号召共产党员和医务工作者向白求恩同志学习。毛泽东同志 1941 年在延安医大题词：“救死扶伤，实行革命的人道主义。”就是新民主主义革命时期医疗道德基本原则的高度概括。解放战争时期，毛泽东同志于 1947 年在延安卫生展览会题词：“为全体军民服务”，强调了全心全意为患者服务这一医学伦理学原则。同时我党还提出“一切为了伤病员”的口号，特别是对来自国民党统治区的医务人员进行系统的思想教育，帮助他们树立正确的人生观和道德观。新民主主义时期的医德是医护工作者在医疗实践活动中，批判地继承和发扬传统医德所形成的。其主要内容有四个方面：一是忠诚于医药卫生事业，全心全意为保障军民健康服务；二是救死扶伤，实行革命的人道主义；三是刻苦钻研，对技术精益求精；四是团结互助，发扬集体主义精神。由于在新民主主义革命时期，无产阶级尚未夺取政权，社会主义的经济基础也未能形成，因此这一时期的医德未能成为整个社会医务工作者的行为准则，仅仅是新型社会主义医德的萌芽。

新中国成立后，党对旧的医药卫生事业进行了整顿改造，规定了医药卫生工作人员为广大人民服务的方向，确定了卫生工作的四大方针，对广大医务工作者进行了广泛的思想政治教育，提高了他们的思想道德水平，各级医院纷纷制订了“医德规范”“服务公约”等。广大医务工作者在医疗实践活动中，批判地继承了我国传统医德，发扬革命战争年代的光荣传统，救死扶伤，实行革命的人道主义。潘恩良、林巧稚、张孝骞、周礼容、李月华等就是其中的杰出代表。他们急患者所急，帮患者所需，不图名不为利，全心全意为患者，送医送药到缺医少药的老、少、边、穷地区。在党的卫生工作方针指引下，通过广大医务人员的努力，建立健全了各级医院，极大地提高了广大人民群众的健康水平。

党的十一届三中全会以来，我国社会主义医德随着医疗卫生事业的蓬勃发展，被作为一门专门学科加以研究。1981 年，《医学与哲学》第一期发表了钱新忠《研究医学伦理学，提高医德水平》的文章。就医学伦理学的研究任务、内容等问题作了比较系统的分析。同年卫生部颁发了《医务工作人员守则》，要求所有医务工作人员救死扶伤，实行革命的人道主义精神，同情和尊重患者，全心全意为患者服务。1981 年首次全国医学伦理学会议在上海召开，拉开了我国医学伦理学研究新的一幕，它标志着我国医学界、理论界开始认识医学伦理学理论建设与医学发展的关系，从而开始了我国自己的具有中国特色的社会主义医学伦理学理论的建设。1982 年又在大连召开了全国第二次医学伦理学会，会上就人工授精、试管婴儿、安乐死、器官移植等新领域中的伦理问题进行了探讨。1983 年由上海第二医科大学集体编写了一本《医德学概论》，它的问世标志着医学伦理学体系的基本确立。1984 年全国第三次医德讨论会在福州召开，除了理论问题向纵深发展外，全国医药院校成立德育教研室，开设医学伦理学课，并纳入必修课，进一步推动了医德理论研究。1986 年全国第四次医德讨论会在南宁召开，会议从理论上回答了医学伦理学研究所面临的新问题。1986 年 10 月，全国第五次医德讨论会暨中华医学会医学伦理学会成立大会在西安召开，会上还成立了若干专门委员会。这次大会标志着中国医学伦理学的理论研究队伍已经形成并走上正轨。1988 年卫生部颁发了《医务人员医德规范及实施办法》。1991 年 6 月我国第六次医德讨论会在成都召开，会议总结了前十年医德建设情况，提出了今后 10 年的展望。

随着医学模式的转换，目前在研究上出现了新的局面，表现在：形式上以生物－心理－社会医学模式为基础，以“公益论”和“公正论”为主导的现代医学伦理学；其理论研究已从单学科发展为多学科研究，形成了新的研究格局；对现代西方医学伦理学进行分析、借鉴，改变了以往回避、隔离与排斥的状况；由狭义医学伦理学的以医患关系为中心，扩展为以改善生命质量为中心的生命伦理学领域，使研究范围进一步扩大。

二、国外护理伦理学的发展现状

由于医学科学的发展，医德在规范医务人员的行为，促进医学科学发展，保障人类健康中的作用引起许多国家政府、医疗卫生机构和公众的高度重视。一些国家相继建立了医学伦理学会和研究机构，制订伦理学大纲、守则，加强宣传教育，发表文章，出版专著。1791 年英国医生帕茨瓦尔出版《医学伦理学》（1803 年）以来，在继承和发扬的原理上，医学伦理学逐渐发展成科学。原苏联在“十月革命”后，对医学伦理学研究很重视，将医德作为一门课程在医学院校开设，先后于 1969 年、1970 年、1980 年三次召开全苏医德讨论会。美国医学会于 1947 年通过了医学伦理学的原则，后来又修改了五次；1973 年召开了“保护健康和变化中的价值”讨论会。日本医师会于 1965 年建立了医师伦理委员会，并经常开展医德研究活动和讲座，1966 年通过医德纲要，对人类生命的尊重、医学传统的继承和发扬、医师的良心和名誉、医疗保健的社会使命和医疗实践都提出了进一步要求。英国于 1972 年成立了医学伦理学研究会，并建立了医学和伦理学研究所。

世界卫生组织重视医德建设。随着社会进步，医学发展和传统观念的改变，世界医学会等团体组织，在继承《希波克拉底誓词》的基础上，1949 年制定了《日内瓦宣言》，作为医务界人士的共同守则，次年正式通过，称为《医学伦理学国际法》。之后通过并发布了一系列宣言。如确定死亡标准的《悉尼宣言》，人体试验道德准则的《赫尔辛基宣言》和对待拘留犯、囚犯时，医师的行为准则的《东京宣言》等。为规范护士行为，还制定了《国际护士条例》和《护士伦理学国际法》。

医德理论研究不断深化。由于医学生物科学技术的突破，对医疗领域产生了重大影响，给医学伦理学研究提出了许多新课题和新要求。1983 年在日本召开的生命与伦理恳谈会上，对脏器移植、体外受精、基因工程等问题的伦理原则进行了深入研讨。1981 年 10 月在悉尼召开了第 22 届国际医院协会会议，就医院与初级卫生保健、医疗评价、医院与残疾者等问题进行了讨论。1983 年 6 月，第 23 届国际医院会议在瑞士洛桑召开，对大城市的保健规划以及医院的效率、经济等问题进行了交流讨论。近年来国外医学伦理学研究取得了一些成果，特别是在医德研究的系统化、规范化、理论化和国际化等方面取得了显著成效。但所面临的任务还非常艰巨，需要广大医务工作者在实践中努力开拓，不断进取，丰富和发展医德理论。

综合测试

一、选择题【A 型题】

1. 我国最早建立考核医生制度是在

A. 封建社会　B. 新民主主义革命时期　C. 西周时期　D. 奴隶社会时期

2. 我国传统医德思想基本形成于

A. 奴隶社会末期　B. 原始社会　C. 封建社会中期　D. 以上都不是

3. 我国医学史上医德理论和医德规范的开拓者是

A. 医圣张仲景　B. 药圣孙思邈　C. 明朝李时珍　D. 陈实功

4. “救死扶伤，实行革命人道主义”是谁为延安医大的题词

A. 周恩来　B. 邓小平　C. 毛泽东　D. 朱德

5. 作为医生，不可能一方面赚钱，一方面从事伟大的艺术——医学是谁提出的

A. 古罗马医学家盖论　B. 古印度医学家阚食

C. 阿拉伯医学家迈蒙尼提斯　D. 古希腊医学家希波克拉底

6. 在西方医德的发展过程中，提出《医德十二箴》的医学家是

A. 塞尔威特　B. 胡佛兰德　C. 哈维　D. 维萨里

7. 我国现代医学伦理学的先驱者是

A. 宋国宾　B. 林巧稚　C. 李月华　D. 周礼荣

8. 提出把医学伦理学课作为高等院校必修课是在

A. 1986 年全国第五次医德伦理学会　B. 1984 年全国第三次医德讨论会

C. 1991 年全国第六次医德讨论会　D. 1992 年全国第七次医德讨论会

9. 1949 年全世界医学会制定了作为医务界人士共同守则的

A.《日内瓦宣言》B.《悉尼宣言》　C.《东京宣言》　D.《赫尔辛基宣言》

二、多项选择题（下面各小题的五个备选答案中有 2～5 个正确答案，请将正确答案全部选出）

1. 西周将医生分为

A. 食医　B. 药医　C. 疾医　D 疡医　E. 兽医

2. 西周开始对医生进行考核除技术方面外，还包含有

A. 思想　B. 品德　C. 态度　D. 作风　E. 道德

3. 被称为“医圣”的张仲景的医著除外的是

A.《千金要方》　B.《金匮要略》　C.《伤寒杂病论》

D.《大医精诚》　E.《本草纲目》

4. 被称为“药圣”的孙思邈著有

A.《千金要方》　B.《金匮要略》　C.《伤寒杂病论》

D.《大医精诚》　E.《本草纲目》

5. 古罗马的代表人物盖伦是一位

A. 生物学家　B. 医学家　C. 圣学家

D. 自然科学家　E. 哲学家

6. 新民主主义时期的医德内容有

A. 忠诚于卫生事业　B. 救死扶伤　C. 精益求精

D. 团结互助　E. 文明行为

三、简答题

1. 简述我国古代著名医学家的主要医德内容。

2. 简述新民主主义革命时期的主要医德内容。

3. 20 世纪以来，国际上相继制定了哪些重要的医德规范性文件？

四、基本知识理论拓展与训练

1. 问题与讨论

（1）中西方护理伦理文化，伴随着医学科学及其实践活动的各自发展轨迹，由独立发展逐渐走向今天的融合，其间有共性也有个性。了解既有共性又有个性的中西方医学伦理思想，对于构建全人类共享的医学伦理文化具有重要意义。请就中西方医学伦理思想的共性、个性问题做比较分析。

(2) 借助科学技术的进步与发展，医学从最初的本能救助活动发展成今天庞大的科学知识体系，无论是应对疾病的方法或手段都获得了前所未有的发展。与之呼应的是护理伦理学理论与思想体系的逐步形成与完善，研究的范围和内容不断扩大。这些变化对未来医疗护理从业人员的护理伦理素养和实践提出了更高的要求。以中国为例，请就医疗护理从业人员应具有的护理伦理素养与实践精神方面，分析古、今有什么不同?

(3) 简述学习护理伦理学课程前后的认知变化。主要就如何学习或躬行实践护理伦理思想提出你的建议。

目标：学习优秀伦理文化传统，促进护理学生护理道德品质素养的养成；提高临床护理伦理价值判断与决策能力；实现知与行的统一。

讨论计划：第二章课程内容学习结束后，要求学生任选上述三个问题中的一个题目，写一篇1000字以内的体会，择优10名学生的体会在教学班上进行交流。其他没参与交流学生的体会全部收交任课教师给予实践课成绩评定，并记入实践课成绩。活动结束，任课教师进行小结与点评。

2. 案例与分析

唐代著名医学家孙思邈是一位通晓内、外、妇、儿各科的圣手，他一生为济世救人而行医，堪称祖国医德史上的一座高峰。据史书记载：隋文帝请他当国子监博士（主管教育行政及教授弟子的官），他托病辞谢；唐太宗召他到京师准备授予爵位，他谢绝；唐高宗任命他做“谏议大夫”，也被他回绝；后来他考虑到长安有许多医书可以方便学习阅读，以便著书立说才接受了“承务郎”一职，当他收集到所需的医学资料后就借口重病而辞职返乡。93岁时仍服务于求诊之人，深受百姓爱戴。他把一生全部贡献给了祖国医学事业。他所编著的《备急千金要方》成为传之不朽的医学名著，《大医精诚》作为我国第一部医德学著作在国内外的医学伦理领域也一直受到瞩目。请问该案例的伦理学意义在哪里?

（何俊康　周敏惠）

第三章　护理道德的基本原则、规范和范畴

【学习目标】

掌握：护理道德学的基本原则以及护士道德的权利、义务、情感、审慎的内容和良心、义务、情感、审慎对护士行为的作用。

熟悉：护理道德的荣誉观、幸福观的内容和护理道德规范的内容。

了解：护理道德良心的内容和护士道德的荣誉、幸福对护士行为的作用。

如果患者在没有行为能力时拒绝治疗，且可能带来严重后果，护理人员该如何处理？当医生和家属都要求护理人员不要对患者透露病情真实信息而患者本人渴望你告诉他实情时，护理人员将面临选择，什么情况下要如实告知患者诊断结果，什么情况下要对患者保密？要回答这些问题，就必须了解护理道德的基本原则、规范和范畴，它是护理人员在护理实践中进行行为选择的依据。

案例导入

一位家属的表扬

一位老年男性腹股沟疝患者，住院时患者和家属就满腹牢骚，说："现在哪一家医院像这里，房间里连卫生间都没有，办住院手续那么慢，检查审批又那么复杂，如果医保定点不在这里，我们死也不会来这里住院。"护理人员一直微笑着耐心地倾听着，等他说完了，问他："你们觉得哪里不方便，只要我有能力，一定会帮助您。"根据患者的需要，护士给他在床旁放置床边便椅，为他办好审批。术后护理中的一件小事，让患者彻底改变了对医院及护理的看法。术后第 3 天中午，患者想拉大便，用了开塞露，无效，再灌肠，患者由于肛门括约肌松弛无法耐受灌肠液，护士决定用手掏出宿便。当护士耐心轻柔地为患者掏出一粒粒干硬便时，患者感动得流泪了。家属在旁由衷地说："你们太伟大了，是真正的白衣天使。怪不得条件那么差还会有那么多患者慕名而来。"

请谈谈你阅读这则故事的感受。

第一节　护理道德的基本原则

护理道德原则是指护理人员在医学实践中观察、处理伦理问题的准绳或标准，包括护理道德基本原则、具体原则和特殊原则。基本原则是我国特有的，具体原则是国际通用的，这两个原则适用于我国护理领域的各部门、各环节。特殊护理道德原则，仅适用于护理实践中的某些领域、部门、科室或环节，主要在临床护理、社区卫生服务、计划生育服务以及医学科研的护理道德要求等相关章节阐述，这里主要介绍护理

道德的基本原则和具体原则。

一、护理道德基本原则的含义

护理道德原则不是单凭主观意识规定的，而是由客观现实和主观因素两方面决定的。它是人们选择行为的伦理依据或者评价某种行为善恶的标准，每一专业领域都有相对稳定的原则。护理道德的基本原则是指护理工作者在提供护理服务中应遵守的并用以调节护理人际关系的根本指导准则，也是衡量护理人员职业道德水平的根本标准和最高要求。

护理道德基本原则的确立，一般需要遵循如下的依据，即：体现最广大人民群众的身心健康利益，有利于医学科学和医疗卫生事业的发展，体现护理道德的历史继承性和时代性特点，能够协调护理活动中的各种道德关系。

知识链接

人类对护理的需要是普遍的。护理人员的基本职责是增进健康、预防疾病、维护健康、减轻痛苦。

——国际护士协会《护士伦理准则》(1973)

二、护理道德基本原则的内容

1981 年的全国第一届医学伦理学学术年会上把医学伦理的基本原则概括为：防病治病，救死扶伤，实行社会主义的人道主义，全心全意为人民身心健康服务。护理道德作为医学道德的组成部分，离不开医学道德基本原则和社会一般道德的制约。因此，我国护理道德基本原则在这里表述为：“救死扶伤，防治与护理疾病，实行社会主义的人道主义，全心全意为人民身心健康服务。”护理道德基本原则主要从如下三个层面对护理人员提出具体要求。

1. 救死扶伤、防治和预防疾病　救死扶伤、防治和预防疾病，是医疗卫生事业的基本任务，是履行全心全意为人民身心健康服务的具体途径，也是护理人员义不容辞的神圣职责。这既是对护理人员的最基本要求，也是衡量护理人员职业道德的最基本尺度。为此，要求护理人员不仅仅把“全心全意为人民的身心健康服务”作为一个口号，而是要有高度的职业责任感，刻苦钻研专业技术，掌握娴熟而扎实的护理专业技能，在护理实践中忠于职守，想患者之所想，急患者之所急，忧患者之所忧，运用自己的专业理论知识和技能，并能发扬救死扶伤的人道精神，竭尽全力挽救危险之中的患者，不断提高医疗水平，同时在日常护理活动中做到防、治、护的统一，利用有效途径进行健康宣教以维护和促进人类的健康。

2. 实行社会主义的人道主义　这一内容充分体现了医疗卫生行业的职业特点。医学人道主义是贯穿医学道德发展史中的一种先进思想，也是古今中外医学道德的精华。人道主义有广义、狭义之分。狭义的人道主义是指 14 至 16 世纪欧洲文艺复兴运动时期新兴的资产阶级反封建、反宗教、反神学的一种思想和文化运动。其核心价值是宣传以人为中心的世界观，提倡关怀人、尊重人、个性自由、反对禁欲主义和以神为中心的宗教神学观念。广义的人道主义是指同情、关爱、帮助他人，尊重人的价值、尊严和权力的伦理观。医学人道主义是广义的人道主义，建立在医护人员对患者个体同情、怜悯和尽义务的思想基础上，它要求医护人员同情、关爱和照顾患者，设身处地为患者解除痛苦。

医学人道主义，在发展过程中经历了古代朴素医学人道主义、实验医学时期的医学人道主义和现代医学人道主义不同历史形态。社会主义的人道主义是在批判和继承古今中外人道主义的基础上发展起来的，同时也显示出它的社会主义时代特点。社会主义人道主义要求医护人员在医疗卫生保健工作中，特别是在处理医患关系时，关心和爱护患者的健康，敬畏和珍爱患者的生命，维护患者的人格尊严、利益和幸福，尊重患者的生命价值和权利，平等待人，对患者的身心健康给予同情。其核心是尊重患者。

3. 全心全意为人民的身心健康服务　全心全意为人民的身心健康服务是护理人员"为人民服务"在职业活动中的具体体现，也是护理道德的精髓和根本目的，并成为区别于古今中外任何社会的先进道德原则。尽管这一原则具有超前的理想性，但它已成为广大护理人员追求的目标，促使护理道德不断升华。

当前，要把贯彻"全心全意为人民的身心健康服务"的原则同"端正服务思想、增强服务意识、改善服务态度、掌握服务技能、提高服务质量"结合起来。端正服务思想，就是医护人员要树立爱岗敬业的思想，不断增强履行职业义务的自觉性和积极性，自觉抵制各种违背全心全意为人民身心健康服务宗旨的行为。改善服务态度，就是医护人员要改善对本职工作及服务对象的态度，特别是要做到同情、爱护患者，视患者为亲人，处处、时时为患者着想。掌握服务技能，就是医护人员要精通业务，通过娴熟的护理操作，减轻患者痛苦。提高服务质量，就是医护人员要以最高标准严格要求自己，作为护理人员应做到：友善、微笑待患者，细心、信心献患者，真心真意为患者。

第二节　护理道德的具体原则

护理人员的行为能否使患者获得最佳效果，最大限度控制伤害，需要对各种方案进行评估，这取决护理人员对护理道德具体原则的灵活运用。根据护理学的本质和护士的职责，护理道德的具体原则是自主原则、不伤害原则、行善原则、公正原则。

一、自主原则

1. 自主原则的含义　护理伦理学中的尊重主要是指对患者（包括家属等）的尊重。普遍的观点认为人是世界上唯一有理性、有情感、有建立和维持人际关系能力、有目的、有价值和有信念的实体。尊重人就要尊重人的理性、情感、尊严、价值、信仰等，人与人的具体价值观念是不一样的，所以尊重人就要尊重人的特殊性，尊重人的自主性。从这一点来说，尊重原则也可以称为尊重自主原则，或者简称自主原则。

自主就是人自我选择、自由行动或依照个人的意愿自己管理和自我决策。任何人都有自主的权利，但是由于主客观条件的限制，一些人没有或缺乏行使自主权的能力，从而不具有，或不具有全部的实现自主的能力。也就是说自主是建立在一定的理性基础上的，以理性为基础和前提的。

一般来说，判断具体的人是否有全部的自主能力或者具备何种自主能力主要从三个方面进行衡量，即是否达到一定的年龄，智力发育是否达到相应的程度，精神状态是否清醒。在年龄上，一般认为成年人才有足够的自主能力，各个国家对成年的具体年龄规定不同，我们国家法律规定年满18周岁的是成年人，另外，民法里还把16周岁以上不满18周岁的以自己的劳动所得为自己主要生活来源的人视为有完全民事行为能力的人，这里也可以视其为有完全自主能力的人。在智力发育程度上，要达到医学上认为的正常的标准，即不能是医学上认为的智障。在精神状态上，完全的自主能力不仅要排除发病期的精神病患者，还要排除昏迷患者以及因情绪冲动而不够理智的人。因此，未成年人、智障的人、精神病患者、昏迷患者因为不具有足够的自主能力，其自主权应该由其代理人代理其实现。而有些人因为情绪冲动可能会做出一些不理智的行为和选择，医护工作者由于具有较强的医学专业知识、较丰富的临床经验以及人文知识的价值判断能力，此时应该充分考虑其选择和决定是否以理性为基础，由此判断该决定是否是自主决定。

2. 自主原则对护理人员的要求

(1) 要有宽容的态度　护理人员接触的患者各种各样，其生活条件、教育程度、生活态度、生活方式、信仰、价值观念等存在着显著的差异，尤其在社会转型期，价值观念和生活方式的多元化进程不断加快，很多患者有着与主流的或者护理人员不同的生活态度和价值取向，护理人员要能够在内心宽容这些患者，这样才能做到一视同仁的对待患者，才能不歧视任何一个患者。不歧视是尊重的前提，只有不歧视才能尊重对方的选择。

(2) 要有正确的判断能力　尊重患者的自主性并不是凡事都由患者自己决定、自己负责，更不是护理人员推卸责任的借口和依据，而是对患者生命和人格尊严的必要维护和有力保障。护理人员要有正确的判断力来明辨患者的决定是否是自主决定，要努力帮助患者做出理性的、真正自主的选择和决定。

(3) 要主动维护患者的“知情同意”权　尊重原则在实践中最直接的体现是“知情同意”。“知情同意”既是患者的权利，也是实现权利的手段和程序。只有严格做到“知情同意”才能切实尊重患者的生命和人性尊严。

二、不伤害原则

1. 不伤害原则的含义　不伤害是指在护理实践中不给护理对象以及第三方造成身体、心理或精神上的伤害。在护理实践中把有利与不伤害作为一个重要的原则是由护理的对象、内容和目的所决定的。护理道德的不伤害原则在概念上要注意以下几个方面的内容：

首先，在护理实践中的任何环节都不要造成伤害，而不仅仅是临床护理过程的实施中，还包括护士与患者的人际交往过程，以及医学研究等多个环节。

其次，不伤害原则所指的对象不仅仅是患者本人，还包括其家人，以及相关的社会群体、受试者等，医护人员应该尽可能地不伤害他们的应有权益。

最后，不伤害原则所指的伤害，既包括身体上的伤害，也包括精神和心理上的伤害。在现代医学模式下，医护人员更应该把患者、受试者当做一个现实生活中的具体的人，不能仅仅把他们当做一个生物有机体，要充分考虑到他们的社会关系和社会交往，考虑到他们的复杂心理状态，全面地关心他们，避免任何形式的不应有的伤害。

不伤害原则作为现代护理道德的基本原则，与医护人员的职业特殊性有重要的关系。由于医护人员掌握着专业的知识和技能，在医学护理实践中的活动很大程度上关乎其服务对象的健康乃至生命，单纯的知识技术既可以为患者带来健康和幸福，也可能会导致患者的伤残甚至死亡。医护行业的高风险性决定了必须把有利与不伤害作为其职业伦理中的一个基本原则。

2. 不伤害原则的相对性　不伤害原则中所说的不伤害并不是绝对的不给对方和第三方造成任何伤害，因为医护职业的特殊性，这种绝对没有任何伤害的行为在医学和护理实践中是极其少见的。在临床医学中许多疾病的诊断和治疗不可避免地要给患者造成一定程度的伤害。许多必须要做的侵入性检查如胃部造影、动脉血管摄影等会引起患者的不适甚至疼痛，一些必要的医疗措施如放射线或化学治疗、外科手术等都会给患者的身体以及心理造成不小的损伤。采用这些检查和治疗措施的目的是为了更好的诊断或治疗疾病，其意义和价值是远远超过所造成的损伤的。因此，护理伦理学中的不伤害原则只能是相对的不伤害，或者说是不造成应该避免和可以避免的伤害。而强调不伤害原则的另一个意义是更好的保护患者的权益，规范医护人员的行为，培养医护人员对患者的负责态度。

3. 不伤害原则对护理人员的要求　与医疗操作不同，护理操作技术本身可能给患者带来的伤害并不多见。但由于护士和患者的交往较多，患者在情感方面更需要护士的关怀。要做到不伤害原则，不仅需要医护人员有扎实过硬的技能，以尽量避免对患者可能的身体上的伤害，还需要有慈善仁爱之心，认真负责的态度。在具体的工作中本着仁爱慈善之心才可能全面为患者利益着想，而不是利用职业便利为自己谋取私利或者想着如何给自己少惹麻烦，全面周到地考虑患者利益是做到不伤害原则的前提。在这个基础上以认真负责的态度，清楚正确的判断和扎实过硬的技能制订具体而详细的行为方案，对该方案可能对患者带来的伤害进行风险评估，并进一步修订完善，在行为过程中也要随机应变，有条不紊，这样才能把损伤降到最低。

三、行善原则

1. 行善原则的含义　“行善”（beneficence）即做善事，是指医务人员对患者直接或间接履行仁慈、善良或有利的德行。行善原则要求护士努力行善，扬善抑恶，做好事，不做坏事，制止坏事，做一个善良的人，有道德的人。

行善原则主张为了患者的利益应施加好处。它可分为积极和消极两个方面。积极方面是指促进或增进患者的健康和福祉。消极方面是减少或预防对患者的伤害。由此可见，在医护领域中，行善是一种职业传统和责任。医学之父希波克拉底对医师主要的道德告诫是：“做对患者有益，或至少不做对患者有害的事”。护士鼻祖南丁格尔女士则强调“护理患者时，应关心患者的幸福，一方面应为患者做善事，另一方面则应预防伤害患者”。国际护士协会制定的护士规范强调减轻患者的痛苦、保护患者的安全、增进患者的舒适是护理的重要功能。行善原则包括四个原则：

(1) 不施加伤害。

(2) 预防伤害。

(3) 去除伤害。

(4) 做或促进善事。

2. 行善原则与责任、义务 自古以来，人们一直将医务人员的医护行为看成是一种行善行为。在我国，患者常以刻有“仁心仁术”与“济世救人”的匾额送给医师，用来称颂他们的医德。希波克拉底誓言和日内瓦的医师宣言，都包含着对医务人员“行善”的要求。随着医护实践和医护伦理学的发展，“行善”已不只是照护患者的伦理原则，也是医务人员的义务或责任。护士有责任为患者的幸福而努力，尽力去防止和除去有害的情况。亦即护士应该努力维护患者的健康、减轻患者的疼痛以及延长患者的生命。《国际护理学会护士守则》中护士的基本任务的规定也说明了为患者的健康和幸福而努力是护士的责任。

在道德体系中，权利与义务是相对的。在健康照顾体系中，医务人员的行善责任与范围是什么？应行善至何种程度？在工作中可承受何种程度的危险与伤害？例如我们是否有义务照顾艾滋病患者？我们有义务帮忙处理意外灾难吗？这些问题都是与医务人员的行善责任与范围有关。在讨论行善原则时，我们必须同时考虑从行善原则散发出的法律和道德上的权利和义务。例如，在法律上我们没有义务去处理意外现场，但在道德上，我们作为医务人员则有义务去帮助受伤的人。至于执业中的危险问题，比彻姆和查尔瑞斯认为人与人之间的道德关系及人们在制度中担任的角色会影响行善的义务。例如医务人员所从事的医护工作，虽然有时会存在影响医务人员健康的危险性，但如果可以通过防护措施降至最低程度，则此危险是可以接受的。也就是说，从伦理学角度而言，医务人员在其可能招致的危险性减至最低的情况下，有义务与责任为患者提供医疗措施与服务。还要强调一点的是，任何行善的行为难免会有受伤害的危险，所以应该做危险与利益分析，只有当危险在合理的范围内才算道德。

3. 行善原则对护士的要求 行善原则要求护士的行为对患者确有助益，而且，在利害共存的情况下进行权衡。因此，要求护士：

(1) 积极做对患者有益的事 护士的行为要与解除患者的痛苦有关，并且要有可能解除患者的痛苦。同时护士还要采取措施，防止可能发生的伤害；排除既存的损伤、伤害、损害或丧失能力等情况；去做或促成对患者有益的事。

(2) 权衡利害大小，尽力使患者受伤害的程度最低 护士在帮助患者的时候，不能使患者付出太大的代价，也就是说不能使行善的危险性远超出对患者的好处。通常在临场情境中，护士应该经常权衡行善的责任与不伤害的责任孰轻孰重，仔细评估分析利益与伤害所获得的净利，慎重地做伦理决策，避免因决策失误造成对患者的伤害。

(3) 既使患者受益，又不损害第三者利益 护士在适用行善原则时，应寻求如何使行善远超过对第三者或其他人的伤害。

四、公正原则

公正原则基于正义与公道，以公平合理的处事态度来对待患者与有关的第三者。医学伦理学的公正原则主要是指卫生资源分配上的公正和对待不同病患时的公平。在卫生资源分配方面，既包括宏观卫生资源的分配，也包括微观资源的分配。所谓宏观卫生资源的分配是指如何将社会资源分配于各种不同的公益事业上，例如在国家的总预算中，卫生资源所占的比例，其中用于临床医疗、基础研究、预防保健等各自所占的比例，以及在不同的地区分配的具体数额、比例等。所谓微观卫生资源分配指具体的医疗机构、健康照顾机构等如何将稀少的卫生资源分配给具体的患者。比如器官移植、ICU 等都涉及更多的微观卫生资源分配的问题。

在护理伦理学领域，公正原则对护士的要求主要表现为：护士首先要在态度上能够平等地、一视同仁地对待患者，无论是年老的患者还是年幼的患者，无论是经济贫困的患者还是富裕的患者；其次，在护理纠纷，护理差错事故的处理中，不有意文过饰非，掩饰或者偏袒医护人员的过错，要实事求是、站在公正的立场上处理和解决问题；最后，无论是在言语上，还是肢体语言方面不对患者表现出歧视。

第三节　护理道德的基本规范

道德规范是一定的社会关系中人们行为需要普遍遵循的善恶准则。在人类社会的历史进程中曾产生过无数的道德规范，其表现形式有图腾、禁忌、风俗、准则、宣言、法典、守则、誓言、誓词等。

一、护理道德基本规范的含义

护理道德基本规范是指护理人员在具体护理活动中协调各种护理关系所需要普遍遵循的道德行为准则。正如《国际护士伦理法典》（1973 年）指出的："护士在作为一种职业力量起作用时，个人行动必须时刻保持能反映职业荣誉的标准。"护理道德规范是护理道德体系的重要内容。它对护士在护理工作中应该做什么、不应该做什么都做了明确而具体的回答，比较全面地指明了护理人员应该怎样去选择自己的职业行为。护理道德规范是进行护理道德评价的直接标准。日常的护理工作是一个复杂的过程，每天都会出现许多新情况、新事件，它们具体而微，各不相同。该如何评价这些情况和事件呢？护理道德规范就提供了直接有效、一目了然的评价标准。护理道德规范是护士道德修养的主要内容。护理工作需要护士高水平的专业技术，也需要护士不断提升自身的道德品质。这就离不开护士的道德修养。而这种道德修养的主要过程就是把护理道德规范内化为护士自觉自律的职业行为。护理道德规范是实施护士管理的重要手段。与抽象的护理道德原则不同，护理道德规范是具有一定的具体可操作性的。医院的日常管理需要依据这些具体的护理道德规范，制订可量化的考核标准，对护理人员实施有效管理。

自《南丁格尔誓言》以来，各国护理界已经制定了许多护理道德规范，大大丰富了护理道德的内容。这些护理道德规范大多简明扼要、易记易懂，实用性非常强。比如，国际护士理事会（ICN）的《国际护士伦理法典》、美国护理学会（ANA）的《美国护理学会护士法典》、加拿大护理学会的《加拿大护理学会护理伦理法典》等，英国、澳大利亚、新西兰等国的护理伦理法典也有很大影响。但其中最为著名的仍是国际护士理事会和美国护理学会制定的护理道德规范。世界上约有 82% 的国家引用国际护士理事会的护理道德规范作为指导本国护理职业的主要依据。国际护士理事会 1899

年在美国的波士顿成立，1933 年起开始关注伦理问题，1953—1965 年，制定了《国际护士伦理法典》。我国卫生部于 1988 年首次颁布了《医务人员医德规范及实施办法》，对包括护士在内的医务人员提出了七条道德规范：

1. 救死扶伤，实行社会主义的人道主义。时刻为患者着想，千方百计为患者解除痛苦。

2. 尊重患者的人格和权利，对待患者，不分民族、性别、职业、地位、财产状况，都应一视同仁。

3. 文明礼貌服务。举止端庄，语言文明，态度和蔼，同情、关心和体贴患者。

4. 廉洁奉公。自觉遵纪守法，不以医谋私。

5. 为患者保守医密，实行保护性医疗，不泄露患者隐私与秘密。

6. 互学互尊，团结协作。正确处理同行同事间的关系。

7. 严谨求实，奋发进取，钻研医术，精益求精。不断更新知识，提高技术水平。

二、护理道德基本规范的内容

不同历史时期、不同国家的护理道德基本规范既有共性，也有个性，而且由于经济关系、文化背景、医学发展、政治和法律制度等差异，护理道德基本规范也不尽相同。我国目前较为集中地表述为尊重生命、敬畏生命，平等公正、一视同仁，亲切和善、言行文明，美观整洁、练达宽容，精益求精、勤奋进取，互尊互学、精诚合作。

（一）尊重生命，敬畏生命

医学以人类生命为基本的研究和救治对象。尊重生命、救死扶伤是包括护理在内的一切医学职业都必须首先树立的道德规范。我国传统医学道德就一直强调“医者，生人之术也。”《国际护士伦理法典》（1973 年）也指出：“护理从本质上说就是尊重人的生命，尊重人的尊严和尊重人的权利。”《21 世纪中国护士伦理准则》的第二项就是：“尊重生命，提高生存质量”。

在这里，尊重生命更深层的含义是敬畏生命的价值理念。在古代，人类对生命价值的强调逐渐形成了生命神圣的观念，它认为人的生命神圣不可侵犯、具有至高无上的绝对价值。这种观念构成了医学活动开展的原动力。它在西方获得了基督教神学的护佑，在中国则得到孝道思想的支持，曾长期为东西方医家所秉承。到了今天，随着医学和社会的发展，人们在生命价值问题上，虽然先后提出了生命质量、生命的社会价值等观念。但尊重生命仍是医学道德的基本观念和规范。

人类生命包括生物性和精神性两大形态。尊重生命首先就是要尊重患者的生物性生命。当患者身体遭受病患折磨时，护士应感同身受，尽心护理，帮助患者减少痛苦，恢复健康。而当患者逝世时，护士则应对遗体保持充分的尊重，不得亵渎遗体。除了生物性外，人的生命还具有精神性的一面。这是因为人的生命不同于动物，它拥有自由意志。自由是人类生命的本质性规定。这种自由意志的自我展开构成了人的精神性生活，也构成了人类权利的来源。护士要尊重生命就不但要尊重患者的生物性生命，而是更要尊重患者的精神性生命，即患者的完整人格和自主权利。在这个基础上开展救死扶伤的护理工作。

（二）平等公正，一视同仁

在尊重生命、救死扶伤的前提下，护理人员要做到平等公正，一视同仁。

1. *护士自己要平等地对待患者* 在护理过程中，患者虽然处于弱势、需要救治的地位，但从人格上讲护患双方是平等的。护士应充分尊重患者的人格尊严，不能将其视为低己一等；也不能产生这样的观念，以为自己的行为都是为了患者好，所以不必过于在意患者本人的意愿。《21世纪中国护士伦理准则》在第三项“尊重人的权利和尊严”中，就指出护士应尊重患者个人的信仰、价值观和风俗习惯，诚信自重，推己及人。

2. *护士应平等对待所有的患者* 护士在护理时从事的是一种职业，因此护士不应根据自身的需求、价值、审美偏好等选择性地对待患者，厚此薄彼；也应不论男女老幼、种族国别、地位高低、权力大小、美丑智愚、关系亲疏、金钱多寡，一视同仁。对此，《国际护士伦理法典》（1953年）指出：“护理服务的需要是全人类性的。职业性护理服务以人类的需要为基础，所以不受对国籍、种族、信仰、肤色、政治和社会状况的考虑的限制。”

（三）亲切和善，言行文明

南丁格尔说：护士其实就是没有翅膀的天使，是真善美的化身。当患者与护理人员接触时，这种真善美首先就体现在护士的言行举止上。

语言是人们交流思想和情感的工具。护士良好的愿望、热情的态度、诚挚的关心、周到的解答都需要通过语言来表达。护士应模范地应用礼貌语言，注重语言的医学性与艺术性的统一，努力做到语言文明。语言文明不仅是自身良好素养和修养境界的体现，也是赢得患者信赖与合作的需要。正如希波克拉底所说的，有两种东西能够治病：一是对病的药物，二是良好的语言。优秀的护理人员能够在护理工作中运用恰当的语言安抚患者的情绪、改善患者的心态，增强患者对抗疾病的信心与能力。与语言不同，行为举止属于非语言的沟通方式。它也能传递一定的信息，为处于特定情境下的对方所理解和接受。其在人际沟通中的重要性甚至超过语言，因为人际沟通中有60%～70%的信息是由非语言沟通方式完成的，而且其传递的信息往往是行为者内心的真实反映，难以掩饰。所以，护士应理解到自己的细微举止都有可能直接影响到患者的情绪和求医行为，因而需要高度重视自身的行为举止，做到端庄稳重，富有亲和力。

（四）美观整洁、练达宽容

护士是个爱美、爱整齐、讲卫生、讲效率的群体。爱美是护士的天性，能给人以美感；干练是护士工作的需要和磨炼出来的素质。护士在养成做事干练、练达的工作作风的同时，再辅以宽容温和，都将极大地和相对容易地赢得患者和家属的信任。

（五）精益求精、勤奋进取

护理学是一门理论性和实践性都很强的学科，同时也是一门自然科学和社会科学相结合的学科。随着医学和社会的发展，现代护理理念与技术正在日新月异地发展。例如，计算机、激光、同位素、显微外科在临床的应用，人工心脏起搏、体外循环装置、心功能参数监护系统的出现以及康复医学的兴起等，都使护理的内容和范围不断扩大，心理护理、责任护理、整体护理、跨文化护理等新理念层出不穷。这就需要护士在工作中加强学习，精益求精，勤奋进取，才能为患者提供优质先进的护理服务。

（六）互尊互学、精诚合作

互尊互学、精诚合作主要是针对医护关系、护际关系和护技关系等。现代医学发展到今天已经高度体制化，其内部的分工合作极其复杂。在这个分工体系中，医生、护士、技师等都是体系得以正常高效运转所不可或缺的一环。为了顺利开展护理工作，护士需要不断地同医生、其他护士、技师打交道。在此过程中，各方之间都应该相互尊重对方的工种和劳动，不应相互轻视甚至贬低。尊重其他同行，不仅表现出护士个人的思想品质修养和素质，也是处理同行关系的一条重要道德规范。护士在开展本职工作时应秉着自信、开放的心态，积极做好与其他医务人员的协作。

第四节　护理道德的基本范畴

护理道德的范畴是反映护理伦理道德现象和关系的一些基本概念，主要包括权利、义务、情感、良心、审慎、慎独等。在整个护理伦理规范体系内，范畴是这张体系之网上的结点，由具体的护理伦理规范交叉结成，并通过具体的伦理规范与伦理原则相联系。学习和掌握护理伦理学的范畴，是理解和掌握护理伦理学的基本原则与基本规范，为实践中的伦理决策和伦理评价确定标准和依据的重要工具。

知识链接

范畴一词语出希腊文。古希腊哲学家亚里士多德第一次对范畴体系进行了较系统的整理和研究，在他的《范畴篇》中论述了事物的所有十大基本性质，并把它们称为范畴。现在通常认为范畴是指某学科对其研究的客观对象的不同方面进行归类而得出的一些基本概念。范畴是反映事物本质属性和普遍联系的基本概念，是对事物、现象的本质联系的高度概括，是对事物联系和发展统一的客观环节的表述，“是帮助我们认识和掌握自然现象之网的网上纽结”。

一、权利和义务

护患双方的权利和义务，是护理伦理学的核心内容。对于建立和谐护患关系、提高护理质量、促进医学发展具有重要的意义。

（一）权利和义务的含义

1. 权利　权利表现为一种资格，为了满足自己需求和实现自身利益而做出或不做出一定行为的资格以及要求他人做出或不做出一定行为的资格。

2. 义务　就是应该做的，或者必须做的。前者主要是道德层面，后者主要是法律层面。义务是为了权利而设的，设定义务的目的不在于约束和限制义务主体，而在于保障和实现权利主体的利益，其最终是服务于权利的。

（二）患者的权利和义务

1. 患者权利及其内容　患者的权利是患者在医疗卫生中所拥有的而且能够行使的权力和应该享受的利益，亦称患者权益。患者的权利主要包括以下内容。

（1）生命健康权　生命健康权是无条件的、绝对的，是不以义务为前提的。我国的《民法通则》第九十八条规定：“公民享有生命健康权。”生命健康权包括生命权和健康权两项人身权。生命权是保障人体生命的延续，以生命安全为核心、他人不得危害的权利，不得以任何手段伤害他人身体致人死亡。健康权是以身体的外部的完整性和内部机能协调为主要内容的一种权利。保护公民的生命健康权不受侵害是医疗机构服务的重要任务，也是社会赋予医疗机构重要的法律和道德责任。因此，护理人员在护理疾患的过程中应尽力维护患者的生命、促进患者机体和精神的健康，不允许在服务过程中发生侵害公民生命健康权的行为。在护理服务中对患者生命健康权的侵害主要指发生医疗事故、严重差错造成的对患者身体的伤害和生命的威胁等。

（2）平等的医疗权　医疗权是生命健康权的延伸。公民的生命得以维系，健康得以恢复，在很大程度上依赖于一个社会的医疗卫生保健体系的完备和医护人员的克己和忠于职守来实现的。从宏观层面理解，任何患者都享有医疗权利，任何患者享有医疗权利就是指任何患者都有获得为治疗其疾病所必需的医疗服务的权利。公民一旦患病就有权获得基本的医疗的权利，这项权利是绝对的和无条件的。即不分男女、宗教、种族、阶级、党派在医疗资源的享受上应一律平等。就微观层面上而言，患者进入到具体的医疗关系内，就享有特定的权利：所有患者在社会地位、人格尊严等方面是相互平等的，应受到医护人员的尊重；患者享有合理的诊疗护理照顾，平等享有医疗卫生资源。任何医护人员不得以任何借口推诿和拒绝患者的诊治要求，怠慢和延误患者的护理需求；患者有权监督自己医疗权利的实现。

（3）知情同意权和知情选择权　患者的知情同意权和知情选择权是患者自主权的具体表现。患者自主权的观念在西方有悠久的传统。患者要实现自主选择，进行自我决定，必须是建立在对自身健康和疾病的充分认知的基础之上，这就需要医护人员告知病情。具体来说，患者有权了解有关疾病诊断、治疗、处置及病情预后等确切内容和护理方案及实施结果；患者有权了解各种诊治手段的有关情况，如有何副作用，对健康的影响，可能发生的意外及合并症、预后等；同时，患者还有权要求医护人员对此做出通俗易懂的解释，不可用艰深难懂之学术用语，以增进有效沟通。在充分知情的基础上，患者在不受外界情感、权利、地位的干扰下，有权决定自己的手术及各种特殊诊治手段。未经患者或家属的理解和同意，医务人员不得擅自进行后续治疗和护理措施。具体来说，知情同意权和知情选择权包括：有权自主选择医疗单位、医疗服务方式和医务人员；有权自主决定接受或不接受任何一项医疗服务（特殊情况下如患者生命垂危、神志不清不能表达意见时可由患者家属决定）；有权拒绝或接受任何指定的药物、检查、处理或治疗（某些传染病除外），并有权知道相应的后果；有权自主决定其遗体或器官如何使用等。

（4）隐私保护权　所谓隐私，指不愿告人或不便告人的事情。所谓隐私权乃指个人私生活事项，不受非法干扰或侵犯之权利。患者在医疗过程中，为了及时诊断、合理治疗和护理，需要向医护人员提供与此相关的个人隐私，但有权要求医护人员保护其根据需要提供的有关个人生活、行为、生理、心理等方面的隐私；患者有权要求医护人员保护其在诊断中已了解到的有关自己疾病性质、诊断、预后、治疗等方面的信息；患者有权对接受检查的环境要求具有合理的声、像方面的隐蔽性。由异性医务人员进行某些部位的体检治疗时，有权要求护士在场；在进行涉及其病案的讨论或会诊时，可要求不让不涉及其医疗的人参加；有权要求其病案只能由直接涉及其治疗或监督病案质量的人阅读等。

在临床护理工作中注意患者隐私权的保护具有非常重要的伦理意义：这体现了护理人员对患者权利、人格和尊严的尊重；保护患者隐私是良好护患关系维系的重要保证，是取得患者信任和合作的重要条件；这也是一项必要的保护性措施，可以防止意外和不良后果的发生。

（5）被尊重的权利　尊重，主要是指对患者的生命、权利和人格的尊重。不同地位、个性、品质、价值观念的患者在医疗面前人人平等。特别是对于特殊患者群体如：精神疾患、性病患者等给予同等的治疗和护理，在护理全程中同情、关心、体贴患者，尊重并满足患者正当的要求。

（6）免除社会责任权利　患者由于所患疾病的影响，而降低或完全丧失了承担社会责任和义务的能力，可以视其病情的轻重，可暂时或永久免除一定社会责任，同时有权利得到各种福利保障。例如精神病患者、残疾人免除兵役的权利。

（7）诉讼和赔偿权　由于医疗机构及工作人员不当行为而造成身体损害后果的，患者有获得赔偿的权利。

（8）监督维护自己的医疗权利实现的权利　患者在享有平等的医疗权的同时，也享有维护这种权利实现的权利，在患者的医疗权利受到侵犯，生命受到威胁而又被拒绝治疗时，患者有权直接提出疑问，寻求解释或通过社会舆论提出批评，要求有关医疗单位或人员改正错误，求得解决。对经济费用消耗的了解，也是此项权利的内容。

2. *患者的义务及其内容*　患者的义务是指患者在诊疗护理过程中应该做的，或者必须做的。患者在享有权利的同时，也要履行相应的义务。只有将义务和权利相结合，才能保障其权利的真正实现，才是对自己健康负责，对社会和他人负责。患者的义务主要包括以下内容。

（1）配合诊治和护理　为了获得更好的医疗照顾，在治疗和护理过程中，患者有义务积极配合医护人员，不隐瞒有关信息，这样才有可能达到预期的治疗和护理。

（2）尊重医务人员的人格和劳动　患者有尊重医务人员以及尊重他们劳动的义务。战胜疾病是医护人员和患者的共同目标。医护人员掌握诊治疾病、护理患者的专业知识，他们之中的许多人为了解除他人疾苦，辛勤劳动，不辞辛苦，牺牲自己的利益甚至是生命。医务人员应该得到包括患者及其家属应有的尊重。

（3）遵守医院规章制度　医院的各种规章制度是为了维护正常的医疗秩序，保障医疗和护理质量而建立的一系列的有力措施。遵守医院的卫生制度、探视制度，按时交纳合理的医疗费是每一位患者应尽的义务。遵守医院规章制度既有利于患者自己健康的恢复，也是对其他患者的利益的维护。

（4）维护健康，养成良好的生活习惯　现代许多疾病与人们的生活方式和生活习惯密切相关。在患病以后，患者有义务努力改变不安全的、不健康的、危险的行为（例如吸烟、贪食、不锻炼、无保护的性行为等）。患者有义务遵循医生和护士的嘱咐，在与医务人员共同的目标上进行合作。

（5）支持医学科学发展　为了攻克一个个的医学难题，医护人员需要不断地进行新药物、新方法、新器械的临床试验，这些需要患者的支持；医学科学要发展，人类的健康要维护，就需要高素质的医护人员，对于他们的成长和技术的精湛就需要患者的配合，使年轻的医护人员得到更多的实践机会，提高技术、培养能力，在医学教育中的临床实习也需要患者的理解和配合。

（三）护理人员的权利和义务

1. 护理人员的权利　护理人员在执业活动中既享有公民所有的权利，同时享有职业范围内的职业权利。

（1）在执业活动中拥有人格尊严、人身安全不受侵犯的权利　《护士条例》第三条规定：护士人格尊严、人身安全不受侵犯。护士依法履行职责，受法律保护，这既是赋予护士的法律权利，也是道德权利。这是保障护理工作有序进行的基本条件。

（2）在注册的执业范围内，进行护理诊断、治疗、实施护理计划　出于护理的需要，护理人员有权在注册的执业范围内实施护理诊断和治疗等。《护士条例》第十五条规定：护士有获得疾病诊疗、护理相关信息的权利和其他与履行护理职责相关的权利。

（3）护理人员有要求合理待遇、维护个人正当利益的权利　有权从事相关的医学科学研究，参加学术交流和与本专业有关的学术团体；有权参加规范化培训、继续医学教育和专业进修。《护士条例》第十四条规定：护士有按照国家有关规定获得与本人业务能力和学术水平相应的专业技术职务、职称的权利；有参加专业培训、从事学术研究和交流、参加行业协会和专业学术团体的权利；直接从事有职业危害工作的，有权享受国家规定的有关福利待遇；《护士条例》第十三条规定：护士执业，有获得与其所从事的护理工作相适应的卫生防护、医疗保健服务的权利。从事直接接触有毒有害物质、有感染传染病危险工作的护士，有依照有关法律、行政法规的规定接受职业健康监护的权利；患职业病的，有依照有关法律、行政法规的规定获得赔偿的权利；有权参与影响护理的政策决策。《护士条例》第十五条规定：护士可以对医疗卫生机构和卫生主管部门的工作提出意见和建议。

（4）在某些特殊情况下，护理人员有特殊干涉权　特殊干涉权是指医护人员在特殊情况下，有限制患者的自主权利，以确保患者自身、他人和社会的权益。但是，医护人员的特殊干涉权不是任意行使的，只有当患者的自主决定损害自己的生命、他人的生命和社会公益时，医护人员才可以使用这种权利。

2. 护理人员的义务　南丁格尔在19世纪开创现代护理事业之时，就已经明确地规定了护理人员的义务："务谋患者之福利""忠贞职守""尽力提高护理专业标准""勿为有损之事，勿取或故用有害之药，慎守患者及家庭之秘密，竭诚协助医师治疗"，我国的《护士条例》也对护士的法律义务提出了明确要求。

（1）遵守护理工作的规章制度及技术规范的义务　护理工作的各项规章制度及技术规范是护理科学的要求，也是通过多年护理工作实践的验证，因而护理人员在临床护理实际中要严格遵守护理的规章制度，按操作的技术规范一步一步地执行，才能保证整个治疗计划的实施。这不仅是道德义务，《护士条例》第十六条规定：护士执业，应当遵守法律、法规、规章和诊疗技术规范的规定。

（2）尊重患者的生命、尊严、隐私、信仰及风俗习惯　每一位到医院治疗、寻求帮助的患者其生命和权利都是平等的，都应得到护理人员的尊重和平等对待。不应以患者的相貌、地位、民族、宗教信仰、政治派别和财富的多少分别对待，每一位需要护理的患者在护理人员面前其生命价值是等同的，都应得到护理人员相同的对待。患者个人的健康需求不尽相同，但在被尊重方面是相同的。

(3) 为患者解除痛苦的义务　护理人员解除患者的痛苦包括两个方面，一是解除患者身体上的痛苦，通过护理人员的悉心看护使患者尽早脱离疾病的折磨，恢复健康；另一方面是解除患者心理和精神上的痛苦，进入疾病状况后，人们的心理会发生很大的变化，心理负担会加重，甚至出现负面的情绪和不良心理，这都不利于疾病的治疗，因而对于患者进行身体护理的同时还应当注重精神上的抚慰和护理。

(4) 知情告知的义务　患者有知情的权利，医护人员有告知的义务。

医疗中应告知的内容一般包括：病情和诊疗计划、方案，但应注意避免对病员产生不利后果；向患者介绍医院规章制度中与患者权益相关的内容；向患者告知在诊疗过程中其应该履行的配合的方式、方法；如实回答患者就其疾病的治疗方法的利弊、临床转归、预后等方面的咨询；详细介绍药品的服用方法、医疗器械的使用方法；详细告知患者出院后应注意的事项、院外治疗的方法、复诊时间和需要携带的资料；如实告知诊疗措施和药物的毒副作用；如实告知不能为患者提供的医疗服务的原因；如实告知患者手术过程中可能出现的并发症和意外情况，以及可能采取的预防、避免和补救的措施，告知术后的并发症、后遗症及其预防和补救的方法；在实施新的实验性临床医疗方法时，应如实告知该种方法的理论依据、成熟程度、风险几率、其他临床试验的结果等信息；如实告知患者可供选择和治疗的方式及各自的利弊，以及选择其中某种治疗方式的理由；详细告知药品的保存方法，避免误服和失效等。这些都是一般性的内容。在具体的科室，告知的内容会有各自科室的特点。为了履行好自己的义务，护士有义务总结并在工作中完善告知的内容。

(5) 尊重患者自主决定的义务　护理人员履行告知的义务是患者实现知情同意权利的前提和保障。只有护士全面如实地告知患者自身疾病的情况，实施护理的方案，这些护理的步骤和方法具有哪些优缺点和可能给患者带来的不适和伤害，使用患者容易听懂的语言，并注意不要因为自己的倾向性而选择告知的信息。这样才能保证患者的真正知情，因为患者的自主决定需要基于这个前提。

(6) 在执业中得悉就医者的隐私，不得泄露　在执业活动中护理人员出于护理的需要而了解了患者的个人隐私，但是这些信息是属于患者个人的，护理人员不得泄露、传播。不能因为患者的隐私嘲笑、歧视他们。《护士条例》第十八条规定：护士应当尊重、关心、爱护患者，保护患者的隐私。可见，保护患者的隐私既是道德义务，更是法律义务。

(7) 发展护理科学的义务　为消除疾病对人类的折磨，促进健康恢复，增进人体健康水平，护理人员需研究新的护理手段、护理方法。而这是一项艰苦持久的工作，需要护理人员以求实和献身的精神在护理的一线通过细致的观察，认真地研究，用毕生的精力去实现。

(8) 为社会、社区服务的义务　促进全社会的健康生活理念的形成，提高全民健康水平是护理职业对社会应承担之责任，对民众应尽之根本义务。具体表现在承担预防保健工作、宣传防病治病知识、进行康复指导、开展健康教育、提供卫生咨询等。护理人员对社会的义务还体现在遇有自然灾害、传染病流行、突发重大伤亡事故及其他严重威胁人群生命健康的紧急情况，必须服从卫生行政部门的调遣，参加医疗救护和预防保健工作。这不仅是道德义务，更是法律义务。《护士条例》第十九条规定：护士有义务参与公共卫生和疾病预防控制工作。发生自然灾害、公共卫生事件等严重威胁公众生命健康的突发事件，护士应当服从县级以上人民政府卫生主管部门或者所在医疗卫生机构的安排，参加医疗救护。

二、情感与良心

情感和良心，都是人们的心理现象或主观的道德意识，它们反映了客观的道德原则、规范与主观的道德要求和行为之间的关系。

（一）情感

1. 护理道德情感的含义　从本质上来说，情感是人的主观体验，是人对客观事物与主体需要之间关系的反映。道德情感是人对外界事物是否符合自己的道德需要所产生的态度的体验，是人根据一定社会或集体的道德要求和规范来评价自己或别人的思想、言行时所产生的情感。护理道德情感就是护理人员根据一定社会的护理道德原则、规范来评价自己或别人的思想、言行时所产生的情感，是社会的护理道德在护理人员内心的一种反映。

2. 护理道德情感的内容　护理道德情感的内容主要包括同情心、责任心和事业心等。

（1）同情心　同情心是护理人员最起码的道德情感。同情心是一切善良美德和行为的基础，人类最基本的情感之一是“恻隐之心”，对病弱者的同情也一直是人类道德的基本内容之一，正是有了这种同情心才会有进一步帮助并改善病弱者生存状态的种种善举，没有对病患的同情也就不会有护理事业的发展。

（2）责任心　责任心是同情心的进一步深化，是护理人员在同情的基础上把自己掌握的知识、技能和所从事的工作与促进病患的康复联系到一起而产生的情感，是一种基于同情和对自身理性认识基础上的使命感。与同情相比，护理人员的责任心有了更大的积极性和更多的理性成分，不再是一种简单的恻隐，而是一种积极的帮助；不再仅仅是情感的关心，而且有了理性的支持。

（3）事业感　事业感又是责任心的进一步深化，是责任心深入护理人员生活并在其中占据最大比重的一种反映。一个有事业心的护理人员会妥善处理个人、家庭与事业的关系，不会因为个人与家庭的原因而忽略护理事业。相反，一个有强烈事业心的护理人员常常把全部的爱好、兴趣、理想和追求凝结在护理事业上，甚至为护理事业舍弃自身利益和家庭利益。

3. 护理道德情感的作用　护理人员对患者的同情和责任感，促使其关怀、体贴患者，并对处于病痛危难之际的患者竭尽全力抢救。同时，也可以使患者产生良好的心理效应，改善患者的不良心境和忧虑、悲观、失望等情绪。强烈的事业感能激励护理人员为护理事业发展，为自身业务技术的提高而发愤图强，刻苦学习，勤奋工作。同时，促使其不计较个人得失，勇挑重担，不畏风险，从而在本职工作中取得优异成绩，为医学事业作出有益贡献。

（二）良心

1. 护理道德良心的含义　良心是个人对自己应尽的社会义务和社会责任的主观认同，是个人的自我意识在道德方面的表现，是个人以自律准则的形式积淀下来的道德判断力和自制力。护理道德良心，是指护理人员在履行对患者、集体和社会义务的过程中，对自己行为应负道德责任的自觉认识和自我评价能力。

2. 护理道德良心的内容

（1）为患者满腔热情和高度负责的服务　护理人员的道德良心，是一种对所负道德责任的自觉认识，因此，无论有无领导和他人的监督，日常工作和特殊状况都能做到一丝不苟，忠诚于患者的利益，尽一切力量为患者服务。凭借职业良心，哪怕再苦再累，也尽职尽责工作，从而感受到良心上的满足与喜悦。

（2）以道德的原则和规范作为自我评价的依据和出发点　护理道德的原则和规范是基于维护和促进人类的健康为目的，体现了护理人员忠于患者、社会和人类的利益，以及无私奉献精神。因此，评价护理人员的道德良心必须以护理道德的原则和规范为依据和出发点，凡是符合要求的才是护理人员应有的职业道德良心，凡是不符合要求的应感到惭愧和内疚。

3. 良心的作用形式　良心对行为的调控是积极主动的，是自觉自愿的。良心对人的行为的自觉调控作用主要体现在三个方面：

（1）在行为前，良心起着自觉选择的作用　当行为本身涉及善恶问题时，虽然不是每个人都会作出符合伦理要求的善的选择，但是每个人在行为前都明显或不明显地有个选择的过程，善恶行为的选择本身就是良心在发挥作用的表现。

（2）在行为过程中，良心起着自觉监督的作用　它往往监督行为者是否始终按照善的标准和要求行事，排除不善的干扰和各种诱惑。

（3）在行为之后，良心发挥着自觉评价的作用　当人自觉自愿地做了一件善事后，即使没人知道他也会心安理得；相反，做了违背伦理要求的事后，即使没人指责也可能心里不安。

三、审慎与保密

（一）审慎

1. 护理道德审慎的含义　护理道德审慎，是指护理人员周密谨慎，在行为之前有周密的思考和方案，在行为过程中细心操作。审慎既包括思想上的小心论证、周密规划，也包括言语和行动上的谨言慎行。

医疗和护理工作特别强调审慎，我国古代大医药学家李时珍把“用药”比喻成“用刑”“谈即便隔生死”。医护人员稍有不慎就可能对患者造成生命危险，现实生活中出现的一些医疗差错事故往往都是由于医护人员不够审慎造成的。原中国医学科学院副院长张孝骞教授生前曾深有感触地说：“几十年来的医疗实践，我总是用戒、慎、恐、惧四个字要求自己：患者的生命交给我们，我们怎么能不恐惧？怎能不戒骄戒躁？怎能不以谦虚谨慎的态度对待呢？”

2. 护理道德审慎的作用　“人之持身立事，常成于慎，而败于纵。”具体到护理实践中，审慎对护理工作的成败发挥着至关重要的作用。

（1）做到审慎有利于防止医疗差错事故的发生，提高医护的质量　医护人员在行为前如果有周密思考和严密的方案，行为中细心观察、严格操作，就能避免许多的医疗事故，就可能捕捉到许多有用的信息和最佳的时机，就会大大提高治疗质量。

（2）做到审慎有利于护理人员积累经验，提高技术水平　护理技术的提高和专业知识的积累关键在于护理实践中的摸索和总结，一个细心谨慎的人总能在实践中不断地学习知识，提高技能。

（3）做到审慎有利于培养良好的职业道德　职业道德境界和水平只有在具体的职业实践中才能提高，而且努力做到审慎本身也是护理道德的一个内在要求。

3. 审慎对护理人员的要求　审慎在护理工作中有着特别重要的地位。日常护理中执行医嘱制度、“三查七对”等查对制度、护士交接班制度、护士长夜间查房制度、急救室工作制度、急诊注射室工作制度、急诊治疗室工作制度、急诊观察室工作制度、手术室工作制度等，几乎所有的护理工作中都特别强调审慎。护理工作中审慎的体现有时到了一种琐碎的程度，对每一个患者、每一个医嘱、每一次转抄、每一次交接、每一个药品、每一件器械，甚至每一个操作都要求审慎地查对、核实、确保无菌、正确。事无巨细的繁琐要求可能会使护理人员感觉枯燥、乏味，但是对于患者而言，任何一个细微的差错都可能导致健康的受损甚至生命的丧失。

（二）保密

1. 护理道德保密的含义　保密是医学道德的传统内容。《希波克拉底誓言》中有这样的话：“凡我所闻，无论与业务有无关系，我将坚决保守秘密。”我国明代的陈实功甚至强调不能把患者的秘密告诉自己的配偶。护理道德保密，是指护理人员在护理活动中应当具有对医疗和护理保守秘密的职业道德品质。

2. 护理道德保密的内容

（1）是医务人员为患者保密　包括患者的疾病史、各种特殊检查和化验报告、疾病的诊断名称、治疗方法等和患者不愿向外泄露的其他问题，护理人员都有保守秘密的义务，不应随意泄露，更不应该当做谈话的资料而任意传播，否则护理人员对造成的严重后果要负道德、甚至是法律责任。

（2）对患者保守秘密　包括不宜透露给患者的不良诊断、预后等医疗信息和发生在其他患者身上的医疗、护理差错事故，护理人员要保守秘密，以免给患者带来恶性刺激或挫伤患者的治疗信心。

3. 护理道德保密的作用　患者为了治愈疾病，将内心不能向别人公开的秘密告诉护理人员，体现了患者对护理人员的无比信任。护理人员为患者保密，体现了对患者人格和权力的尊重，也不必为日后秘密外泄而内心不安。在医疗领域，能否为患者保密，在很大程度上决定了护患关系是否和谐和维持长久的信任。

四、荣誉与幸福

荣誉是与义务密切联系的道德范畴。人们获得了荣誉之后往往有一种幸福感，因而幸福又是与荣誉相联系的道德范畴。

（一）荣誉

1. 护理道德荣誉的含义　荣誉与耻辱相对，同良心和义务有密切联系，表现为履行义务的道德责任感。它包含两方面内容：一是社会评价，是一个人履行了社会义务后，得到社会上的赞许、表扬和奖励，以社会舆论作为客观基础和评价尺度；二是个人的自我肯定，指个人对自己行为社会价值的自我意识，即良心中所蕴含的知耻和自尊。

护理道德荣誉，是指护理人员履行了自己的职业义务以后，获得他人、集体或社会上的褒奖和良心的慰藉。它不但是人们或社会对护理人员护理道德行为的社会价值的客观评价，而且也包含了护理人员道德情感上的满足意向。因此，它也是鼓舞护理人员自觉履行道德义务的强大内驱力。

2. 护理道德荣誉观的内容

（1）护理人员的道德荣誉与履行道德义务是一致的　护理人员只有热爱护理事业，全心全意为人民的健康服务，并在自己的岗位上作出贡献，而获得社会的褒奖，才是真正的荣誉。相反，若把追逐荣誉看做自己工作的唯一目标，投机取巧，甚至不择手段骗取荣誉，不是真正的荣誉，而是一种畸形心态，即虚荣心，最终必然使其身败名裂。

（2）护理人员得到的荣誉是个人荣誉与集体荣誉的统一　护理人员的荣誉同集体的荣誉是分不开的，个人荣誉中包含着集体的智慧和力量，是群众和集体才能的结晶。同时，集体荣誉也离不开每个护理人员的辛勤工作所作出的贡献。总之，集体荣誉是个人荣誉的基础和归宿，个人荣誉是集体荣誉的体现和组成部分，即个人荣誉与集体荣誉是统一的。因此，在荣誉面前，每个护理人员都要首先想到他人、集体，保持谦让的态度。

（3）护理人员得到的荣誉仅是过去工作的印记，并不代表未来　护理人员的荣誉只是集体或社会给予他过去工作价值的肯定，因此，获得荣誉的护理人员要保持谦逊谨慎、戒骄戒躁，并继续努力才能保持荣誉。

3. 护理道德荣誉的作用

（1）荣誉对护理人员的行为起着评价作用　荣誉通过社会舆论的力量，表明集体、社会支持什么，反对什么。因此，它可以促使护理人员关心自己行为的社会后果，并严格要求自己，以使自己的行为获得社会的肯定和赞许，从而避免耻辱。这种荣辱感一旦成为广大护理人员的共同愿望，会成为开创护理工作新局面的巨大精神力量。

（2）荣誉对护理人员的行为起着激励作用　荣誉不但可以促使荣誉的获得者更加严格要求自己，努力保持自己的荣誉和进行新的追求，而且它作为一种精神力量将激励广大护理工作者关心荣誉、争取荣誉，从而形成一种积极向上的正气并鼓舞护理人员不断进步。

（二）幸福

1. 护理道德幸福的含义　亚里士多德曾说：“幸福即合于德性的现实活动。”幸福是同人生目的、意义以及现实生活和理想联系最密切的道德现象，是较高层次的道德范畴。因此，不同阶级和不同人生价值观的人，就会有截然不同的幸福观。幸福，是人的目的性自由实现的一种主体生存状态，是人的主观感受。根据马斯洛的需要层次论，任何需要层次的满足都会产生某种幸福感。护理人员得到的幸福，是指护理人员以辛勤的劳动为患者健康服务的过程中，由于感受到或理解到职业目标和理想的实现而体验到的满足感。

2. 护理道德幸福观的内容

（1）物质生活和精神生活的统一　心理学研究揭示，精神充实可提高幸福指数。护理人员的道德幸福，包含物质生活的改善和精神生活的充实，但是，只有用健康、高尚的精神生活指导和支配物质生活，才能真正感到生活的意义。护理人员在职业服务中获得应有的物质报偿，从患者的康复中获得其精神的满足，已实现自己工作的价值，从而感受到幸福和快乐。因此，护理人员的幸福观是物质生活和精神生活的统一。

（2）个人幸福和集体幸福的统一　国家富强和集体幸福是个人幸福的基础，个人幸福是集体幸福的体现。离开集体幸福，护理人员个人的幸福是无法实现的。在强调集体幸福高于个人幸福的前提下，积极关怀和维护护理人员的幸福是必要的；而有些护理人员一味与发达国家的护理工作者攀比，不考虑国情，也是不切实际的。因此，护理人员要坚持个人幸福和集体幸福的统一。

（3）创造幸福和享受幸福的统一　护理人员只有在为患者的服务中，通过扎实履行自己的义务、精心护理，使患者恢复健康，才能得到社会的肯定，才能获得物质上和精神上的利益和享受，而且贡献越大获得越多。因此，护理人员的幸福寓于职业劳动和创造的成果之后，也寓于职业劳动和创造的过程中。它是创造幸福和享受幸福的统一。

3. 护理道德幸福观的作用

（1）促使护理人员自觉履行道德义务　护理人员树立了正确的职业道德幸福观，就能将个人的幸福建立在崇高的职业生活目的和职业理想的追求上，体现在救死扶伤、防治和护理疾病的平凡而伟大的职业劳动中，就会摆正个人幸福与集体幸福的关系，从而自觉履行职责，从集体幸福中获得幸福。

（2）帮助护理人员实现人生价值　护理人员树立了正确的职业道德幸福观，摆正创造幸福和享受幸福的关系，就会认识到没有苦就没有乐，没有辛勤耕耘就难以体会收获的欢乐，从而使护理人员树立正确的苦乐观，即通过自己的辛勤劳动和无私奉献使患者转危为安，从而感受到幸福和快乐，并且更加热爱专业，更加努力工作，在不懈的奋斗中实现人生价值。

综合测试

一、选择题【A 型题】

1. 基础护理的道德要求为

A. 满足病人心理需求　B. 为病人保守秘密　C. 工作严谨严防事故
D. 消毒隔离为主　E. 护理人员的仪表

2. 温度、光线、响声等方面都可能因病种不同而有相应的需求，这充分体现了

A. 护理工作严谨性　B. 专科护理特殊性　C. 基础护理科学性
D. 基础护理整体性　E. 护理工作规范性

3. 整体护理体现了
A. 基础护理的重要性　B. 以人类的健康为主要目标
C. 护理人员和医生同时负责一位病人　D. 护理的专业性和独立性
E. 护理工作的规范性

4. 整体护理的突出特点是
A. 心理性、社会性、文化性　B. 整体性、全面性、专业性
C. 整体性、程序性、法律性　D. 生理性、心理性、社会性
E. 整体性、心理性、程序性

5. 整体护理的基础是
A. 解决问题论　B. 信息交流论　C. 护理程序
D. 系统论　E. 需要理论

6. 整体护理的中心是
A. 疾病　B. 患者　C. 健康
D. 环境　E. 护士

7. 张护士与李医生由于一件小事发生了摩擦，从此谁也不理谁。一天，两人共同值夜班，一名患者术后刀口剧烈疼痛，找到护士小张，小张向医生办公室打电话简单说明了情况，在等医嘱，而医生小李不愿与小张说话，悄悄放下医嘱就走了，护士小张一直未发觉，故未执行医嘱。患者家属知道后指责护士不负责任。案例中护士违反了哪项护理伦理规范
A. 热爱本职工作　B. 刻苦钻研知识　C. 工作严谨负责
D. 注重知识更新　E. 具有团队意识

8. 清晨，刘护士来到病房，微笑着与住院患者问好，开窗通风，整体床单位，为患者进行口腔护理，然后协助患者进餐。这一系列工作体现了护理工作的
A. 时序性　B. 整体性　C. 特殊性
D. 科学性　E. 协调性

二、简答题

1. 患者的权利有哪些？
2. 护理人员的权利有哪些？
3. 护理道德的良心的作用是什么？
4. 护理道德规范的内容是什么？

三、案例分析

患儿王某，男，3岁。因误服5ml炉甘石洗剂到某医院急诊。急诊医生准备用25%硫酸镁20ml导泻，但将口服误写成静脉注射。治疗护士拿到处方心想："25%硫酸镁能静脉注射吗？似乎不能，但又拿不准。"又想："反正是医嘱，执行医嘱是护士的职责。"于是将20ml 25%硫酸镁给患儿静脉注射，致使患儿死于高血镁的呼吸麻痹。从护理伦理学的基本范畴来分析该案例。

（李海军）

第四章 护理人际关系伦理

【学习目标】

掌握：护患关系、护际关系、医护关系的护理道德规范。

熟悉：护患关系、护际关系、医护关系的特点。

了解：护技关系、护士与行政、后勤人员的护理道德规范。

案例导入

在2003年抗击“非典型性肺炎”斗争中因公殉职，被卫生部授予“人民健康好卫士”称号的广东省中医院护士长叶欣的事迹已成为广大医务工作者学习的榜样，是人民群众“永远的白衣战士”。在叶欣的护理生涯中，她的温情护理不知感动了多少绝望的患者。2001年，一位来自福建山区的重症患者到急诊科治疗，病情刚稳定就急着回家。叶欣苦口规劝，但患者就是不听，于是科室决定用救护车送患者回家。叶欣不放心，决定亲自护送，她主动向院领导申请沿途护理。22小时的颠簸和护理，患者安全回家了，可她却累得直不起腰来。为了尽快赶回医院上班，第二天一大早，叶欣就上路赶回了广州。

一位熟悉叶欣的医学专家说：“叶欣是一本书，每一页都燃烧着生命的激情和热烈的追求。”

人际关系，是指在社会实践活动中，人与人通过交往而形成的一种包括认知和情感的心理关系及相应行为的表现。反映了个人和群体追求满足社会心理需要、事业需要和生活需要的心理状态。护理人际关系，是指在护理活动中，同护理有直接联系的人与人之间的交往关系。

护理人际关系在医疗实践中比较广泛，主要包括护患关系、护际关系等。护理人际关系是现代护理伦理学研究的重点内容，同时也是护理心理学、护理社会学等学科十分关注的问题，它直接关系到护理伦理规范在护理活动中的贯彻执行，对提高护理质量、加强医德医风建设有着十分重要的意义。

第一节 护患关系伦理

护患关系是复杂的护理人际关系中最核心、最本质的部分，在护理实践活动中，存在着各种各样的护理关系，但无论何种护理行为都必然涉及护士与患者，或者护士和患者及家属之间的关系，所以说，护患关系是护理实践中人们相互之间最主要的关系。研究和认识护患关系中的固有矛盾，把握护患关系的和谐之道，对建立和发展和谐护患关系，提高护理服务质量，促进社会主义精神文明建设，有着极其重要的现实意义。

一、护患关系概述

（一）护患关系的含义

护患关系是指护理者与被护理者，在医疗护理活动中所建立的人际关系。护患关系有狭义和广义之分。狭义的概念是指护士与患者之间所发生的交往与联系。广义的概念是指以护士为主的群体（护理一方）与以患者为中心的群体（被护理一方）所建立的相互关系。一般而言，本书所指的护患关系是指狭义的护患关系。护患关系是护理关系的核心，良好的护患关系是进行一切护理工作的前提与关键。

（二）护患关系的内容

护患关系包括技术关系和非技术关系，两者紧密联系，相互统一。

1. *护患技术关系* 护患技术关系是指护患双方在实施护理职业活动中的行为关系。它是护患非技术关系的基础，是维系护患关系的纽带。没有护理过程中发生的技术方面的关系，就不可能构成护患关系中的非技术关系。在护患技术关系中，护理人员起主导作用，是服务的主体；患者是被服务的对象，是服务的客体。

2. *护患非技术关系* 护患非技术关系则是指双方在护理活动过程中形成的道德、利益、价值、法律等多种内容的关系。它是护患关系中最基本、最重要的一些关系，对护患技术关系产生直接的影响，是维系护患关系的重要途径。由于技术关系的难以评判，非技术关系往往成为患者、社会公众及社会舆论关注的焦点，它是我们研究护患关系中的重点。

（1）道德关系 道德关系是非技术关系中最重要的内容。在护理实践中，由于护患双方在对待护理活动及其行为的方式、效果理解和需求层次上存在着一定差距，往往会发生一些矛盾、误解。为了协调关系，护患双方必须按照一定的道德原则和规范约束自己的行为，建立一种和谐的道德关系。护理人员要尊重和爱护患者，以患者的利益为重；患者也应该遵守就医道德，尊重护理人员的人格和权利。

（2）利益关系 在护理过程中护患双方在相互关系的基础上产生了各自需求的物质利益和精神利益。一方面，护理人员通过自己的技术服务和劳动得到了经济报酬，同时也因自己解除了患者病痛、积累了工作经验、提高了业务能力，而获得了心理上和精神上的满足。另一方面，患者支付了费用得到了护理服务，从而身心康复重返工作岗位。可见，双方在护理活动中产生的利益关系是对立统一的。

知识链接

护士的工作对象不是冰冷的石头、木块和纸片，而是有热血和生命的人类。护理工作是精细艺术中之最精细者。其中一个原因就是护士必须有一颗同情的心和一双勤劳的手。

——弗洛伦斯·南丁格尔

（3）价值关系 护理是一种需要与被需要的互动，在这个过程里体现着双方各自的社会价值。护理人员的自身价值只有在为患者服务中才能实现；患者也只有通过护理人员的精心护理才能恢复身心健康，重新为社会做贡献，从而实现自身价值。双方在护理活动中都实现了内在价值向外在价值的转化，各自的需求都得到了满足。

（4）法律关系 在护理活动中，护患双方的行为和权益都要受到法律、法规的制约和保护，并在法律、法规允许的范围内行使各自的权利和义务。它主要表现为：其一，护理资格必须得到法律的认可。护理人员必须在法律规定的范围内工作，护理行为违法要追究相关人员的法律责任。其二，患者享有护理的权利和应该遵守的相关义务。

（5）文化关系　护患双方总是存在各种各样的文化背景，在生活习俗、民族传统、宗教信仰等存在差异。所以，护患关系始终表现为一种文化关系，彼此都有一个相互尊重、相互体谅的问题，这对建立正常的护患关系是十分重要的。

一个现实的护患关系总是在技术和非技术这两个层面上同时展开的，不存在单纯的护患技术关系或单纯的护患非技术关系。它们互为条件，缺一不可，技术性关系是非技术性关系的基础，非技术性关系是技术性关系的保证。

（三）护患关系特征

护患关系作为一种特殊的人际关系，具有以下特点：

1. *护患关系是以治疗为目的的专业性短期关系*　它的实质是满足患者的护理需求，以解决患者在患病期间所遇到的生理、社会心理、精神等方面的问题，这种关系中的所有活动是以专业活动为中心，以保证患者健康为目的。患者的护理需求一般是一个相对短期的过程，一旦患者的这种护理需求结束了，护患关系也就暂时终结了。

2. *护患关系是一种工作关系*　建立良好的护患关系是护理工作的需要，护士与患者之间的交往是一种职业行为，具有一定的强制性，无论面对何种情况，出于工作的需要护士都要与患者建立和保持良好的护患关系。因此，要求护士对所有的患者都要一视同仁，设身处地地为患者着想，并真诚的给予服务，以满足患者的健康需要。

3. *护患关系是一种多方位的利益关系*　它不完全局限于护士与患者之间，还涉及医疗护理过程中的多方利益主体。护理一方可以是护理部门的所有参与者、医生、管理者，而患者一方可以是其家属、朋友、陪护人、监护人，所在的单位，甚至社会公众和新闻媒体。这些关系会从不同的角度，以多方位的互动方式影响护患关系。

知识链接

护士对于所做的护理判断和行为承担责任。

——护士章程

4. *护患关系是一种契约性的权利义务关系*　护患双方都是具有各自权力和利益的独立人格，是以尊重彼此的权利与履行各自的义务为前提的，在法律的框架下以契约的方式忠实于彼此的承诺。

5. *护患关系是以护理一方为主导的合作关系*　在护患关系的形成过程中，护理人员处于相对主动地位，护理人员的技术、态度和行为对护患关系的建立与发展起决定性的作用。但是，患者的主动参与、积极合作对护患关系的良好发展也起着至关重要的作用。

二、护患关系的伦理模式

护患关系模式是医学模式在护患人际关系的具体体现。护患关系的模式可以从不同的角度将其分成多种类型，目前较为流行的是 1956 年美国学者萨斯和荷伦德根据医患在诊治中的地位和主动性大小而提出医患关系模式的三种基本类型，这一模式逐渐被医学界所接受，它同样适用于护患关系中。

1. 主动－被动型模式　这是护患关系的传统模式，也称纯护理型模式。它强调护士为患者做了些什么或给了些什么，而患者只是被动地接受。在整个护理活动中护士处于主导地位，要求患者绝对服从护士的命令，无条件地执行护士在治疗和护理方面提出的要求。这种模式的特点是：护士单向作用于患者，过分强调了护士的权威，而忽视了患者自己的意愿。这种模式适用于一部分在疾病过程中完全丧失意识及完全不能表达的患者，对大部分患者来说，此模式不利于调动患者求医的主观能动性和积极性。

2. 指导－合作型模式　这是护患关系的基本模式，也叫指引型模式。它强调护患双方在护理活动中都应当是主动的。此模式是一种不完全的或弱的双向关系，其中护士的权威仍是决定性的，以执行护士的意志为基础，但患者可以向护士提供有关自己疾病的信息，同时也可提出要求和意见。此模式的特点是护士处于指导地位，患者处于合作地位，强调护士告诉患者做什么，以护士的指导为前提，充分调动患者的主动性、积极性，在医生的指导下，共同完成一系列护理活动。这种模式较为适应临床，对于提高护理质量具有重要意义。

3. 共同参与型模式　这是护患关系的新型模式，也叫自护型模式。是目前“以患者为中心”的整体护理理念的较为理想的护患关系。它是指护患双方之间同处于平等的相互作用位置，互相支持共同配合。强调的是护士和患者一起做什么，强调患者的参与意识，较前两种模式更进一步。此种模式，患者不但主动配合，主动参与，而且在护理过程中还有选择权，强调护士的职责是帮助患者自疗，促进健康。这种关系在护理的过程中能充分发挥患者的主观能动性，能促进护患相互交流，使患者心理状况达到最佳水平；注重对患者的健康教育，通过教学互动过程，患者主动学习有关自我保健的知识与技能，参与自我护理活动，尽可能发挥自我潜能，加快疾病的康复。这种模式是一种体现了护患双方完全双向的活动，反映了护患关系发展趋势的理想模式，对于慢性病患者、心理治疗患者较为适宜。此模式对于提高护理质量，建立良好护患关系有着十分重要的现实意义（表4－1）。

课堂互动

现在有的学者又提出一种“消费型”护患模式，谈谈你对此的理解和看法？

表4－1　萨斯－荷伦德医患关系模式

模式	医者的地位	患者的地位	模式应用对象	生活原型
主动－被动	为患者做什么	被动接受	麻醉、急性创伤、昏迷患者	父母与婴儿
指导－合作	告诉患者做什么	合作	急性感染患者	父母与青少年
共同参与	帮助患者自疗	进入伙伴关系	大多数慢性疾患的患者	成人之间

一般说来，在特定的情况下，这三种护患关系模式都是正确、行之有效的。我们不可片面地认定某种模式的绝对好坏，而且这三种模式也是难以截然分开的。在护理实践活动中，需要哪种模式要根据具体情况加以选择，应该考虑患者的病情轻重、文化程度、年龄、环境、医疗设备、技术力量等条件来决定，但只要患者能表达自己的意见，护理人员就应该注意发挥患者的主动性和能动性，共同参与疾病的诊疗和护理。

三、影响护患关系的主要因素及道德调节

（一）影响护患关系的主要因素

护患关系是医疗卫生服务工作中一个重要的组成部分，同时是护患双方对彼此之间相互认同的一个衡量标准，建立和发展良好的护患关系对帮助患者达到促进维持和恢复期适宜身心状态的目标十分关键。在护理活动中护患双方彼此结成的关系基础原本是一致的，护理人员帮助患者恢复健康，患者接受护理人员的诊疗护理，双方都在对方的利益上得到体现和满足。然而护患关系本身又是一个对立统一的矛盾体，这些矛盾包含着护患双方的主观愿望与医学客观现实的不一致性。护理人员工作的实际情况与患者理想化要求不相符合等多重矛盾。因此，在护理实践中护患关系经常受到多方面因素的影响，造成护患关系紧张。主要原因来自于护理和患者两个方面，尤其以护理方的因素最为主要。

1. 护理方的因素

（1）护理的非技术因素

①护士的职业道德因素：护患关系的好坏很大程度上取决于护理人员护德的高低。护士的道德修养、道德品质、道德信念等影响并决定着护士对待护理工作及患者的根本态度，直接影响和制约护士的行为和工作质量。在临床护理实践中，护士职业道德不高主要表现在：一是工作态度不好。个别护士缺乏工作热情和动力，既不爱岗又不敬业，在工作上敷衍了事，对患者“冷、推、硬、定、拖”，以致延误诊断和治疗。二是服务意识淡薄。有些护士没有完全树立全心全意为患者健康服务的意识，以自我为中心，没有时时处处把患者利益和需求放在首位，护理服务往往不到位。三是责任心不强。有些护士缺乏责任意识，落实护理制度和护理方案不认真，在护理过程中不观察、不询问、不关心，只进行简单的技术操作，而忽视护患双方非技术关系的建立和维护。

②护士的个性心理因素：个性包括个性倾向性和个性心理特征。个人的职业如果与他的性格类型相符合，他就会对工作产生兴趣，心情舒畅，容易激发起对工作的积极性和创造性；反之，则对工作产生负面的影响。不适宜护理活动的个性心理主要有：一是缺乏同情心。表现为对患者病痛所致的痛苦，反应麻木；对需要进行的护理方法、措施缺乏必要的说明，甚至恶语伤人。二是不够耐心细致。个别护士工作马虎、对患者缺乏足够耐心，当患者的需要与护士自身工作安排发生冲突时，护士向患者解释不当，特别是在疲惫、忙碌、劳累的情况下容易失去耐心，造成护患矛盾。三是不良心态。有的护士把对患者的服务视为对患者的恩赐，对待患者心冷、脸板、话硬，使患者产生不满；有的护士存在权威心理，不允许患者提出任何疑义，习惯把患者置于被动消极接受治疗的地位，从而导致了护患关系的不平等、不和谐；有的护士存在探索心理，把患者视为自己研究探讨的对象，易引起患者的逆反情绪；有的护士把护理职业单纯的作为谋生手段，甚至为了经济利益蒙蔽患者及家属，严重损害患者利益。

③护士的沟通交往因素：沟通是人们在互动过程中，通过某种媒介交通信息的过程。护患之间是否能很好地传递信息，在很大程度上取决于护士的沟通技巧。良好、有效的沟通是护患双方交往的基础，能促进护患关系的发展；反之，护患双方会出现

沟通障碍，影响双方信息的传递，导致护理互动差，降低护理质量和恶化护患关系。

(2) 护理的技术因素　护士的理论水平和操作技术，直接影响护士的形象，影响患者是否对她产生信任和依赖感。娴熟的操作技术，扎实的理论知识利于增强患者对护理人员的信任。如果缺乏扎实的专业知识和精湛、娴熟的操作技能，在实施护理过程中会给患者造成不必要的痛苦、麻烦，引起患者的怀疑、不信任，从而影响护理效果，造成护患关系的紧张、恶化。

课堂互动

护患交往的形式主要为语言形式和非语言形式，你觉得在语言交往中护士要注意些什么？

(3) 医院管理因素

①医院管理水平落后：有些医院护理设备和生活设施比较落后，数量不足，不能满足患者的需要；有些医院医疗环境差，卫生条件不好，给患者带来不舒适、不方便的感觉；有些护理管理制度不健全、不完善、不科学，管理混乱；有些医院管理缺乏人性化，生硬死板，甚至不尊重护理的规律和特殊要求。

②经营思想不端正：一些医院以追求经济效益为目标，以“抓盈利、搞创收”为目的，定指标、分任务，诱发和迫使护理人员在护理过程中设法赚钱，人为地增加了患者的经济负担，直接导致护患关系紧张。

2. 患方的因素

(1) 患者的期望值过高　疾病折磨患者的身心，患者期望医护人员拥有精湛的医疗技术，期望得到热情的接待，细心的照料，期望别人同情、关注、尊重自己，对自己病情的发展、预后希望得到更多的了解和指导等。如果他们期待过高，现有的条件达不到，他们会很失望，有的认为护士业务水平不够，也可能认为护理人员对他们不够尽心尽力，进而导致对护理人员的不满和不信任。

(2) 患者的道德修养差　一些患者及家属的文化教育程度不高，道德修养水平偏低，对护患关系产生了重要影响。主要表现为：一是患者只愿享受权利而不愿履行义务，认识不到权利与义务的统一，也认识不到权利享有也要合法、合理、合情。二是不尊重护士，把自己凌驾于护士之上，满脑子的“上帝思想”，稍不如意就指责、刁难、谩骂，甚至无理取闹，出手伤人，严重伤害护士的自尊心和人格尊严。三是不遵守医院的规章制度，不服从护士的安排，不按要求办事，不爱护公共设施，甚至扰乱正常的医疗秩序。

知识链接

患者理应指望把护士培养成为一个专心地倾听者，仔细地观察者，敏锐地交谈者和有效地临床医生，而不是仅仅满足于某些疾病的治疗。

——《爱丁堡宣言》

（二）护患关系的道德调节

随着社会的不断发展和进步，特别是社会主义市场经济体制的发展，人们的道德观、价值观发生了深刻的变化。如何适应我国经济生活的深刻变革和现代医学模式的转变，构建社会主义和谐的护患关系显得尤为重要。我们应以社会主义医德的基本原则为指导，以法律为准绳，建立平等互敬、友爱合作、公正文明的护患关系。

1. 爱岗敬业，精益求精　护士爱岗敬业，精益求精是搞好护患关系的基础。护理工作既要面向患者，又要面向社会各种类型及各种健康状况的人群，其责任是重大的，影响是广泛的。因此，护士应珍惜自己的职业声誉，尊重自己的职业，热爱自己的岗位，牢固树立护士光荣、护理工作高尚的观念。

随着医学模式的转变和护理科学的发展，护理工作已从单纯的疾病护理转向患者的身心整体护理，从对患者单一的护理向社会人群的保健护理拓展。而且，患者对护士的期望和要求也越来越高。因此，护士必须具有扎实的理论知识和精湛的操作技能，不断地更新知识，勤奋学习，不断进取，以满足患者对护理工作的需要。

2. 尊重患者，平等仁爱　尊重患者，平等仁爱，指尊重患者的生命价值、人格和权利，对所有患者都平等对待，有仁爱之心。患者的情况是千差万别的，但他们的生命都具有一定的价值或潜在的价值，护士应尊重患者的生命价值，即使面对严重后遗症的患者，也应鼓励其以坚强的意志战胜困难。护士要尊重患者的人格，不分患者的地位、贫富、病情，都要以诚相待，平等施护。同时，要维护患者的各项权利，具有医家“仁者爱人，推己及人”的思想，对每一位患者始终要怀着一颗爱心、同情心。

知识链接

护患交往忌讳

1. 忌随便与患者开玩笑
2. 忌给患者取绰号
3. 忌刺激患者
4. 忌给患者消极暗示
5. 忌讽刺挖苦患者
6. 忌缺少理解
7. 忌不关心患者
8. 忌不尊重患者
9. 忌传播患者信息
10. 忌表情冷漠

——詹姆斯·雷切尔斯

3. 举止端庄，态度和蔼　护士精神饱满，亲切自然，会给患者一种愉快的感觉。所以，护士的举止应端庄、优雅、自然、大方、得体，这有利于获得患者的信任和尊重。相反，护士衣冠不整、举止轻浮、态度冷淡或傲慢、动作迟缓、手忙脚乱、不负责任等，必将使患者疏远，产生反感，难以建立良好的护患关系。护士的态度直接影响着患者的情绪，所以护士应具备一颗善良的心，同情、关心、体贴患者，工作热情，服务周到。同时，要保持乐观的心态，以和蔼、热情的态度给陌生的患者送去微笑，给忧愁的患者送去安慰和鼓励，给痛苦的患者送去帮助和温暖，给危重的患者送去信心和力量。

4. 认真负责，任劳任怨　护理工作关系到患者的安危，每个护士都必须对患者的健康、安全和生命高度负责，自觉意识到自己对患者、对社会所负的道德和法律责任。同时要不计较个人得失，不辞辛劳，不怕脏累，发扬乐于奉献、任劳任怨的精神。这就要求护士必须以严肃的态度、严格的要求和严谨的作风，遵守各项规章制度，执行各项操作规程，保证各项护理措施及时、准确、安全和有效。要避免因护理工作平淡、繁琐而产生厌烦、松懈情绪，因护理工作紧张、繁忙而产生慌张、马虎作风，因护理工作不顺利、心情不舒畅而产生急躁、不耐烦的态度，因夜班无人监督而产生侥幸心理和省事念头。

5. 语言贴切，保守秘密　护理工作，在很大程度上是通过语言的表达、交流和沟通来体现护士对患者周到、详尽、热情、细致、耐心的护理服务。因此，护士在护理实践活动中，说些什么，怎样说，说的是否文明、亲切、通俗、简洁、富有感染力，就显得颇为主要。对初次入院的患者，护士应该热情接待，耐心解释，用语通俗、礼貌，使得患者情绪稳定，增强信任感；当患者受到疾病折磨和生命危险时，护士要用安慰性语言，亲切的开导，使患者感受到温暖，树立信心；面对有生理缺陷、隐私以及病情预后不良的患者，要用保护性语言，使其心情愉快。

6. *理解家属，耐心解疑* 护理工作离不开患者家属的配合。护士与患者家属关系的好坏，会直接影响到患者的情绪，甚至对疾病的治疗、护理起着相当关键的作用。所有护士应理解家属并做好其思想工作，以尊重和同情的态度对待他们。对于家属提出的要求，凡是合理的、能够做到的，应虚心接受并予以满足；要求合理但由于条件限制难以做到的，应向家属做好解释工作，以求得对方谅解；对家属提出的不合理要求也要耐心讲解，不可急躁，也不能置之不理，应以平等的态度交换意见。

总之，在护理实践活动中护士始终坚持全心全意为人民服务的宗旨，树立以人为本的理念，以社会主义医德的基本原则为指导，就一定能建立起和谐、文明、健康的护患关系。

第二节 护理人员与其他医务人员的合作伦理

除了护患关系外，护理人员与医院内部各类医务人员的关系，主要包括护际关系、护医关系以及与其他科室人员的关系。

一、护际关系及其道德要求

（一）护际关系的含义

护士与护士之间的相互关系又称护际关系。包括同一科室内护士之间、各个科室护士之间及护理队伍上下级的工作关系。护际关系要求以全心全意为患者健康服务为指导思想，加强护理人员之间的团队意识、协作能力、奉献精神的培养，并以此为基础建立起密切良好的工作关系。

> **课堂互动**
>
> 护际关系有什么特点？

（二）护际关系道德要求

> **护士心声**
>
> 护士是个伟大的职业，除了良好的理论水平与操作技能，还要具备爱心、耐心、关心、责任心和同情心，目送患者康复出院的身影，耳听家属的感谢与慰问，永远是护士们最欣慰最欢快的时刻。
>
> ——石秀英

1. *互敬互爱，互助互学* 护士之间的关系是同行、同事的关系。护理工作具有目的统一性、工作协调性、业务竞争性的特点。彼此之间应互敬互爱、互助互学，取长补短、共同提高。有经验的高年资护士要关心、爱护和帮助年轻护士，做好传、帮、带；年轻护士应该尊重老同志，虚心学习老同志献身护理事业的崇高精神和严谨细致的工作作风。当同行遇到困难，应以诚相待，热情帮助；同行取得成绩，应虚心学习，认真求教。要维护同行的威信，切忌相互拆台、相互贬低的不道德言行发生。同行之间相互支持、相互学习，同心同德为患者服务是护士应有的良好品质。

2. 彼此尊重，团结协作　在护理活动中，护士不仅要自尊、自重，而且还要尊重别人。尊重上级是天职，尊重下级是美德，全体成员只有相互尊重，相互支持，相互协作，相互关心，才能营造融洽的工作氛围，有利于护理工作的顺利开展。医学现代化向每一位工作人员提出了团结协作、密切配合的道德要求。护理人员只有一切从患者利益出发，紧密团结，加强合作，才能提高护理效率。提倡团队精神，无论是责任护士、治疗护士、辅助护士或是日班护士、夜班护士都要协调一致，形成彼此间的最佳配合，完成各项任务。

3. 各负其责，整体服务　护际关系不仅注重同舟共济、合作共事，而且也强调明确分工，各负其责。实行科学、明确分工，使护理工作有条不紊，责任明确，是护理工作制度化、秩序化、规范化的主要保证。护士应该按照各自的分工和职责，坚守岗位，恪尽职守，做好自己的工作。护士在上班时往往根据工作内容的不同分为：主班护士、治疗护士、临床护士、总务护士等，只有分工负责，不同责任的护士才能在自己的岗位上有序的开展工作，才能确保每个环节做到精益求精，从而形成一个协调一致的整体护理群体，使护理工作质量提高。

二、医护关系及其道德要求

（一）医护关系模式

案例导入

医生小张与护士小李由于一次交谈中发生摩擦，双方各执己见。谁也不肯主动认错，日久天长，两人见面都不说话了，致使隔膜日益加深。一次，正赶上他们两人值夜班，一名患者头痛剧烈，找到护士小李，小李打电话给医生办公室，简单地说明了情况，就在这边等医嘱，怎知医生小张不愿和小李说话，将医嘱悄悄放下就走了，小李并未发现医嘱的存在，碍于脸面，也不愿意去问小张，故也未执行。家属等待着急，大发雷霆，责怪医护人员不负责任。

医护关系，特指护士和医生在医疗实践活动中的工作关系。医疗与护理是医院工作的两个重要部分，医生与护士的职责区别是医疗分工的需要，各自的工作侧重点不同。根据现代护理在临床工作中的地位和作用，护医关系已转变为新的“并列－互补型”。“并列”，即并排平列，无主次、从属之分的意思。医疗和护理是两个并列的要素，贯穿于治疗疾病的整个过程，在诊治疾病中发挥同等重要的作用，两者缺一不可。“互补”，即护医之间交流信息，互相协助，互为补充。医生和护士虽然工作的对象、目的相同，但工作的侧重面和使用的技术手段不尽相同。医生主要的责任是作出正确的诊断和采取恰当的治疗手段；护士的责任是能动地执行医嘱，搞好躯体和精神护理，向患者解释医嘱的内容，取得患者的理解与合作，但不是盲目地执行医嘱，如果发现医嘱有错误，有责任并主动地向医生提出意见和合理化的建议，协助医生修改、调整不恰当的医嘱。

（二）医护关系的道德要求

1. *平等合作，相互尊重* 医、护双方要充分认识对方的作用，承认对方的独立性和重要性，支持对方的工作。医生和护士虽然分工不同，但两者的目标是一致的，地位是平等的，没有工作高、低、贵、贱之分，双方应互相尊重。护士要尊重医生，主动地协助医生，对医疗工作提出合理化的建议，认真执行正确医嘱，维护医生的威信。医生也要爱护护士的辛勤劳动，尊重护士，重视护士提供的患者动态情况，及时修正治疗方案，共同携手为解除患者痛苦，缩短病程尽各自的职责。只有医护双方相互尊重，平等合作，才能体现医生和护士工作的一致性和整体性，共同做好患者的康复工作。

2. *信任理解，相互配合* 医生的诊疗过程和护士的护理过程既有区别又要联系，既有分工又要合作。医生的正确诊断与护士优质护理服务的配合是取得最佳医疗效果的保证。因此，在工作中应该充分的给予对方信任，密切配合，步调一致，真正做到在心理、态度、技术方面相互了解、相互支持。同时，要理解对方的工作性质和工作特征，在工作中遇到的实际难处和问题，应通过协商解决、多为对方着想，多找各自的原因，精诚团结，真诚合作。

3. *彼此监督，相互制约* 任何一种医疗差错都会给患者带来心、身健康的损害，甚至危及患者生命。因此，医、护之间应该相互监督和制约对方的医疗行为，以便及时预防和发现，杜绝或减少医疗差错、事故的发生。医生和护士在工作中应虚心接受别人的帮助和监督，对彼此出现的差错、事故要及时提醒，不能护短包庇，不能遮掩隐瞒，更不能互相责难或互相拆台。要给予及时纠正，使之不致铸成大错。

综上所述，医疗和护理是医院工作不可缺少的两个重要组成部分，在处理具体的医、护关系时只有遵循互相配合，互相尊重，平等合作的原则，才能建立互相协作，互相信任的新型、和谐的医护关系，只有这样才能充分发挥医生和护士的工作积极性，才能提高医疗和护理服务质量，发挥现代医院的整体效应。

三、护理人员与医院其他科室人员关系的道德要求

（一）护士与医技科室人员的道德要求

1. *团结互助，合作共事* 护士与医技人员关系密切，接触频繁，如送检标本、领取药品、协助检查等，都需要医技人员密切配合和大力支持。所以，护士必须了解各医技科室的工作特点和规律，主动与有关医技科室人员加强联系和沟通，医技科室也必须为诊疗、护理提供及时准确的依据。双方本着团结互助、合作共事、相互配合、相互支持的精神，为不失时机地救治病患尽心尽力，共同为患者服务。

2. *互相尊重，以诚相待* 护技之间应相互尊重、通力合作，互相多体谅、少埋怨。在实际工作中科室之间常有埋怨和指责，互相指责不仅不能解决问题，还会因为未采取措施及时补漏而延误患者病情，甚至危及患者生命。所以，不管出现任何问题，护士和医技人员首先要从自己工作中找漏洞，同时及时通报情况，分析原因，找出协调解决问题的方法。

（二）护士与行政、后勤人员的道德要求

1. *护士自觉尊重行政管理人员，理解并支持他们的工作* 无论医院领导，还是职

能部门的工作人员，都要树立为临床医护工作服务的思想，要支持、帮助护士做好工作，要维护护士的正当权利和合法利益，在人员配备、专业培训、设备更新等方面为第一线着想。同时，护士也要尊重行政管理人员，既要如实反映临床第一线的需要，要求行政管理人员解决实际问题，又要树立全局观念，理解行政管理人员的难处，支持他们的合理决策。

2. *护士要尊重后勤工作人员，珍惜并爱护其劳动成果* 后勤工作是医院工作的重要组成部分，它负责对物质、仪器设备、生活设施的提供和维护，是护理工作正常进行和提高护理质量的保证，是医院正常运转不可缺少的环节。后勤人员要树立为临床第一线服务的意识。同时，护士也要尊重后勤人员的劳动，要充分认识后勤工作在医疗、护理工作中的重要地位，尊重后勤人员，重视后勤工作，积极配合，共同为患者服务。

综合测试

一、选择题【A 型题】

1. 护理人际关系中最核心的关系是

A. 医护关系　B. 护际关系　C. 护患关系
D. 护护关系　E. 护理与行政关系

2. 被认为最能发挥患者主观能动性的护患模式是

A. 消费型　B. 主动 – 被动型　C. 指导 – 合作型
D. 共同参与型　E. 并列 – 互补型

3. 影响护患关系的护士方面的主要因素是

A. 护士的长相　B. 护士的职务　C. 护士的地位
D. 护士的服务态度　E. 护士的繁忙

4. 搞好护患关系的基础是

A. 爱岗敬业，精益求精　B. 认真负责，任劳任怨　C. 语言贴切，保守秘密
D. 尊重患者，一视同仁　E. 仁者爱人，推己及人

5. 护患非技术关系除道德、价值、法律、利益外，还包括

A. 文化　B. 职业　C. 艺术　D. 现代　E. 地缘

二、思考题

1. 护患关系道德的基本要求有哪些？
2. 假如在护理过程中你与患者产生了矛盾，该如何正确认识和处理？

三、案例分析题

某患儿因高热一天，于 19：00 到某医院就诊，经急诊科医生检查后初步诊断为“感冒发热待查”。值班护士是一位有着 20 年工龄的同志，她凭多年经验，对患者仔细观察，发现患儿精神越来越差，末梢循环也不好。于是，她又详细询问家长患儿的病史，怀疑是中毒性菌痢。随后将该想法告诉医生，医生认为该情况很有价值，及时开了大便检验单，其结果证实是菌痢。经护、医密切配合，患儿得救。请对护医行为作伦理分析。

（刘浩天）

第五章　临床护理与伦理

【学习目标】

掌握：整体护理、基础护理、心理护理、专科护理、特殊护理及临终护理的道德要求。

熟悉：整体护理、基础护理、心理护理、门急诊及临终护理的工作特点。

了解：手术及特殊护理工作特点及临终关怀特点。

临床护理工作是护理事业的重要组成部分，也是医院工作的重要环节。临床护理伦理是护理人员在临床护理工作过程中需要遵守的道德规范，它与临床护理的质量密切相关。因此，护理人员在临床上无论从事何种具体的护理工作，都必须遵循基本的道德原则，以高度的责任感和事业心做各项工作，更好地达到帮助患者战胜疾病、减轻痛苦、促进健康、恢复健康的目的。

案例导入

惨痛的代价

患者，女，76岁，慢性支气管炎并发感染住院。护士甲为其静脉输液，由于患者衣袖未卷起，护士忘记解止血带。护士乙接班后继续输液，患者多次提出“手臂痛及滴速太慢”，乙解释说：“因为病情的原因，静脉点滴的速度不宜过快”。6小时后，护士丙取下输液针头，发现局部轻度肿胀，以为是少量液体外渗所致。直到输液后10小时，因患者局部疼痛剧烈做热敷时，家属发现止血带还扎着才立即解下，护士发现患者右前臂掌侧出现水泡，误认为是热敷引起烫伤，仍未报告和处理。6小时后，患者右前臂高度肿胀，水泡增多而且手背发紫。两天后，患者右前臂远端2/3已呈紫色，转院并做截肢术。术后因患者年老体弱加上中毒感染引起心、肾衰竭，1周后死亡。经医疗事故鉴定委员会鉴定，结论为一级医疗责任事故，各责任护士受到卫生机构严肃处理。

第一节　基础护理与伦理

基础护理学是护理学的一门基础科学，它包括护理学基本理论、基本知识和基本技能，是各专科护理的基础与保障。基础护理质量的好坏除了与护理人员具备的相关知识和技能紧密相连外，还与护理人员的道德品质有非常密切的关系。因此，护理人员在实施基础护理过程中，应遵循相应的行为准则和规范，把提高自身的护理道德修养作为做好基础护理工作的内在驱动力，真诚为患者提供“安全、有效、满意”的优质护理服务。

一、基础护理的概念

基础护理是指患者在接受治疗、保健的过程中，为达到康复目的而必须完成的生活上的护理及有关的基础医疗措施。主要包括带有共性的生活护理、精神护理、技术操作，以及护理资料的收集与整理。基础护理是临床护理工作的重要组成部分，也是临床护理质量评价的主要内容。

二、基础护理的特点

1. 基础护理工作的时序性　基础护理工作大多都是每天例行性的常规工作，在时间上都有具体、明确的规定。如晨晚间护理、生命体征测量、长期医嘱执行、饮食与排泄护理等。从全病区护理管理来看，也有一定的时序，如病区清洁需要在晨间护理之前完成，医生查房与各种无菌技术操作要安排在晨间护理之后，对患者的健康指导在午后进行等，这样既保证护理工作的有条不紊，又可为患者提供整洁、舒适的诊疗环境，避免发生感染，确保患者的就医安全。

2. 基础护理工作的连续性　基础护理是为不同科别的患者提供安全和适合于治疗及康复的环境，提供最基本的个人清洁护理，解除由疾病引起的疼痛或不适，保证足够的睡眠，维持适当的营养与正常的排泄，协助辅助检查和采集标本，给予心理护理与咨询，执行药物及其他治疗，密切观察病情，监测生命体征及做好各种护理记录等。这些服务需要全天候给予实施，要求做到24小时护理岗位时刻不离人，使护理工作处于一个连续的、完整的循环过程。

3. 基础护理工作的服务性　基础护理工作的服务范围很广，要求护理人员既要进行生命体征的测量，实施发药、打针、输液、换药、灌肠、导尿等一般性护理技术操作，又要直接照料患者的衣食起居等生活和心理护理工作，还要对病房的许多具体问题进行科学管理，致使基础护理的任务繁重艰巨、庞杂具体，护理人员只有具有全心全意为人民健康服务的奉献精神，才能赢得患者及家属的信赖，赢得社会的尊重。

4. 基础护理工作的协调性　基础护理在为患者提供医疗、休养环境的同时，还承担着为基本的诊断医疗工作提供必要的物质条件和技术协作的任务。如医生需要使用的一般器械、敷料、仪器设备等，大都由护理人员支领、保管、消毒备用。有些医疗计划与医嘱的落实，需要医生操作护理人员配合，医护彼此协调一致，彼此相互监督方能完成医疗任务。另外，基础护理还对护际间、护患间、护理人员与社会之间的关系起着协调作用，护理人员在工作期间必须有整体观念并负起协调的责任，大家相互配合，工作效率才能提高，护理质量才能保证。

5. 基础护理工作的科学性　具体的基础护理工作既平凡、琐碎，又有很强的科学性。因为人在患病的过程中，由于不同的致病因素和疾病本身的特性，使机体的功能活动、新陈代谢、形态结构等方面都可能发生某种程度的变化，这些变化又可导致生理需要和生活上的变化。因此，在护理上特别要求护理人员必须运用所学的医学理论和护理学知识精心照顾患者，以满足患者生理、心理的需要，保证患者生命安全或使患者早日康复。

知识链接

一个护理人员必须十分清醒、绝对忠诚、有适宜的信仰、有奉献自己的心愿、有敏锐的观察力和充分的同情心，她需要绝对地尊重自己的职业，因为上帝如此信任她，才会把一个人的生命交付在她的手上。

——弗洛伦斯·南丁格尔

三、基础护理的伦理意义

1. *展示护理事业的崇高荣誉* 基础护理工作的范围非常广泛，覆盖了护理工作目标的四个方面：增进健康、预防疾病、恢复健康和减轻痛苦。做好基础护理工作，有利于提高护理质量，实现护理目标，体现对患者生命价值和权利的尊重。基础护理工作的井然有序，有条不紊，反映一个医院的医疗护理的高水平，并给患者、家属、社会带来好的影响。科学、精确、连贯地做好各项基础护理工作，完成各项护理内容，能够确保患者的治疗环境、身心状态维持在最佳状态。基础护理能够使患者拥有一个良好的生活空间、一个充满希望的心愿、一份对未来生活的真诚祝福，所有这些都展示着护理事业的崇高荣誉。

2. *展示护理人员的天使形象* 基础护理工作具体、实在而又繁琐，患者的晨晚间护理，生命体征的测量，药物及其他治疗的执行，物品的支领、消毒及灭菌，血、尿、便等标本的采留送检等，无不体现着护理人员忠于职守的职业信念和较强的协调能力。广博的护理知识和精湛的护理技能，无不倾注着护理人员对患者生命的热爱，对事业的忠诚。基础护理工作平凡而伟大，在这平凡的工作中展示着护理人员崇高的天使形象。

四、基础护理的道德要求

1. *热爱专业，乐于奉献* 由于基础护理工作平凡、琐碎、繁重，护理人员的劳动价值受某些世俗的偏见，加上个别护理人员对基础护理工作的意义认识不足，使部分护理人员不安心本职工作，患得患失，影响了基础护理工作的质量和护理职业的声誉。因此，护理人员必须认识到基础护理工作是一项人道的、有价值的科学性劳动。基础护理固然不像有些工作容易展示辉煌业绩，但可在细微之处对人类的健康作出可贵的贡献。护理人员应当担负起自己神圣的使命，以高度的责任心把精力集中在本

课堂互动

护理人员小张每天都会在同一时间为她特别护理的“植物人”做擦身等一些生活护理。每次操作前，她总会按照操作规程做好一切准备，俯身轻声对他说：“你好！我来了，现在为你擦身，我会轻柔地操作。来，我们先擦擦脸，感觉怎么样？现在让我们擦擦……好了，你看这样是不是很舒服？”周边的人不解地问：“你这样说有什么用，他又听不到。”小张说：“他的心可以听得到，上帝可以听得到。”请讨论该护理人员的道德行为。

职工作上，通过自己的辛勤劳动，为推动基础护理技术和理论水平的提高作出不懈的努力，为患者减轻痛苦、提高疗效和促进康复作出贡献。

2. 坚守岗位，认真负责　基础护理工作具有连续性和时序性的特点，护理人员要始终坚守工作岗位，经常深入病房巡视患者，密切观察病情变化，主动与患者沟通交流，及时发现和解决问题，尽善尽美完成各项工作，为下一班次创造便利的工作条件。护理人员基础护理工作做得好坏，关系到医院各项制度的落实、执行的好坏，更关系到患者生命的安危和健康。因此，护理人员必须把保护患者的生命安全和促进健康始终放在第一位，仔细周密、审慎地对待每项工作，做好安全防护，不使患者身心受到任何伤害。在基础护理技术操作时严格执行“三查七对”原则和各项技术操作规程，小心、谨慎地实施技术，不放过任何有疑义的发现，防止和杜绝任何差错事故的发生。不少血的教训多次说明严格执行规章制度、操作规程对维护患者健康和生命安危至关重要。

3. 团结协作，互相尊重　由于基础护理工作直接接触患者，护理人员可获得与患者相关的大量信息，对于指导治疗、防止病情恶化乃至抢救生命都有着积极的作用，为了治病救人的共同目的，医护之间必须团结合作、彼此理解、互相支持、密切配合、协同一致地完成各项医疗护理任务。此外，由于基础护理工作的协调性特点，决定了护理人员的工作与医院各个部门都有着或多或少的联系，护际之间需采取积极主动的态度，互相尊重、友好协作、和谐相处，才能达到实质的、持久的合作。护理人员与患者接触频繁，在患者面前不可议论与其他医务人员的分歧或同事间的私事，更不可背后搞私利主义，既要维护患者的利益，又要维护医生、其他护理人员及医技、后勤人员的威信，以利于同事间的团结，工作间的协调一致。

4. 刻苦学习，精通业务　护理学是一门理论性和实践都很强的学科，随着医学高新技术的发展，护理学和其他学科一样也在突飞猛进地发展，使护理学的内容和范围不断扩大。例如，电子计算机、激光、同位素、显微外科在临床上的应用，人工心脏起搏、心脏电击复律、心功能测定等监护系统的应用以及大面积烧伤的治疗、康复医学的兴起和各种先进医疗设备的使用等。这就需要护理人员树立终身学习的理念，刻苦钻研业务，使自己的知识不断更新，具有多层次的知识结构，以适应现代护理工作的发展和需要。实践证明，只有掌握了丰富的护理知识和医学人文科学知识，才能胜任或出色地完成护理任务。

第二节　专科护理与伦理

案例导入

不让生命留下遗憾

一对农村夫妇抱着白喉病的患儿来院求治，患儿因呼吸困难，医生决定马上做气管切开术，但患儿父母坚决不同意。这时患儿呼吸困难，面部发绀，生命垂危。医生反复解释劝导，患儿父母拒绝手术签字，在这关键时刻，急诊科医护人员以特有的权威和灵活的沟通技巧劝服患儿父母，并成功实施手术，患儿得救，患儿父母当场下跪致谢。

专科护理工作是临床护理工作的重要组成部分，专科护理的水平直接影响医院整体的医疗质量，关系到患者的健康利益。专科护理工作质量又与护理人员的伦理道德素质息息相关。因此，要激励广大专科护理人员爱岗敬业、积极创新，重视不同专业领域的职业道德修养，以高度的责任心和事业心做好临床各项护理工作。

一、门诊护理道德

门诊是患者就医最集中的地方，且多数初诊患者不熟悉医院的环境和就诊程序，患者又都希望在短时间内作出正确的诊断和有效的治疗，从而造成门诊人多云集、嘈杂喧闹。门诊护理工作与其他专科护理工作不同，虽然也有一些技术性的治疗工作，但最主要的是服务性工作，如做好患者的分诊、挂号、候诊、接诊等具体工作，都需要护理人员提供周到的服务。现在有些医院在门诊设立导诊、咨询等护理岗位，充分发挥护理人员的导向作用和公关作用，使患者一进医院就如遇上“雷锋”，这对改善医院服务有积极意义。

（一）门诊护理的特点

1. *管理任务重* 门诊是防治常见病、多发病的窗口，是患者就医最集中的地方。一些特大医院日门诊量高达10 000多人，并且还有许多陪伴者，这就造成门诊拥挤、嘈杂。为了保证患者有序地就诊，满足患者及时得到正确的诊断和有效治疗的需要，护理人员要善于组织，既要做好分诊、检诊、巡诊，力求分科准确，患者就诊井然有序，还要指引患者去检验、功能检查、取药、注射和处置等各项具体工作。因此，相对于其他专科护理来说，门诊的管理任务显得特别繁重。

2. *预防交叉感染难度大* 门诊人流量大，患者比较集中，初诊的急、慢性传染病患者及其带菌者在就诊前难以及时鉴别和隔离，他们在就诊期间往往与健康人混杂在一起，极易造成交叉感染。此外，门诊患者病种复杂，病情各异，患者抵抗力低下，人流往返频繁，空气污浊，因而预防感染的难度很大。据资料显示，医院感染是一个世界性的问题，已经引起各国医学界的普遍关注。

3. *针对性和服务性强* 门诊护理工作就是做好患者就诊、挂号、候诊、接诊、治疗、健康指导等非常具体的任务，每一环节都需要护理人员提供周到、热情、细致、耐心的服务。门诊又是各种疾病患者汇集的场所，患者的病情严重程度不同，都希望在短时间内作出正确的诊断和有效的治疗，这就要求护理人员了解其心理状态，做好心理疏导和就诊指导，提供有针对性的医疗保健服务。

4. *医患纠纷多* 由于门诊患者医疗服务需求非常广泛，都希望尽快得到诊断和治疗，而医院许多客观因素又导致患者的需求不能完全满足，在候诊时患者特别容易产生焦虑、烦躁等心理，加之患者比较敏感，如果护理人员在服务时稍有不当或态度冷漠、语言生硬等，护患双方不能互相理解，很容易发生矛盾，甚至医患纠纷，从而影响正常诊疗工作的进行。

（二）门诊护理的道德要求

知识链接

门诊“五声”“五不讲”温馨服务

“五声”：患者入院有迎声，要求患者有请声，患者问话有答声，患者不理解有解释声，患者不满意有道歉声。

“五不讲”：嘲讽患者的话不讲，庸俗粗鲁的话不讲，埋怨指责患者的话不讲，伤害患者的话不讲，有损职业形象的话不讲。

1. 热情服务，高度负责　尽管门诊患者的病种、病情不同，但他们都有一个共同的心愿，就是希望得到医护人员热情的关怀，尽早解除病痛并恢复健康。因此，护理人员应主动、热心向患者介绍医院的环境、诊疗程序、医院的制度和规定；要耐心细致地回答患者的询问，尽量减轻患者的陌生感和体力的劳累，缓解患者紧张情绪。在工作中，护理人员一定要充分理解、同情患者，热情帮助患者，患者候诊时护理人员要密切观察，主动询问就诊目的及症状，根据病情做好预检、分诊，对危重、年老、残疾患者，可优先安排就诊，以免延误治病时机；接诊时护理人员要细心做好各项准备，尽量缩短患者的候诊时间，对需要做某些化验或特殊检查的患者，要细致地解释检查目的、方法和注意事项等，增加患者对护理人员的信任度。

2. 彼此尊重，团结协作　门诊护理工作是一个系统工程，要求护理人员做到：①尊重患者的人格，照顾患者的心理，体贴患者的心情：不管患者患什么病，也不管患者职位高低、相貌美丑，门诊护理人员都应该给予尊重，不可有任何歧视。只有尊重患者、体贴患者，一切从患者的利益出发才能搞好护患关系。②尊重理解同道，处理好医护关系：医生与护理人员应该相互尊重，相互支持，分工合作。医生要重视护理工作的独立形态、系统性、科学性，尊重护理人员的劳动和价值。护理人员也应该尊重医生，在患者面前要维护医生的威信，不要议论医生技术的高低；护理人员与医生之间有什么矛盾，应在内部解决，不可在患者面前议论、责难和流露。③团结同事，搞好护护关系：门诊护理人员之间应该互相信任与合作。经验丰富、有能力的护理人员要指导、培养年轻护理人员，年轻护理人员要尊重年长护理人员。护护之间有意见，不要当着患者的面议论，说三道四，以免引起患者产生不安全感。在日常生活中，护理人员遇到困难，彼此之间要予以关心、帮助。

3. 作风严谨，技术扎实　在以“患者为中心”的护理理念指导下，门诊护理人员必须尊重科学、实事求是，作风严谨、准确无误，保证患者的生命安全。护理人员在工作中如有任何疏忽，如打错针、发错药，血压、脉搏、体温测量不准确等，门诊患者因很快离开医院，可能铸成大错，造成的危害很难挽回，其社会影响更为恶劣。此外，门诊患者数量多、人流量大、服务需求高，护理人员必须要有扎实的医学和护理学理论知识，要熟练掌握护理基本操作技术，在护理过程中对患者的任何细微变化都要认真对待，养成小心谨慎、一丝不苟、精益求精的工作作风。

4. 环境舒适，秩序良好　保持门诊环境优美、安静和舒适，可使患者心理稳定，提高诊疗护理效果。护理人员要将门诊的环境管理作为重点来抓，始终保持门诊科室整洁化、门诊秩序规范化，以利于提高医疗护理质量。此外，护理人员要和医院后勤部门配合，做好环境的绿化、美化，门诊路标、科室分布、健康教育专栏等整齐划一；要加强对医务人员和患者日常行为的管理，维持好就医秩序，禁止随地吐痰、吸烟及大声喧哗等。门诊是对患者及家属进行健康教育的重要阵地，护理人员要积极开展对患者的卫生知识宣传，自我保健技能指导，帮助就诊患者养成良好的健康行为，消除危害健康的因素，预防疾病、增进健康。

二、急诊护理道德

急诊科是医院诊治危急重症患者的重要场所，急诊科医护人员的任务是做好急诊和急救工作。急诊是指病情紧急的患者，需要及时给予诊治、处理。急救是指病情严重，已危及生命的各种急诊患者，需要立即组织人力、物力，按照急救技术及程序投入抢救。急诊科护理人员必须养成“急而不躁”“忙而不乱”的工作作风，具有救死扶伤的高尚道德品质、熟练的急救技术和丰富的临床护理经验，才能完全胜任对患者的急救、急诊抢救任务，保证患者的生命安全。

（一）急诊护理的特点

1. *随机性强，必须常备不懈* 急诊患者发病虽然有一些规律，但从总体上说急诊患者的就诊时间、人数、病种、病情危重程度等都难以预料，需要急诊护理人员时刻处于“战备”状态，包括思想上、业务上、急救设备和抢救药品的保障上，以便随时抢救各类患者。

2. *时间性强，必须一心赴救* 急诊患者起病急、病情重、发展迅速，而且有些患者来院就神志不清、意识模糊或障碍，既不能详细提供病史，时间又不允许进行全身体格检查，必须争取时间立刻投入抢救。对此，急诊护理必须突出一个“急”字，争分夺秒，全力以赴，赢得了时间，就赢得了生命。

3. *病情多变，必须主动护理* 急诊患者病情变化非常快，往往涉及多系统、多器官、多学科。因此，要求急诊护理人员首先要有准确的鉴别力，及时通知有关科室的医生进行诊治与抢救。其次，在医生未到之前，除做好必要的抢救准备工作外，还要严密监护、细心观察病情的微小变化，为医生诊断、治疗提供可靠的依据。对某些病情十分紧急的患者，需要护理人员主动予以处置，以免贻误时机，丧失抢救机会。

4. *伦理难题多，必须谨慎决断* 急诊患者抢救护理时常遇到一些难以解决的伦理难题。如履行人道主义与经济效益的矛盾，讲真话与保护性医疗的矛盾，知情同意与尊重患者权益的矛盾，卫生资源分配与患者实际需要的矛盾，患者拒绝治疗与维持患者生命的矛盾，安乐死与现行法律的矛盾等。因此，护理人员必须小心谨慎，周密思考，配合其他医务人员作出正确决定。

（二）急诊护理的道德要求

1. *有急患者所急的情感和责任* 在急诊工作中，患者病情变化非常快，抢救工作分秒必争。因此，急诊护理人员要牢固树立“时间就是生命”“抢救就是命令”的观念，做到急患者所急，尽量缩短从接诊到抢救的时间，有条不紊地开展抢救工作，救患者于危急之中。在急诊科工作，护理人员要坚守工作岗位，及时做好各项准备工作，养成准确、敏捷、冷静、果断的作风，密切配合医生做好抢救工作，不失时机地处理急症患者，如及时给氧、洗胃、人工呼吸、胸外按压、止血、输液等，详细、准确地做好抢救记录，以保证患者的抢救成功。

2. 有想患者所想的同情心　由于急诊患者多为遭受意外或突然病情恶化，患者及家属均无思想准备，容易惊慌失措，可能会出现对医务人员的态度不够冷静，甚至提出某些不恰当的要求或无理指责。面对这种情况，护理人员必须具有“想患者所想”的同情心，关心他们的需求。此外，急诊患者疾病多为突发，症状明显，痛苦不堪，生命垂危，护理人员要有“痛患者所痛”的思想和情感，理解患者的痛苦，尤其对自杀、意外伤害的患者不能埋怨或责怪，要沉着冷静，以最佳的抢救方案进行救治，争取最佳疗效。

3. 有敢于负责的工作态度　急症患者的抢救往往要承担一定风险，医护人员应以患者生命为重，千方百计组织抢救，这就是医护人员应该采取的态度。同时，护理人员还要从社会公益出发，对可疑或有疑问的患者，及时向医院值班、保卫部门反映，抢救记录要详细、准确，遇到交通事故或打架斗殴致伤的患者，因存在法律纠纷的可能，要公正地反映病情，并以正确的态度对待他们。对待意识不清的患者，要有慎独精神，做到周到、细致的服务，对待急诊留观的患者，不能放松警惕，严密观察变化。

4. 有密切配合的协作精神　重症患者的抢救过程，往往需要几个临床科室的医务人员相互协作、共同完成。所有参加抢救的人员包括医生、护理人员、麻醉师、其他医技人员等都要精诚团结、密切配合、相互理解、互相支持，共同担负起抢救患者的重任。尤其是急诊护理人员在医护配合上要发扬积极主动的作风，要起到承上启下的作用，要有不怕苦、脏、累的精神，尽一切努力为抢救患者的生命创造条件。抢救过程中如果医务人员相互埋怨、互相推诿，就会造成严重的后果，这是医护职业道德绝不允许的。

三、手术护理道德

外科手术是临床上诊治很多疾病的重要手段。它具有疗效迅速、不易复发等特点，但也存在损伤大、危险高、不可逆失误等缺陷。护理人员作为手术室的重要组成成员，提供安全、高效的手术护理将会减轻患者的心理负担，提高医疗效果。要培养崇高的道德修养，竭诚为手术患者提供优质服务，促进患者早日恢复健康。

（一）手术护理工作的特点

1. 严格性和主动性　手术作为一种创伤性的治疗手段，具有高风险性。为尽量确保手术的安全，手术室护理人员必须严格遵循并执行各项规章制度，不得随意违章，工作要一丝不苟，各项手术要求必须严格执行。手术治疗要求医护人员具有很强的时间观念，特别是抢救急危重症患者，争取时间是手术成功与否的保证。如对不慎将异物吞入气管的幼儿，对严重创伤、宫外孕出血等患者，若抢救不及时，就会造成死亡，这些均要求护理人员在工作中积极主动。

2. 衔接性和协作性　手术过程一般包括术前、术中和术后几个阶段，各阶段所有医务人员必须相互衔接、紧密配合，以保证手术过程的完整性、连续性，严防差错事故的发生。手术护理的协作性体现在手术的全过程，哪一环节出现问题，都有可能导致不可挽回的危害。其中，手术护理人员起到承上启下、组织协调的作用，既应严格把关，又要灵机应变，以保证协调统一开展手术。

（二）普通手术护理道德

普通手术护理在术前、术中、术后几个阶段都有不同职责的护理人员承担，而不同手术阶段的护理工作内容和重点不同，对护理人员的道德要求也有所不同。

1. 术前护理的道德要求

（1）疏导心理，消除顾虑　患者能否以稳定的情绪和乐观的态度迎接手术是术前护理的主要任务。手术确定后患者心情往往很不平静，既盼手术时间的尽早到来而解脱疾病的痛苦和压力，又惧怕手术带来的疼痛和伤害而紧张不安和恐惧。因此，护理人员应主动关心、体谅患者，耐心细致地做好心理护理，解除患者的种种疑虑，协调好医、护、患之间的关系，避免恶性刺激，使患者以良好的心境接受手术。

知识链接

医疗机构施行手术、特殊检查或者特殊治疗时，必须征得患者同意，并应取得其家属或者关系人同意并签字；无法取得患者意见，应当取得家属或者关系人同意并签字；无法取得患者意见又无家属或者关系人在场，或者遇到其他特殊情况时经治医师应当提出处理方案，在取得医疗机构负责人或被授权人员的批准后实施。

——医疗机构管理条例

（2）优化环境，准备周全　为患者创造一个安静、整洁、舒适的环境等待手术，是手术顺利开展的必要条件。为此，护理人员在执行各项操作时做到“四轻”：关门轻、走路轻、说话轻、操作轻，让患者舒适、安静地休息。为确保手术的安全，护理人员要积极主动地做好术前准备，做到“八查”：查姓名、性别、科室、诊断、手术名称、手术部位、血型、物品准备。根据手术要求做好术前特殊准备，如肠道准备、皮肤准备等，遵医嘱按时给患者术前用药，并认真细致地做好护理记录等。

（3）知情同意，手续完备　知情是患者的权利，详细告知患者医疗相关情况是医务人员应尽的义务，尤其是手术治疗，医务人员必须详实向患者解释手术的目的、方式、预后及手术过程中可能的风险等。在交代病情及签署手术同意书时，医务人员要选择适当的方式和场合，将手术风险、手术方式、术中及术后并发症向患者及家属详细交代清楚。作为护理人员，既要严密观察患者变化，了解患者心理需求，及时详细地向医生汇报，协助医生做好患者知情同意的工作，还要一心为患者着想，正确理解知情同意原则，时刻关注患者的权利，尽心尽力履行好自己的职责。

2. 术中护理的道德要求

（1）保持肃静，尊重患者　安静、肃静的手术环境是做好手术的前提条件。在手术过程中，禁止无关人员进入手术室，护理人员不得随意交谈与手术无关的话题，以保持手术室的严肃和安静。患者进入手术室往往比较紧张、不安甚至害怕，护理人员要理解关心患者，主动搀扶患者上手术台，严格按照手术要求显露手术部位，注意保暖，保护患者隐私。在使用约束带时，应向患者耐心解释，取得患者的理解与配合。手术时随时询问患者的反应并密切观察病情，尽量满足患者提出的合理要求，使患者以良好的情绪配合手术，感受到医务人员的温暖关怀。

（2）操作熟练，一丝不苟　手术是一个连续性的护理过程，任何一个细小环节无不与患者的生命息息相关，而且手术室的很多工作需要护理人员单独处理、完成，任何疏忽或处理不当，都将贻误工作，给患者带来痛苦。因此，在任何情况下，不马虎、不迁就，坚持原则，实事求是，一丝不苟，这是保证手术室工作有效进行的关键。手术中，护理人员必须技术熟练、反应敏捷、动作自如、沉着冷静、果断细致，传递器械要眼明手快、准确无误。伤口缝合前要认真清点核对器械，以防止手术钳、纱布、刀、剪等遗留患者体内，这是杜绝手术事故的重要措施之一，必须仔细认真，不可粗心大意。

（3）耐力顽强，理解家属　手术治疗是细致、精巧的工作，所需时间比较长，这就决定了所有参与手术的医务人员必须有强健的体魄、清晰的头脑和吃苦耐劳的精神，要有顽强的毅力保证手术的顺利完成。在漫长的手术等待过程中，患者家属经受着长时间的心理煎熬，常表现心情焦虑、烦躁不安，护理人员应该理解家属的心情，耐心回答家属提出的问题。哪怕工作再忙，切不可冷语相对，激化医患矛盾的发生。如果手术进展顺利，应主动告慰家属，以解除他们的忧虑和不安。

3. *术后护理的道德要求*

（1）严密观察，防范意外　在手术患者回病房前护理人员应做好术后护理的准备工作，如铺麻醉床、准备急救器械及药品等。患者回到病房后，护理人员应迅速了解患者手术经过，妥善安置患者的各种导管，仔细观察伤口情况，定时测量生命体征，创造舒适的环境保证患者安静休养。同时，准确执行术后医嘱，严密观察患者病情变化，应特别注意呼吸道有无梗阻、窒息，创口有无渗血，有无休克、内出血等危象。护理人员遇到紧急情况，应机智果断，在力所能及的情况下，争取时间，及时处理，切勿惊慌失措，更不能消极等待医生处理，以保障术后患者的生命安全。

（2）减轻痛苦，促进康复　术后患者由于伤口疼痛以及身上的各种插管等比较痛苦，还会因手术失去某些生理功能而产生焦虑、忧郁等心理问题。因此，护理人员应及时巡回病房，体察和理解患者的心情，勤于护理，精于疏导。如帮助患者翻身、活动，协助饮食，做好心理护理，对患者耐心解释术后早活动、翻身、排痰等对防止肠粘连、褥疮、肺部感染等均有重要作用，以便争取患者的理解和配合，促进患者早日康复。对手术创伤较大或缺失致残的患者，他们大多心情沉重、悲观，甚至失去生活的信心，更应格外关心、体贴，开导他们正确对待伤残。护理人员如果对患者的痛苦熟视无睹或将护理工作完全推给家属去做的行为是不符合道德要求的。

（三）整形外科手术护理道德

随着人民生活水平的提高，人们对容貌、形体美的要求日益迫切和突出。整形外科正是随着医学科学的发展，为满足人们的健康需求而发展起来的一个外科分支领域。整形外科手术护理是针对整形外科受术者存在的功能障碍、形态畸形或外形缺乏美感等问题，依据整形外科的治疗原则对他们在医疗、生活和功能锻炼等方面所实施的一系列有利于受术者康复的工作。护理人员在工作中遵循职业道德要求，满足人们对美的追求，也是义不容辞的职责。整形外科护理具体道德要求有：

1. *疏导心理，尊重患者*　整形外科的受术者以青年男女、儿童居多，他们因容貌异常、功能障碍而心理失衡，总是怀有一种被冷落的悲愤心理，不愿参加社交活动，变得孤僻、自卑。但他们内心的自尊心极强，对周围人的言行十分敏感，变得冷漠、多疑。因此，护理人员要与受术者进行有效的心理沟通和交流，及时了解和发现受术者的心理问题和心理需求，在此基础上认真做好有的放矢的心理护理。此外，受术者都期望通过手术达到或接近正常人，但又担心手术带来的痛苦或结果不尽如人意，心理常处于焦虑、矛盾状态中。护理人员要理解患者的苦楚，同情患者的心情，尊重患者的人格和心理行为，积极做好疏导工作，并密切配合医生，尽力满足患者追求美感的需求。

2. 减轻疼痛，关心患者　整形外科手术患者，常因组织移植的需要，要求供瓣部位与受瓣部位在一定时间内保持一定的姿势，如头臂固定、体臂固定、臂腿固定等姿势，通常需要卧床3~4周时间，患者感觉很不舒适，痛感明显，尤其是术后1周内疼痛难以忍受，痛不欲生。因此，护理人员应该十分关心和理解患者的痛苦，依据病情，遵医嘱给予药物疼痛干预，应提供优质、高效、满意的护理服务，协助饮食、穿衣、如厕等生活照顾，为患者提供一个舒适、安全的护理环境，避免视觉刺激及外力作用导致的疼痛发生，加强床边护理，经常安慰、关心患者，密切观察病情变化，防止意外发生。

3. 吃苦耐劳，任劳任怨　整形外科治疗领域广泛，手术种类复杂，医疗要求高，讲求精细，护理工作十分繁重。如整形外科术前备皮要求手术区无毛发、无污垢、无破损，而患者手术区域常有陈旧性瘢痕，表面不仅凹凸不平，甚至还有隐窝和窦道，对这些部位的清洗难度很大，有时需要在术前几天就开始每天用热水浸泡，使污垢软化，还需要剪除毛发，护理工作十分辛苦和繁杂。术后为保证手术取得满意效果，护理人员还需要做大量繁重琐碎的工作，如生活护理、心理护理、整形外科的专科护理等。因此，护理人员一定要有不怕苦、不怕累、任劳任怨的服务精神，不辞辛苦地做好自己的本职工作。

（四）微创外科手术护理道德

微创外科手术是以最小的侵袭和损伤达到最佳外科治疗效果的一种新的外科手术技术，具有创伤小、恢复快、住院时间短、感染率和并发症发生率低等优点。在我国，微创外科手术发展非常快，并将在21世纪更多地替代传统外科手术，成为外科治疗疾病的主要方法。这就要求在微创外科工作的护理人员必须努力学习、刻苦钻研，尽快掌握微创外科手术的有关理论知识，腔镜的原理、操作方法和护理技术，促进微创外科护理业务的发展。护理人员除遵守普通外科手术护理道德要求外，还需遵循以下护理道德要求：

1. 细心观察，服务周到　微创外科手术虽然有创伤小、恢复快等优点，但仍然有一定的局限和缺点。如微创手术操作视野小，镜面容易模糊，会影响手术的观察和操作；微型腔镜器械比较精细，与组织接触面小，稳定性较差，容易引起周围组织或脏器的损伤；微创手术通过画面操作，切除病灶的精确度受限，手术效果容易受到影响。因此，护理人员要特别重视微创手术后的病情观察，及时测量生命体征，仔细观察各种引流管道，微创外科手术的损伤性小，有可能术后并发症的发生比较缓慢，病情不是很典型，这就更加要求护理人员提供周到、细致的护理服务，细心观察患者，及时发现病情变化，迅速作出急救处理。

2. 健康指导，促进康复　微创手术患者恢复快，比一般切口手术拆线早、住院时间短，但并不是出院快就是术后康复，没有生命危险。因此，护理人员要特别重视微创手术患者的健康指导，在住院较短时间内不仅要指导患者科学的休息、饮食和运动，更要教会患者一些促进伤口愈合、预防并发症发生、减轻疼痛等不适的自我护理技巧，指导患者掌握自我病情观察的要点，如一旦发现体温变化、伤口红肿有渗液、手术部位疼痛等要及时到医院诊疗，且不可因手术创面小而轻视细微变化。

3. 钻研业务，精益求精　微创外科手术已逐步扩展到外科各个领域。因此，护理人员既要掌握外科护理的专业知识，还要熟练掌握微创外科常规护理技术，既要懂得心理学、伦理学、社会学等人文社科知识，做好心理护理，还要提高各种微型医疗仪器的操作及维护，以保证微创手术的顺利开展。随着微创外科事业的快速发展，护理工作将面临许多新的研究课题，这就需要护理人员有不断进取的精神，积极学习国内外先进技术，积极探索研究，努力拓展知识层面，与其他医务人员共同做好新技术、新业务的开展和推广，以适应新型外科护理事业的发展。

第三节　特殊护理与伦理

案例导入

精神病院某即将出院的患者由于腹泻，来不及奔到厕所，在走廊时已经拉在身上了。一位护理人员看到后，非但没有善意地安慰她，帮助洗身换衣，相反，板着面孔当众训斥她："看你还像个人，连大便都不会料理！"护理人员慢悠悠地到储藏室取来了干净衣服，丢给患者，"换裤子应该学会啦！"患者又羞又气，立即发病。

特殊护理是指对具有特定生理、心理特点且发病率较高的患者，或处于特定环境中，容易受到各种有害因素侵害的人群进行的护理。一般包括精神疾病患者、老年患者、传染病患者、妇幼患者和临终患者的护理。特殊护理接触的病种多，病情复杂，对护理的要求高，时间紧迫；特殊护理由于受到患者所处的一些特定客观条件的限制，常常遇到一些伦理难题。因此，护理人员应具有娴熟的护理技术和良好的道德修养，才能胜任特殊护理的工作任务。

一、对精神疾病患者的护理道德

在很长一段时间里，由于医学本身的落后和人们对精神疾病的偏见，患者常被视为"鬼魂附体""神的惩罚"而遭到歧视、打骂、侮辱、虐待、遗弃，或任其自生自灭，或惨遭迫害致死。精神疾病同其他疾病一样有其自身的病因和发展规律，也需要得到良好的医疗服务。与其他患者相比，精神疾病患者无自知力，不承认自己有病，甚至拒绝治疗，对这类患者的护理难度非常大。因此，护理人员不仅要有较高的护理技巧，还需具备高尚的护理道德情操。

知识链接

精神病患者绝不是罪人，绝不应该惩罚他们，而必须给予人道待遇。

——18世纪法国医生比奈尔

（一）精神科护理的特点

1. *护理对象特殊*　精神科患者的病因、症状、体征与其他患者不尽相同。大多数患者以精神活动的失调或紊乱为主要表现，缺乏对自己行为的自控力，生活不能自理，特别容易出现伤害、自杀、毁物等行为；部分患者平时表现为孤僻退缩、安静独处，但发病时随时可能发生自伤或自杀、出走，甚至攻击性行为；患病期间，患者往往诉说病情不准、不全或不会，对诊断检查和治疗不配合，有些患者甚至对医务人员抱有敌意。这些问题给社会、家庭、诊疗和护理工作造成一定的难题。

2. *护理难度大，效果反复*　精神科患者在发病期间其思想、感情和行为常常超出一般人的行为习惯和规范，言行怪僻，举止异常，给临床护理造成一定难度；此外，有的患者生活不能自理，没有自我保护意识，护理人员在做好基础护理的同时要承担危急状态的防范与护理、特殊治疗的护理以及帮助患者回归社会等特殊任务，这些都给病房护理增加了难度。精神疾病患者的病程一般较长，发病机制尚不清楚，疾病治疗好转后复发率比较高，有的甚至终身不愈。

（二）对精神疾病患者的护理道德要求

1. *尊重患者，维护尊严*　尊重患者的人格和权利，对护理精神疾病患者具有特别重要的意义。由于疾病的原因，患者长期出现不正常的举动，经常遭到社会的歧视和人们的疏远，甚至戏弄和欺凌，以至在精神疾病患者的护理中存在许多道德和法律问题。1977 年在第六届世界精神病学大会发表的《夏威夷宣言》指出，“把精神错乱的人作为一个人来尊重，是我们最高的道德责任和医疗义务”。因此，应首先明确的是精神病和其他疾病是一样的，患者有得到恰当治疗和护理的权利，精神疾病患者也是人，应当得到尊严的维护；护理人员在护理过程中更应理解、关心患者，不能对患者有任何歧视、耻笑，尊重他们的人格，维护他们的尊严。

2. *保守秘密，维护权益*　由于诊疗护理的需要，要较详细地了解患者所处的社会、家庭、家族状况、个人生活经历、兴趣爱好、婚姻状况以及患病后的各种病态观念和行为等。护理人员对患者的上述资料均要保密，不能对外人谈论或随意提供，也不能作为谈话的笑料，否则会侵害患者的隐私权，损害家属的自尊心，还会引发或激化护患矛盾。如患者知道自己的隐私被泄漏，痛不欲生，可能萌发自杀的念头，或因精神挫折，加重病情。由于精神病患者的精神活动失常，患者不可能正确反映客观情况，有时患者还可能出现意识障碍，难以感知周围的事物，对医务人员的工作无法给予恰当的评价。精神病患者自我保护意识差、反应迟钝，因此，护理人员要恪守慎独，维护患者的合法权益。在涉及法律和国家安全的情况下，应按照法律程序和组织程序提供有关材料。

> **知识链接**
>
> 凡我所见我所闻，无论有无业务关系，我认为应守护密者，我愿意保守秘密。
>
> ——《希波克拉底誓言》

3. *恪守慎独，正直无私*　由于精神疾病患者的思维和情感紊乱，精神活动失常，不能正确地反映客观事物，甚至有些患者不能对自己的行为负责，也不能对医护人员的行为给予恰当的评价，有些患者生活不能自理、温饱不知，甚至由于精神失常，易产生“钟情妄想”等。鉴于上述情况，护理人员必须做到恪守慎独，自觉主动、准确及时地完成好护理任务，不能利用患者价值观念上的紊乱倒错，向患者索取财物，获取不该得的物质利益。在接触异性患者时，态度要自然、端正、稳重、亲疏适度，不可过分殷勤或有轻浮表现，要时刻保持自重、自尊和正直无私。

4. 加强巡视，保证安全　加强病房巡视，保证患者安全是精神科护理的重要内容之一。特别是对于那些有自伤、自杀企图及伤人毁物行为的患者，要加强监护，定期巡视，严格病房的安全制度管理，诸如刀、剪、绳、带以及玻璃制品等危险品不得丢放在病房里，以免造成不安全因素。治疗期间，护理人员应了解每位患者的病情、心理活动和情绪的变化，注意观察，加强防范，杜绝隐患。同时，精神科工作的护理人员也要有自我防护意识，做好自身正当的职业防护，防止人身侵犯和伤害。

二、对传染病患者的护理道德

传染病是指由病源性细菌、病毒、立克次体、原虫等引起的，可通过多种介质和途径在人与人、动物与动物或人与动物之间相互传播的一类疾病。传染病传播面广，传播速度快，严重危害广大人民群众的健康，影响国家的建设、信誉和社会的安定。因此，护理传染病患者，有其特殊的道德要求。

（一）传染科护理工作的特点

1. 传染病患者心理问题多　一个健康的人感染上某种传染性疾病，必然产生焦虑不安感、被限制感、孤独感和自卑感，尤其是三级预防措施的隔离患者，易产生悲观、失望、自卑等情绪，或心情随着疾病的变化而波动，心理问题尤为突出。此外，患者的年龄、性别、职业、家庭、性格、经济和病情等都是心理压力因素，并影响患者配合治疗及治疗的效果。

2. 消毒隔离制度严格　传染病房是各种类型传染病集中治疗的场所，每一位患者都是传染源。为了控制传染病的传播和防止交叉感染的发生，需要有一套特殊的管理制度。如住院期间，对伤寒、痢疾等消化道传染病患者施行床边隔离；对麻疹、猩红热等呼吸道传染病患者施行病种隔离；对传染病患者的物品、器械、注射器等要彻底消毒，做好陪护家属及出院、死亡人员的终末消毒等。因此，严格消毒隔离制度，防止传染病扩散是传染科护理工作的重要特点。

3. 预防和控制疾病责任重　在传染病护理中，护理人员不仅要对患者负责，而且要对自己、对他人、对整个社会人群负责。如果护理人员对消毒隔离工作不负责任，有可能导致院内感染，严重者会引起传染病的暴发流行，并导致严重的社会后果。所有医务人员都应树立“全球警惕，全球应战，防范新出现的传染病”的观念，增强预防和控制传染病的责任感及紧迫性。

（二）对传染病患者的护理道德要求

1. 恪尽职守，勇于奉献　传染病具有起病急、传播快、进展迅速、病情危重等特点，这就要求医护人员树立强烈的时间观念，医护之间密切配合，对于危重患者要早发现、早确诊、早隔离、早抢救，刻不容缓地积极救治。传染病护理过程中，护理人员与传染病患者朝夕相处，密切接触，尤其是抢救危重传染病患者，尽管逐步建立了比较严格的消毒隔离防护措施，但仍有被感染的机会。因此，无论是常规传染病，还是烈性传染病，或者严重疫情时期，护理人员面对患者都不能退缩推诿，应把挽救患者生命作为自己崇高而神圣的职责，严格遵守各项规章制度，始终坚守工作岗位，恪尽职守，防控和抢救工作有序进行，一心一意为患者、社会服务。

2. 尊重科学，操作规范　传染病防治工作不仅是对患者负责，更是对环境和社会人群负责。护理人员在护理过程中必须尊重科学，以科学的态度对待传染病和传染病患者，对工作高度负责，一丝不苟，慎独缜密，从而控制传染病的传播和防止交叉感染的发生。《中华人民共和国传染病防治法》使传染病的防治工作有章可循，有法可依，护理人员要有强烈的法律意识，熟知各项法律条款，依法规范自己的医疗行为，互相监督，一旦发现传染病患者、疑似患者或病原携带者，本着对社会负责的态度立即采取相应的防护措施，及时向相关医疗单位汇报疫情，坚决杜绝迟报、漏报、瞒报和谎报。

3. 群防群治，预防为主　预防为主是我国卫生事业的基本政策和方针。由于传染病具有传染性、流行性等特点，对社会危害较大，在治疗患者的过程中要不断强化社会预防保健意识。在传染病的防治工作中，医护人员既有治疗、护理患者的义务，又有控制传染源、切断传播途径和保护易感人群的责任。本着既要对患者个体负责，也要对社会负责的精神，发现疫情或传染源在向卫生防疫部门报告的同时，要采取积极的预防措施，利用各种时机和形式，向患者、家属和社会开展传染病的预防保健教育，发动广大群众积极参与到传染病的防治控制过程中，更好地发挥群防群治的作用。

三、对老年患者的护理道德

> **课堂互动**
>
> 一位经性传播的HIV感染者，男，38岁，护理人员与主管医师一直与他实行单线联系，实施家庭管理。患者自患病以来一直担心家庭不稳定，妻儿不能理解支持，请求医务人员向他的妻子和家人保密，试问：如果你是护理人员，应该怎样处理？

随着社会经济的发展和医学的进步，人民生活水平不断提高，人的平均寿命不断延长，老龄人口逐年递增，老人的卫生保健问题已受到整个社会的关注。老年人由于组织细胞的自然老化，机体结构和生理功能日趋消退，故患病率高且恢复缓慢。同时，老年人感知觉减退，情绪和人格特征变化复杂，护理人员更需极大的耐心和爱心照顾老年患者。

（一）老年患者护理工作的特点

1. 护理任务繁重　老年人由于器官、组织、细胞生理性的自然衰老，生理功能逐渐减退，躯体的适应力和免疫力日趋降低，老年人患高血压、冠心病、糖尿病等慢性疾病多，患脑出血、肺心病、心肌梗死及恶性肿瘤等危重疾病也较常见。而且，多数老年人同时患有多种疾病，恢复缓慢，易留下各种后遗症；加之老年患者感知觉功能减退，行走不便，生活自理能力差。这些因素使得老年患者的护理范围大，护理病种多，护理工作任务繁重。

2. 护理难度加大　老年人听力下降，记忆力差，患病后主诉不确切，回答病史含糊；老年人随着年龄的增加，其免疫、消化和肾脏的功能下降，患病后易导致院内感染、便秘和药物的蓄积中毒；加之老年人骨质疏松、行动迟缓、自理能力差，心理偏激、固执、不易合作等，致使老年患者的护理难度大。

3. 心理需求高　老年患者来院就诊或住院治疗，经常出现精神过度紧张、忧郁、焦虑、惊恐不安等心理变化。在治疗、护理过程中，患者经常向护理人员探问自己的病因、病情、治疗、用药和手术的安全性，甚至对治疗过程中出现的一些微小问题和预后情况向医护人员提出质疑，甚至大发脾气；有的老年患者悲观失望，对自己的疾病治疗失去信心，表现出沉默不语或拒绝治疗等。以上都给心理护理提出了更高的要求。

（二）对老年患者的护理道德要求

1. *尊重理解，服务周到* 老年患者对社会作出了很大贡献，阅历深、资格老，知识和生活经验丰富，工作有成就，在社会家庭中有地位、有名望，因而自尊心强，他们突出的要求是被重视、受尊重，得到良好的护理。护理人员对待老年人应像对待自己的长辈一样，不论他们的职位高低都应一视同仁，称呼得体，举止文雅，心境大度。护理人员要理解老年患者的心理状态，对他们表现出极大的同情心和耐心，倾听他们的叙述，不厌其烦地回答询问，反复认真地解释说明。对于缺乏自理能力的老年患者，护理人员要经常性地帮助他们洗脸、梳头、剪指甲、洗衣服等。在就诊、检查、治疗等方面要想患者所想，尽可能给予方便和帮助，为老年患者提供一个良好、舒适的就诊和休养环境，使他们产生安全感、舒适感和信任感，以消除各种不利的心理因素。

2. *严谨审慎，耐心细致* 由于老年患者病程较长，病情变化快且复杂，身心耐受性较差，护理人员要以高度负责的精神审慎从事，在确定治疗目标后，设计最佳的护理计划加以实施。对老年患者的观察要细致，尤其是对长期卧床的患者在夜间值班更应警惕，勤巡视、细观察，不能放过任何疑点和微小变化；对于有些记忆力衰退或神志模糊、经常忘记服药或多服药、引起不良后果的老年患者，护理人员要亲自管理服药，指导他们按时、定量用药。静脉输液时，要合理地应用和保护好老年患者的血管，保证给药途径的畅通；长期卧床的老年患者由于局部血液循环差，皮肤的抵抗力下降，易发生褥疮，需耐心细致地做好皮肤清洁和局部按摩，预防褥疮的发生。

3. *关爱帮助，有效沟通* 由于机体功能退化，老年患者一般都有不同程度的健忘、耳聋和眼花，护理人员要勤快、细心、耐心、周到，不怕麻烦，耐心沟通，积极护理。护理人员可根据老年人的特点，在生活护理和医院设施方面做些改进，如在走廊上加扶手；房门不设门槛，或用斜坡代替门槛，以方便轮椅进出；配备标记鲜明的呼叫装置、便携式坐便器、活动餐桌等。老人对疾病诊断和治疗等相关知识了解的需求是比较迫切的，但时间对老年人来说，过得很慢，所以，他们的动作也很慢。护理人员要多体谅这一点，与他们说话时，语速也要放慢，解释病情时要多重复两遍。对已存在认知功能减退的老人，护理人员交代的事情不宜过多，为避免他们忘记，护理人员还要多提醒。某些特殊的事情，如需要禁食、禁水、禁药等，护理人员可写成文字，放在明显处提示。

> **知识链接**
>
> 凡乡井同道之士，不可生轻辱傲慢之心，切要谦和谨慎，年尊者恭敬之，有学者师事之，傲慢者逊让之，不及者荐拔之，如此自无谤怨，信和为贵也。
>
> ——医家五戒十要

四、对妇幼患者的护理道德

做好妇女儿童的护理工作，保障她们身心健康，是我国人民卫生事业的重要任务之一，是广大护理工作者义不容辞的责任和义务。做好妇女儿童的护理工作，提高优生率、降低病死率，是关系到医疗护理质量，关系到家庭、社会的稳定，关系到国家未来发展的大事。

（一）妇幼患者护理工作的服务对象牵扯面广

1. 服务对象特殊　优生优育、提高人口素质是我国的基本国策。妇幼护理的对象既要面向妇女（妇女、孕妇、产妇或母亲），又要顾及儿童（胎儿、新生儿、幼儿、儿童）。因为涉及两代人，关系到千家万户的幸福和民族的繁衍，更说明护理工作的重要。此外，妇产科患者由于住院时间短、床位周转快、流动量大；婴幼儿又无自述能力、自理能力，且病情发展变化快，不稳定因素多等特点，增加了护理工作的难度和工作量。

2. 心理复杂，护理难度大　妇产科患者因内分泌变化的影响或受传统道德观念的影响，加之疾病、妊娠、手术等，常出现一些特殊的心理变化，如羞怯、压抑、恐惧心理等。这些心理因素常导致患者拒绝妇科检查或不愿坦言真情，给诊疗和护理工作带来困难。儿科患儿特别是婴幼儿由于年龄小，理解能力和语言表达能力差，常由于恐惧心理加上疾病引起的痛苦，以哭闹的方式来表达，在治疗和护理中往往不予合作，也给护理带来很大的难度。

3. 护理任务重，责任大　随着计划生育工作的开展和人类辅助生殖技术的应用，妇女保健的范围不断扩大，护理服务不仅涉及服务对象的婚姻、生育、家庭等问题，还要涉及保护妇女权益、优生优育、计划生育、人流堕胎、性别鉴定、生命质量等许多社会性问题。此外，儿童处于生长发育的阶段，免疫系统不完善，抵抗力差，易感染传染性疾病。因此，妇幼护理工作任务繁杂，服务对象对护理工作的要求较高。

4. 护理技术要求高　我国政策规定一对夫妻一个孩子，孩子成了家族中几代人的中心而备受呵护，在照顾患儿时护理人员稍有不周便引发激烈的医疗纠纷。这就需要儿科护理人员具有扎实的理论知识、娴熟的护理技能、良好的沟通能力。而妇产科工作常常涉及到两代人的生命、健康，关系到千家万户的幸福、欢乐，影响到国家、民族的兴旺、发达。所以，国家、群众、患者及其家属对妇产科医护人员的技术要求高，希望能为她们及时治疗，科学护理，早日痊愈。

（二）对妇幼患者的护理道德要求

1. 工作细致，技术严谨　母婴抗病能力弱，致病因素多，特别是围产期，危险系数大，死亡率高。故护理人员在工作中要严谨细致，勤观察、细检查，及时了解孕妇病情变化的征兆，严格掌握助产、剖宫产指征，一旦发现情况要认真分析、作出准确判断，及时给医生提供病情变化的信息并共同采取恰当的处理措施，确保母婴安全。

2. 尊重妇女，维护权益　妇科患者多患有生殖器官疾病，害羞、惶恐、压抑是普遍的心理状态。所以，对这类患者进行治疗及护理时，态度要严肃，行为要端庄，不得随意开玩笑。要注意保护患者的隐私，绝不能将患者的患病信息外传或当做谈话资料，尊重妇女的人格。

3. 态度和蔼，关爱患者　儿科患儿因在陌生的医院环境，因疾病的痛苦，因与父母分离，大多会产生恐惧、焦虑和不安的情绪，经常哭闹，拒绝护理、治疗等。这就要求护理人员对患儿的态度要和蔼，说话要温柔，表情要亲切，了解他们的生活习惯和爱好，丰富他们的生活内容。对残疾或身体有缺陷的患儿，不要取笑他们，避免伤其自尊心，即使患儿暂时不合作，也不要责怪他们，应不厌其烦地多加安慰，尽量满足患儿的需要。

五、临终关怀的护理道德

临终是指人的垂死状态，此时，由于疾病末期或意外事故而造成人体主要器官的生理功能衰竭，不能用现有的医疗水平治愈，生命过程即将终结。目前国际上对临终时期尚未有统一的标准。日本对只能存活2~6个月的患者称为临终患者，美国对估计只能存活6个月以内的患者称为临终患者，而英国对预计能存活1年以内的患者称为临终患者，我国则将能存活2~3个月的患者称为临终患者。

知识链接

人临终的时候总比他们以往引人入目。正如夕阳的余晖，乐曲的终了，杯子底的美酒一样，留给人的记忆最温馨，最甜蜜，也最久远。

——莎士比亚

（一）临终关怀的概念

临终关怀一词源于中世纪，又称善终服务、安宁照顾、终末护理、安息护理等。是指社会各阶层（医生、护理人员、社会工作者、宗教人士、志愿人员以及政府和慈善团体等）组成的团体，专门为临终患者及其家属所提供的生理、心理、社会方面的全面支持与照护。其目的在于使临终患者的生命质量得以提高，能够无痛苦、舒适地、有尊严地走完人生的最后旅途，并使临终患者家属在沮丧期内得到生理、心理的全方位、高质量的关怀与照护。做好临终护理工作，帮助临终患者安详、无痛苦、有尊严、平静地走完人生的最后旅程，这是护理人员应负的伦理责任。

（二）临终关怀护理的特点

1. 临终患者心理变化特殊　临终患者接近死亡时会产生十分复杂的心理和行为反应。多年来，很多西方研究者在探讨临终患者的心理时最常引用的是美国医学博士库布勒·罗斯1968年发表的《论死亡和垂死》一书中的内容，将身患绝症患者从获知病情到临终整个阶段的心理反应过程总结为五个阶段：①否认期：患者不承认自己患有“绝症”或病情在恶化的事实，表现为心神不定、对真实症状害怕和恐惧，保持孤立，企图逃避现实。②愤怒期：患者已知病情或预后不佳，但又不理解命运为何这样捉弄自己，为将失去健康、生命而感到愤怒。③协议期：患者开始接受患病的残酷现实并认识到严重后果，反应趋于平静、随和；同时，期待医护人员能妙手回春或延长生命以便能完成未了的心愿。④忧郁期：身体状况日益恶化，患者深感自己将失去一切而陷入意志消沉、忧郁、焦虑、叹息、伤感之中，绝望地等待着死亡的临近。⑤接受期：患者正视死亡的现实，无可奈何、听天由命地替自己的后事进行安排，接受死亡的最终来临。

2. 临终关怀的目标与临床医疗不同　临终关怀是对临终患者的照护，其重点不在于治疗疾病、延长寿命，而是心理和社会等多方面的护理。临终关怀与临床医疗相比较有以下特点：①收治的对象主要是临终患者，特别是晚期癌症患者或患有类似疾病，身心正遭受痛苦煎熬的患者。②工作方法不是以治疗疾病为主，而是以缓解症状、支持疗法和全面照护为主。③工作目标不是为了延长患者的生命，而是提高临终患者的生命质量，维护其生命尊严和价值。④工作内容不仅包括缓解患者的躯体痛苦，更包括心理关怀和社会支持。⑤工作范围不但涉及照顾、关怀临终患者，而且涉及对患者亲属给予慰藉、关怀和帮助。

（三）临终关怀与临终护理的伦理意义

1. 有利于医学人道主义的升华　临终关怀从多方面照护患者，使患者的临终生活有意义、有质量、有价值、有尊严；死得安详舒适，减少牵挂，不留或少留一些复杂的家庭纠纷和难以处理的家庭和社会问题。与临床护理相比，所体现的医学人道主义精神更彻底、更完善、更具有新的内容和活力，人道主义在临终关怀事业中得到了深化和升华。

2. 有利于树立现代医学观，完善卫生保健体系　临终关怀改变了传统医学关于应急性救治和维持生命至上的观念，也改变了医务人员在临床上见病不见人的现象，让医务人员重新审视医学的本质及人类生命的意义，这有利于树立全新的现代医学观，促进医学科学的发展。

3. 体现了生命神圣、质量和价值的统一　当人的生命处于临终状态时仍受到应有的关心和照顾，维护了生命的神圣。一个人临终时在舒适的状态下度过，其生命质量到最后得以提高。临终患者获得临终关怀，有尊严地离开人世，其生命价值也得以提高。

4. 有利于医学道德水平的提高和社会文明的进步　临终关怀主要倚赖医务人员高度的同情心、责任感以及对临终患者的人格、权利及生命价值的尊重，以及对临终患者家属同情、关怀和疏导，这项工作必然会促成医务人员高尚的道德素质养成和提高。临终关怀所倡导的是社会各界人士对社会弱势群体予以关爱的思想，付出自己的财富、时间以及感情，给临终患者及其家属以全面的关怀，这是人类社会文明进步的表现。

> **课堂互动**
>
> 贾某，男，64岁，农民。医院确诊为肝癌晚期，由家属陪住当地县医院，采取支持疗法，但病情日渐加重。医生查房时说："这患者根本无康复希望，继续治疗无疑是一种浪费"。不多时，患者出现呼吸困难，有痰鸣音，但无力咳痰，进而呼吸困难加重，家属万分着急找到医护人员要求抢救。而医护人员无所谓，慢吞吞地来到床边，进行吸痰等抢救。然而，患者终因体弱、窒息而抢救无效临床死亡。为此，家属将县医院医护人员告上法庭，理由是抢救不及时，请求法院判定医院给予赔偿。请讨论医护人员是否负有道德责任。

（四）临终护理的道德要求

1. 帮助临终患者缓解恐惧及痛苦　患者处于临终状态，不得不面对即将到来的死亡问题。此时，他们大多表现出恐惧、悲观、绝望，作出一些让人难以理解的行为反应。对此，护理人员一定要把握临终患者的心理特点，要有宽容、大度的胸怀和谦让、容忍的品质，尽力做好该做的工作，使患者始终都能获得精神上的安慰。另外，临终患者特别是晚期癌症患者，因长期疼痛折磨，其躯体遭受极大痛苦，精神极度崩溃，控制疼痛成为他们的迫切要求，此时，护理人员义不容辞的道德责任是采取医学的、心理的方法，尽最大努力去帮助患者解除肉体上的痛苦，在生命最后的时刻仍然享受到优质的护理服务，平静地离开人世。

2. 尊重临终患者的权利　临终患者在未进入昏迷状态之前，他的各种意识活动还是存在或正常的。因此，他有权对自己的生活方式、医疗、护理措施等提出自己的要求和主张，他有权得知病情。护理人员除了要尊重临终患者的这些权利外，还要保证患者的隐私权。对于临终患者需要获悉病情真相时，医护人员相互之间要保持一致，且必须采用恰当的方式和语言，避免带给患者不必要的刺激；如果患者没有获悉病情的意愿，护理人员不可主动告之，更不能随心所欲地乱讲。

知识链接

形变而有生，今又变而之死，是相与为春秋冬夏四时行也。

——《庄子·至乐》

3. 创造适宜临终患者的环境　尽管临终关怀让人们改变了对死亡的认知，但是对死亡有正确的认识并不等于人们对死亡的无所谓。应该说人们能够坦然面对死亡，但却不需要时时被提醒死亡的即将来临，他们更希望在不知不觉中愉快地走完人生中最后一段旅程。对于护理人员来说，创造一个适宜于临终患者的修养环境是一项很重要的任务。世界上绝大多数临终关怀医院都在着力突出其环境的非医院化特色，临终关怀工作者都在试图把临终关怀医院变成一个温馨的大家庭、美丽的花园、休憩的场所，这样的环境对临终患者来说是最好的。

4. 照顾和关心临终患者的家属　在临终关怀中，护理人员要能够设身处地地对家属予以理解和同情，真心地帮助他们解决一些实际问题，使他们伤感的情绪得以缓解。如亲属悲伤时采取相应措施，营造一种冲淡忧郁的氛围；亲属较长时间照顾患者造成精神和体力的疲劳时，帮助其安排好患者的饮食、休息；经常与亲属交谈、沟通，交换意见，增加相互间的信任和合作；积极做好患者身心的护理，尽力满足亲属提出来的合理要求，使其尽“孝心”“爱心”的愿望获得满足；支持并指导亲属为患者做力所能及的护理工作，令其心灵慰藉，令患者享受天伦之乐。

六、尸体护理的道德要求

尸体护理的目的是使尸体清洁无味、五官端正、肢体舒展、位置良好、易于鉴别。护理人员对死者进行良好的尸体护理，不仅体现了医务工作者对死者的负责和尊敬，也是对家属的一种极大的安慰。

1. 敬重死者，尽心料理尸体　患者死亡后，护理人员应始终保持尊重死者的态度，及时、严肃、妥善地料理好尸体，认真细致、一丝不苟地按尸体料理程序进行操作。护理人员不能认为尸体已无知觉而随意摆弄，轻率暴露；不能有轻视、厌烦的态度；不能违背处置规程或任意省略操作环节；更不能在死者旁边谈笑风生，嬉笑逗闹。

2. 做好尸体及其周围环境的处理　护理人员在尸体料理中，还必须担负对他人、社会的道德责任，妥善处置好尸体。为了避免惊扰其他患者和恶性刺激，在条件允许的情况下，患者在临终前移至抢救室或单人房间，以便进行临终前相应的处理及尸体料理。如果床位紧张，应当设置屏风遮挡，一方面可以避免同房间的患者受到不良影响，另一方面也是对死者的尊重。在进行尸体料理过程中，可以邀请死者家属参与，让他们亲手料理自己亲人的后事，这样会使他们在心理上得到安慰。但如果遇到有传染病患者的死亡，其尸体料理必须严格按照消毒隔离原则进行，病室及死者的用物应给予彻底的消毒，以防传染病的传播。

3. *妥善处理遗嘱、遗物* 死者的遗物对其家属来说是十分重要的物品，护理人员要尽心尽责，做好死者遗物的清点、保管和处理工作，并及时转交给家属。如果亲属不在，应由两名护理人员共同清点、记录，并交有关人员代为保管，并通知亲属前来认领。护理人员绝不可草率行事，对死者遗物不管不问，随意处理，更不能将死者贵重物品占为己有。死者遗嘱具有法律意义，护理人员担当见证人时一定要慎重行事，如有死者生前委托，一定要按照其意愿，将遗嘱交给其亲属或单位领导或他人。同时，要尊重死者的“隐私”，切不可到处乱传遗嘱内容。

4. *劝慰解释，安抚家属* 让死者安息，让生者满意，是护理人员的工作职责。患者死亡，无疑对其亲属是个沉重的打击。护理人员要理解死者家属的悲痛心情，并提供适当的场所、适当的机会让他们得以宣泄。另外，在适当的时候，要对家属进行关于死亡的科学教育，要让他们尊重生命的过程，面对现实、承认现实，劝导其节哀保重，以健康的心理度过悲伤阶段，安排好将来的工作和生活。

第四节 整体护理与伦理

知识链接

整体护理的由来

1980年，美国波士顿大学护理专家李式鸾博士来华讲学，重点介绍了美国1970年兴起的护理分工制度，并将“护理程序”引入我国，受当时国内正在推行的农村联产承包责任制的影响，译为“责任制护理”。即由护理人员对患者从入院到出院全面负责的一种工作制度，护理人员对患者实行8小时在班，24小时负责制。1994年后，美国乔治梅森大学护理与健康科学学院吴袁剑云博士来华讲学。她根据中国护理临床和教育实际，设计了既适合中国国情又与国际先进护理接轨的系统化整体护理制的改革，并帮助国内多家医院建立了模式病房。随后，整体护理在我国逐步普及，不断完善。

回顾我国护理事业的发展历程，最具代表性的全球化影响当属整体护理的引进。20世纪90年代初期，我国借鉴国际护理学发展的成功经验，在生物－心理－社会医学模式的基础上有组织地开展了整体护理试点工作。这种个性化的、整体的、有效的服务模式，追求的是患者在生理、心理、社会的整体满足而不单单是生理上的舒适。如“保护患者隐私”“患者的知情同意权”“医院各专业人员的规范服务标准”等成为整个卫生行业的服务准则。整体护理将以尊重患者的生命价值、人格尊严和个人隐私为核心的护理本质得到更大范围的体现和延伸。

一、整体护理的概念

整体护理是以“人的健康”为中心，以现代护理观为指导，以护理程序为基础框架，并把护理程序系统化地应用于临床和护理管理的工作模式。这个定义也表明整体护理是护理科学关于人和护理两个方面的理念结合。整体护理工作内容：一是以系统的方法将患者看作一个心理的、社会的整体，以患者为中心满足患者全身心的需求；二是护理的服务对象从患者扩大到健康人，即不只是帮助患者恢复健康，还包括预防和保健工作；三是护理服务于人的生命过程，从出生到衰老以至临终各个阶段需要的护理；四是护理不仅服务于个体，还要面向家庭、社区，重视自然环境对健康的影响。

二、整体护理的特点

整体护理的目标是“以患者为中心，让患者受益”，根据人的生理、心理、社会、文化、精神等多方面的需要，提供适合个人的最佳护理。

1. 整体性　整体护理要求以整体人为中心，以护理程序为核心框架，以现代护理理论为基础，要求每个护理人员都要为患者全面负责，护理人员工作的思维方式不再是被动执行医嘱，机械完成护理任务，而是围绕护理程序，把护理伦理、职责、评价、人员的组织结构、标准、护理计划和教育计划等各个环节有机地结合在一起。整体护理还需要辅助支持系统的支持，即技术支持系统（物品、药物等运送系统，信息的传递系统等）、结构支持系统（人员的组织管理，医院的环境、设备、条件等）的支持。

2. 全面性和专业性　整体护理是以人的健康为目的的，而人是生理、心理、文化、社会各个层面的综合体。护理工作自始至终贯穿于人的整个生命过程，所以，护理人员必须对患者全面负责。此外，整体护理的实施有很强的专业性，护理人员要对各种疾病制订完善的护理计划，包括疾病的护理诊断、护理措施、护理评价等；护理人员要针对患者的需要个体化解决患者的健康问题；并注重以人为本，重视调动患者及其家属的自我保护意识，贯穿健康教育，商议和制订护理计划，鼓励患者参与自身治疗和康复活动，促进护患关系良性发展。

三、整体护理的伦理意义

1. 促进了我国护理学科的发展　使我国的护理学科从“以疾病为中心”的阶段向“以患者为中心”的阶段迈进，无疑使中国的护理水平向专业化迈出了一大步，初步形成了临床、教学、管理相对独立的学科体系。

2. 整体护理使患者受益　整体护理由于强调了护理的整体性，不仅为患者提供了身心护理，还进行了多种形式的健康教育，增加了患者治疗的依从性，使患者真正从中受益。

3. 增强了护理人员的价值感　整体护理的实施，要求护理人员独立自主地为患者的健康解决问题，比如护理诊断需要护理人员独立完成，不仅提高了护理人员工作的积极性，也增强了护理人员的专业价值感。

4. 增强了护理人员的成就感　整体护理的实施提高了护理人员学习专业理论知识的积极性，让护理人员感受到自身的价值，使整体护理质量不断提高。特别是实施“责任制整体护理”模式后，患者比以往“功能制护理”模式更信任和依赖护理人员，护患关系得到加强，医患关系更加紧密。

四、整体护理的道德要求

1. 主动承担责任，自觉为患者服务　自觉履行护理职责是整体护理的重要内容，也是整体护理取得成功的关键环节之一。开展整体护理时护理人员的职责有一系列内容：如收集和记录患者目前的健康状况和病史，对病情进行连续的、准确的评估并进行恰当的处理，准确作出护理诊断，制订系统的、合适的护理服务，依据患者的需要，以舒适和安全的原则采取护理措施，遵医嘱准确给药并观察和记录患者对药物的反应等。这一系列工作都需要护理人员自觉地承担责任，积极热情地投入工作，处处严格要求自己，以良好的道德修养和娴熟的业务技能，圆满地完成护理工作任务。

2. 独立思考判断，及时解决问题　整体护理进一步明确了护理的业务范围、护理职责和专业任务，提供了解决护理问题的科学工作方法，促使护理专业走向独立。如在护理评估中，对患者资料的收集和处理，要针对不同对象的年龄、性别、文化程度、职业、知识结构、信仰、生活习惯、家庭社会环境及发病史等有关内容，结合患者的身心状况进行独立的综合思考，具体分析，提出护理问题，进而制订解决问题的计划，并认真加以实施；又如整体护理要求护理人员作出不同于医疗诊断的护理诊断，而护理诊断准确与否，直接关系到护理计划的制订和实施，而护理人员作出准确、恰当的护理诊断，要对服务对象现存的或潜在的健康问题所反应的主观资料进行综合分析、独立思考。总之，护理人员只有主动进行独立思考，才能搞好整体护理工作并更好地发挥潜能，才能为患者解决更多的问题。

课堂互动

患者家属，女，39岁。这位母亲带着一个已经多次发生过晕厥的8岁儿子来院就诊。护理人员对该患儿评估时未了解到有心脏病家族史，未在护理病历记录。医生在问诊时了解到该患儿母亲和父亲均有二尖瓣狭窄，并在病程中详细记录。医院进行病历质量检查，发现存在的问题，对该科室进行相应处罚并批评。请讨论护理人员的道德责任。

3. 刻苦钻研业务，提高专业素质　整体护理对护理人员的素质提出了新的要求，护理人员除了在职业道德、身心健康等方面应该达到更高要求的标准外，在基本业务方面应达到：具有规范的基础护理能力，具有收集患者资料、分析和诊断一般健康问题、制订护理措施、实施身心整体护理的能力；具有对危重患者的应急处理能力和配合抢救能力；具有护理管理能力、计算机操作能力和较强的自学能力等。护理人员要具备以上素质和能力就必须刻苦钻研、积极进取，既要掌握临床护理知识，又要具备良好的语言表达能力、准确的判断能力和有效的沟通能力、高雅的个人修养等。总之，刻苦钻研、积极进取是整体护理对护理人员提出的伦理规范，也是每个护理人员追求个人价值和自我完善的必备道德品质。

4. 热爱护理专业，培养良好气质　在整体护理实践中，护理人员要努力树立干一行爱一行的职业精神，培养正直、正派的工作作风，为患者提供全面、周到、细致的护理。切不可因患者文化程度、职业、地位、经济收入、外貌等的差异而以不同的态度和行为对待他们，要坚持平等待人、处事公平，以取得患者的信任。护理人员在遇到抢救危重患者或急症患者等特殊情况时，应具有冷静的头脑和果断处理问题的能力，做到忙而不乱、急而不躁，迅速作出决定，积极组织抢救，以达到预期的效果。护理工作强度大、耗时长，尤其实施整体护理，护理人员要涉及患者生理、心理和社会等各方面的护理问题和工作内容。因此，在工作实践中要始终保持充沛的精力和积极向上的心态，才能保证注意力高度集中，才能做到精益求精，从而取得良好的护理效果。

第五节 心理护理与伦理

案例导入

用心治病

患者，女性，19岁。有一天与好友吵架，从此一蹶不振，常常心烦失眠、头痛健忘、焦虑不安。母亲带其到精神科治疗，服药后病情有所缓解，但母亲心急如焚，希望其赶快恢复学业，在家中悉心照顾，事事顺从，患者虽有好转，还常有些不舒服，出现药物的副反应。母亲再次带女儿去精神科住院治疗，患者住院期间病情显得很严重。但医生在检查时发现她的客观表现与病情的严重程度不相符合。而且，医务人员越关心她，她表现出来的痛苦越重。经过医生详细体格检查和护理人员的细心观察，初步判断不是由于药物副作用引起，有可能是心理因素作用的缘故，遂即调整治疗护理方案，应用暗示疗法和心理护理干预，一周后患者病情好转，恢复正常生活学习。

随着医学模式的转变，人们越来越深刻地认识到心理因素与疾病的关系。现代医学科学证明，心理致病是通过人的中枢神经、内分泌、免疫系统这些中介来起作用的。紧张、不愉快的情绪，造成不良的心理刺激，影响中枢神经系统，使内分泌系统功能紊乱，并降低免疫系统的作用，从而引起心身疾病。心理因素既可以导致疾病也可以治疗疾病。因此，研究患者的心理需要和心理问题，探讨心理护理伦理是我们面临的一个重要课题。

一、心理护理的概念

心理护理是指在护理过程中，通过护理人员的言语、行为、态度、表情和姿势等，改变患者的心理状况和行为，使之有利于疾病的好转与健康的恢复。患者在患病后，由于社会角色的转变，住院后由于环境改变都会产生患者特有的心理需求和反应。护理人员在与患者交往过程中，通过良好的言语、表情、态度和行为，去影响患者的感受认识，改变其心理状态和行为。具体来说：心理护理可以解除患者对疾病的紧张、焦虑、悲观、抑郁等情绪。调动其主观能动性，树立战胜疾病的信心，协助患者适应新的社会角色和生活环境，帮助患者建立新的人际关系，特别是医患关系、护患关系、患者之间的关系，以适应新的社会环境。通过心理护理，护理人员要尽可能为患者创造有利于治疗和康复的最佳心身状态。

二、心理护理的特点

1. 心理护理的程序性　心理护理的程序性是指对患者的心理反应进行有计划、系统的护理，是综合的、动态的具有决策及反馈功能的过程。心理护理按照护理程序作为护理实践中的工作方法，能够保证患者得到完整的、连贯的、具有专人负责的管理。具体程序有：收集资料、提出问题、制订计划、具体执行、效果评价等几个基本过程。

2. *患者心理需要的多样性* ①希望得到尊重：患者不是一个被人研究的病例，也不是一个简单的床号。有些患者会觉得因有病而失去价值或成为他人的负担，产生自卑心理。②希望被理解：当一个人在患病时，希望得到别人理解的愿望要比健康时更强烈，患者希望与周围人建立友好的关系，得到亲朋好友的关怀与理解。③希望得到更多信息：患者希望获得与自己健康有关的信息，如疾病的诊断、治疗、护理信息，如何配合治疗、护理信息，病情的发展和预后信息等。④希望得到更多的关心和帮助：患者在医院面对狭小的病房，总是希望空气清新，窗明几净，摆设整洁，清洁卫生，病员之间关系融洽。因此，护理人员应根据病房的条件，患者的具体情况，安排一些适当的活动，开展阅读报刊，组织一些适宜的文化娱乐活动，陶冶患者的情操，增强战胜疾病的信心。

三、心理护理的伦理意义

1. 有利于调动患者的主观能动性，树立战胜疾病的信心。在照顾期间，护理人员可帮助患者感受到自己有价值、被重视、可尊敬。护理人员严格保守患者的秘密，尊重患者的个性，从而让患者得到被人尊重的感受，从而树立战胜疾病的信心和决心。

2. 有利于患者适应医院环境和各种人际关系，使其处于最佳状态接受治疗和护理。心理护理的主要目标是护理人员给予患者更多的理解与帮助，使患者感受到医务人员、亲人、朋友对他们的理解、关心和照顾，使他们感到安全，能以良好的心理状态接受治疗和护理。

3. 有利于避免不良情绪的刺激，改变患者一些不良行为。护理人员在心理护理的同时，能够认识到环境对患者情绪的影响，要努力创造良好、安全、温馨的医院、病房和治疗环境，促进疾病的治疗，特别是心身疾病的治疗。

四、心理护理的道德要求

1. *真诚待患，对症护理* 以高度的同情心真诚对待每一位患者是护理人员开展心理护理的最基本素质要求，是建立相互信任关系的前提。只有同情、尊重患者，根据个体特点提供适宜的、真心实意的帮助，解决患者的心理问题，减轻或消除患者的痛苦，才能使患者建立起有利于治疗和康复的最佳心理状态。如对孤独感较强的患者，护理人员尽量不要安排其住单人病房，并多与患者接触、交谈；对有恐惧心理的患者，护理人员要多予以安慰和鼓励，增强患者的信心和勇气；对处于气愤和恼怒状态的患者，护理人员要冷静和容忍，耐心劝导，并以高尚的情操和精心的护理来感化患者。

知识链接

同情心是对弱者和不幸者的同情和怜悯，并要设法帮助别人的心理。人道主义的基础和出发点，也是人际交往的根本。同情心是构成完美个性、良好品质的要素之一。

2. *了解患者，满足需要* 个体患病以后，因文化、背景、年龄、性别等因素影响，同样的健康问题均有不同的心理反应。护理人员要准确、全面地了解每位患者的心理特点，根据具体情况满足患者对护理的心理需求，帮助患者克服困难，战胜疾病。如护理人员了解到住院有获得安全感的需要时，则应防止发生差错事故和意外事故的发生，预防交叉感染，观察药物的副作用；了解到患者有被认识与尊重的需要时，应认识并熟悉每位患者，一视同仁地对待和尊重他们；了解到患者有被接纳与友好相处的需要时，应将新入院患者介绍给其他病友，并鼓励大家相互关照、建立友谊，使每个患者都感到温暖，情绪稳定等。

3. 严格保密，赢得信任　患者信任护理人员，把困扰自己的心理问题，包括秘密和隐私倾诉出来，这些秘密和隐私有时甚至连配偶、父母都不知情。因此，护理人员应该严格为患者保守秘密与隐私，赢得患者的信任。如果随意泄露，护理人员就会失去患者的信任，不但心理护理难以继续进行，而且要负伦理甚至法律责任。但是，如果护理人员发现患者有伤害自己或他人的意图时，在患者事先不知道的情况下，可以告诉家人或他人，这是对患者及他人的安全负责。

4. 努力钻研，提高能力　患者的心理变化可通过其表情、言语和行为等方面表现，护理人员要在工作实践中锻炼自己敏锐的观察力和良好的思维能力，善于从患者的表情及性格、爱好、习惯等方面，了解他们的心理需求。结合自己的专业知识，以丰富而有预见性的想象力，预测患者心理现象的发展动向，作出正确的判断，给予针对性的、有效的心理指导。此外，护理人员中肯的话语、亲切的语调、清晰的语音，伴随良好的体态语言对患者来说犹如一剂心理良药。所以，护理人员要训练良好的语言表达能力，善于运用语言，帮助患者稳定情绪，树立信心，变消极为积极，主动配合治疗。

综合测试

一、选择题【A 型题】

1. 关于基础护理叙述不妥的是
   A. 基础护理是一项人道的、有价值的科学性劳动
   B. 基础护理要一切服从患者利益和工作的需要
   C. 基础护理要把患者安全放在首位
   D. 基础护理只涉及护患关系
   E. 基础护理工作与医生关系密切
2. 门诊护理的伦理规范，下列哪项除外
   A. 热情服务，高度负责
   B. 创设优质环境，搞好健康教育
   C. 尊重服务对象，讲求团结协作
   D. 技术扎实过硬，作风严谨求实
   E. 争分夺秒，协助医疗体检
3. 医院急诊是抢救患者生命的场所，也是医院的重要部门。因此，护理人员应树立的首要道德观念是
   A. 认真负责　　B. 时间就是生命　　C. 严谨求实
   D. 热爱专业　　E. 灵敏机智
4. 特殊护理的特点包括如下方面，除了
   A. 服务难度大　　B. 服务范围广　　C. 道德要求标准高
   D. 伦理难题少　　E. 专业技术要求高

5. “把精神错乱的人作为一个人来尊重，是我们最高的道德责任和医疗义务”。这段话选自
A.《夏威夷宣言》　B.《东京宣言》　C.《妙文集》
D.《郝尔辛基宣言》　E.《希波克拉底誓言》

6. 临终患者的道德要求有如下内容，除了
A. 尊重和理解临终患者　B. 尊重临终患者的生活　C. 维护临终患者的权利
D. 限制临终患者的生活方式　E. 尊重临终患者的人格

7. 做好整体护理的首要道德条件是
A. 独立思考　B. 刻苦钻研　C. 积极主动
D. 自觉承担责任　E. 尊重患者

8. 一天傍晚，急诊科送来一无主患者，患者严重摔伤并伴有休克。此时医护人员正确的做法是
A. 找到家属并等其来院后再抢救
B. 待查明摔伤原因后再抢救
C. 等交足了预付金再抢救
D. 交足一定医药费后再抢救
E. 在仔细分析病情的同时，争分夺秒地抢救

9. 一名护理人员发现自己给患者发错了药，不知如何是好，请帮助她选择最佳行为
A. 通知患者，请求谅解
B. 不让任何人知道，神不知鬼不觉，侥幸心理
C. 报告护士长，立即调换药品，并向患者致歉
D. 只报告护士长，不需调换药品
E. 不报告护士长，也不需调换药品

10. 王先生食欲不振，并出现右上腹疼痛，巩膜黄染。医生诊断是肝癌晚期，护理人员小张选择的护理措施正确的是
A. 对患者有什么说什么，实情相告
B. 先通知家属，并配合家属一起鼓励和关怀患者
C. 向患者、家属同时宣布病情，并安慰患者想吃什么就吃什么
D. 将诊断书交给患者，隐瞒部分实情
E. 对患者和家属均采取保密，待病情危重时再告诉家属

二、简答题

1. 简述基础护理的工作特点及护理道德要求。
2. 试述急诊科护理道德基本要求。
3. 简述整体护理的概念及护理道德基本要求。
4. 试述心理护理工作特点及护理道德基本要求。
5. 简述临终关怀与临床治疗的不同之处。

三、护理职业角色训练

（一）角色训练理念

通过对临床护理伦理的理论学习、讨论及感悟的过程中，护理人员能正确认识临床护理工作的特点和劳动价值，建立牢固的职业信念，树立崇高的职业理想，努力成长为一名优秀的护理人员。

（二）角色训练目标

依据案例提示组织学生进行角色互换训练，使护生能感知到临床护理实践，自觉培养良好的职业道德品质，提高面对具体医疗情境时的伦理应激能力，进而将临床伦理的具体要求转化为指

导自己职业活动的伦理道德实践，完成知与行的最终统一。

（三）角色训练计划

【角色互换】

1. 案例资料　脑卒中偏瘫后生活不能自理的王大妈，她和老伴生活在大城市的某个小区。最近，他们与一家医院签订了一份服务合同，医院派出一位中级职称的专科护理人员，每日定时入户为王大妈输液治疗，总计15天，合同履行顺利。到了11天时，护理人员入户服务时王大爷下楼取牛奶。恰巧此时王大妈尿床了，护理人员认为这项服务不在合同范围内，静脉输液针固定好，观察片刻无异常后便离开了。

2. 活动方式　组织学生进行角色扮演，续写角色资料，并谈出各自感受。

3. 活动目标

（1）加深护理人员对基础护理道德规范的理解。

（2）熟悉老年患者护理的特点及伦理要求。

（3）感悟临床基础护理实践工作的内涵。

（4）换位思考并体会患者的健康需要。

（5）学会知识的灵活应用。

4. 活动步骤

（1）分组讨论案例资料。

（2）情景表演，每组推荐3名学生分别扮演王大妈、王大爷、护理人员。

（3）提出问题，组员回答。

（4）组织各组分别汇报讨论结果。

（5）重温相关理论知识，教师小结，给予评价。

（6）课后每位参与学生提交护理心得，要求在800字内。

（7）成绩评定　参与小组讨论的，每人记实践成绩1分；推荐表演的，在此基础上加1分；获得小组名次的，在前两项上分别再加1分；提交辩论心得报告者，在前三项基础上加1分。成绩评定的评委由任课教师、班长、团支书、学习委员和各小组长组成。

【实践活动】

1. 案例资料　某医院内科病房，治疗护士误将甲床患者的青霉素注射给乙床患者，而将乙床患者的庆大霉素注射给甲床患者。当她发现后，心理十分矛盾和紧张，并对乙床患者进行严密观察而没有发现青霉素过敏反应。问：

（1）该护理人员是否应该把此事报告给护士长？

（2）是否应该告诉患者真相？

（3）若该护理人员看到没有异常现象出现，就把此事隐瞒下去，请对其行为进行伦理分析。

2. 活动方式　在课堂分组进行辩论。

3. 活动目标

（1）加深护理人员对临床护理工作的道德要求的理解。

（2）深刻认识护理差错或事故给患者造成的风险及不良后果。

（3）训练学生处置临床护理道德困境的决策能力。

（4）根据同学对第1问答案的选择分为两组课堂辩论。

4. 活动步骤

（1）分组讨论　甲方观点：应该告诉护士长，及时进行协调处理。乙方观点：不告诉护士长，与患者私下处理。

（2）各组推选4名选手，进行辩论。

（3）小结评价　重温相关理论知识，教师点评。

（4）心得汇报　所有参与讨论学生提交辩论心得，要求在800字以内。

（5）成绩评定　参与小组讨论的，每人计入实践成绩1分；推荐辩论的，在此基础上加1分；提交辩论心得报告者，在前两项基础上加1分。成绩评定的评委由任课教师、班长、团支书、学习委员和各小组长组成。

（四）角色训练小结

整个角色演练活动结束，教师就“职业角色训练活动”进行小结与点评。

（田莉梅）

第六章　优生优育控制与护理伦理

【学习目标】

掌握：优生护理的道德要求、生育控制的道德要求及严重缺陷新生儿处置道德要求。

熟悉：优生的道德意义及生育控制的伦理依据。

了解：处理缺陷新生儿的历史概况。

第一节　优生的历史和意义

知识链接

人口控制是指用人为的方法控制人口数量的增长和改善人口的质量。控制人口增长的有效措施是计划生育。计划生育则是指有计划的生育子女，对人口出生率进行有计划地调节。也就是指运用科学的方法来控制生育的时间和调节生育的速度，以达到有计划地生育子女、繁衍后代的一项措施与方法。因此，计划生育并非单纯地以控制人口的数量为目的，同时还包括提高人口的质量。

联合国从1988年起将每年的7月11日定为“世界人口日”。

请分析：我国婚姻法明确规定：禁止直系血亲和三代以内旁系血亲结婚。这是为什么？

一、优生学概述

优生学是英国人类遗传学家高尔顿（Golton）在1883年首先提出来的，意思是“遗传健康”。它是以遗传学、医学为基础，研究减少遗传病和提高人类素质的科学。1960年美国遗传学家斯特恩提出了负优生学（或预防性优生学）与正优生学（或演进性优生学）。前者又称“消极优生学”，主要研究降低人类群体中有害基因的频率，减少缺陷的发生率，旨在预防有遗传疾病和先天性缺陷的个体出生。后者又称“积极优生学”，是研究优良基因的繁衍，设法增加体力、智力更优秀者的出生率。如人工授精、体外授精、无性生殖等都是积极优生学的手段。

优生学的含义有广义和狭义之分。狭义的优生学，是指研究改善人类遗传素质，提高人体的身体素质，保证后代的优质。广义的优生学，是择时研究通过控制遗传、环境、社会、教育等多方面的因素，采取适宜的措施，改善人类先天素质，提高人体的身体素质和智力，保证后代优质的一门学科，称为优生学。

影响人口质量的因素很多，一般包括先天因素和后天因素两大类。其中先天因素又包括遗传因素、环境因素等。影响人口先天素质，造成先天性缺陷的因素除遗传外，还包括环境因素和社会因素，遗传因素只是其中之一，因此，当前优生学的研究已经不再局限于遗传疾病的防治，而是强调“生殖健康”。

二、优生的道德意义

优生是人类进步的必要环节之一，它对于提高人口质量，促进社会发展具有重要的生物学和社会学意义。实行优生的重要性主要表现在以下几个方面：

1. *有利于提高人口的素质和民族的繁荣昌盛* 提倡和实行优生，可以提高人群中优良遗传素质者的比例，阻断不良遗传素质的蔓延，全面增强人们的体质，使中华民族繁荣昌盛，在国际竞争中处于有利地位。

2. *有利于减轻家庭和社会的负担* 由于遗传性疾病引起的严重残疾者，不仅不能为社会创造价值，就连生活也不能自理，需要家庭照顾，需要大量的医疗、教育费用，为家庭增加了沉重的负担。按 1987 年全国残疾人抽样调查结果推算，我国有弱智患者 200 万～300 万人，每年用于他们身上的生活费、医疗费和粮食，都是很可观的数字；家庭成员花费在他们身上的时间和精力更是不言而喻的事情，在人们对残疾儿童存有歧视与偏见的社会环境里，家庭成员还要承受精神上的痛苦。实行优生，可以减少和消除劣质个体的出生比例，从而减轻家庭、国家和社会的负担，促进家庭的幸福、国家的富强和社会的发展。

3. *有利于我国计划生育政策的贯彻执行* 通过优生，可以保证后代的先天素质优良，减少有严重缺陷儿的出现，大大地促进了人口素质的提高，使家庭能够接受“少生优生”的思想，为计划生育政策的实施提供了可靠的保障。因此，实行计划生育，必须实行优生优育，控制人口数量和提高人口质量是我国人口政策密不可分的两个方面。

三、优生护理的特点

护理人员根据优生学原理向社会提供的优生服务，主要着眼点在于提高我国人口的先天素质。其基本内容是通过优生咨询、产前诊断及孕期、围生期的保健等具体手段，从预防的角度阻止有严重遗传缺陷和先天性疾病的胎儿出生，向社会提供优生优育的技术指导。

当然，这个推行优生的措施是综合的，既包括社会措施，也包括个人和医疗技术等方面的措施。社会措施包括优生政策和优生立法，优生教育和宣传，健全优生机构和改善社会与自然环境等内容。个人及医疗技术的措施主要有：对不应结婚或不宜生育者禁止其结婚或生育；指导选择合适的生育年龄；进行产前诊断，在妊娠早期对严重智力障碍的遗传病患者、胎儿作出诊断，并通过人工流产终止妊娠；开展孕期及围生期保健活动；积极开展优生咨询，对遗传、先天性疾病患者及其家属提出的问题，进行科学解释，并给予指导和提出建议。

四、优生护理的道德要求

（一）禁止无生育价值父母生育的道德要求

无生育价值的父母包括四种人：有严重遗传疾病的人、患精神分裂症的人、近亲婚配者和高龄父母。历史已经证明，无生育价值父母之间婚配生育的后代患遗传疾病和畸形较多，死亡率高，严重降低了人口质量，危害甚大。

我国甘肃省率先在全国制定了地方性的法规，禁止无生育价值的父母生育，但可以结婚的规定。医疗卫生工作者必须以对社会高度负责的态度，大力宣传无生育价值父母生育的危害，采用特殊的手段，禁止那些患有直接危害婚配、危害后代疾病的患者生育，并把他们列为婚前绝育对象。如果自己工作疏忽，甚至故意在提高人口群体的遗传素质、提高整个人口质量中制造漏洞，则是对社会不负责的不道德行为。

（二）婚前检查的道德要求

我国卫生部和民政部联合通知规定：经婚前检查后方予登记结婚；凡血型不合、生殖器官畸形、终身不宜结婚的遗传病患者不准结婚；患有某些遗传病、先天痴呆、智力低下者可以结婚但不能生育；对患有暂时不宜结婚、生育疾病者劝其推迟婚期，先治愈病症，再结婚生育。婚前检查是保证优生的一项重要措施，其目的在于及早发现欲结婚男女是否患有不应结婚或者不宜结婚的疾病。目前，一些发达国家婚前检查已成为法定制度，不经婚前检查不准结婚。我国城市也普遍开展了婚前检查，这对指导欲结婚者按照健康的标准生育是非常重要的。但是，婚前检查在许多人心目中并未引起足够重视，甚至有些医务人员在执行婚前检查中不严格，往往流于形式。

医务人员在婚前检查中的道德要求是：严格执行婚检的有关法律、法规，认真、仔细地逐一实施婚检项目，对医学上认为不应婚配或不宜生育的疾病患者及已发现的近亲恋爱者，如实地作出婚检结论；认真地、耐心地做好宣传、解释、规劝和指导等工作，使婚检工作落实到实处；工作中不得徇私情、谋私利，为达到某种目的不检查而出具婚检合格证明，甚至以淫邪之念做超越常规的检查都是不道德的，甚至是违法的。

（三）遗传咨询的道德要求

遗传咨询是对某些遗传性疾病或畸形在某些家庭中是否会出现以及发生几率的科学预告。凡有家庭遗传病史，生过先天畸形儿、高龄孕妇、近亲婚配、怀孕早期接触过物理、化学物质者等均可就自己所担心的问题向医务人员进行遗传咨询，医务人员要根据其获得的详细家族史、遗传规律、体格检查和必要的化验来确定是否有遗传病，然后针对不同情况提出建议，帮助咨询者作出决定并采取适当的补救性治疗措施。遗传咨询直接关系到询问者的切身利益、家庭幸福，关系到优生工作的开展和落实，必须认真做好。

在遗传咨询中医务人员要遵循以下道德要求：

1. 详细地调查、询问病史及家族史，取得可靠资料。
2. 认真做好实验检查及周密的综合分析，特别是家族史分析。
3. 热情地解答询问者的各种提问。
4. 谨慎、严肃地作出结论，提出应有的忠告，提供权衡的依据。

5. 实事求是地提出确实可行的预防或补救性措施。在遗传咨询中，医务人员既不能采取使咨询者感到难堪的调查方式，也不能言过其实，给患者造成恐惧心理，更不能武断地作出肯定或否定的判断。那种马虎了事、牵强附会，甚至随心所欲的解答，都可能影响婚姻的美满、家庭的幸福，干扰优生工作的开展。

（四）孕期保健的道德要求

孕期是胎儿胚胎形成的时期。胚胎学测定，胎儿的神经系统是在胚胎的第15~25天产生的，心脏是在第20~40天产生的。此时胎儿最易受到病毒及物理、化学等致畸物质的影响。为了避免这段时间内孕妇受到风疹、肝炎、流感等病毒感染和X线照射或接触砷、汞、苯等致畸毒物影响，妨碍优生，因此，加强孕期保健十分必要。

护理人员必须遵循下列道德要求：

1. 加强对孕妇的卫生保健知识的宣传、教育、指导，使之注意环境卫生，防止病毒感染，并加强营养，保证胎儿正常发育成长，达到优生目的。

2. 在工作中主动提供服务，耐心帮助孕妇，切不可对孕妇不管、不闻、不问、不答。

（五）产前诊断的道德要求

产前诊断是用羊水穿刺、超声波、胎儿镜、孕妇外周血细胞检查等方法，了解胎儿在子宫内的发育情况，判定胎儿是否患有某些严重的先天畸形或患有某些遗传病，以决定是否采取终止妊娠措施。

护理人员进行产前诊断的道德要求是：

1. 检查前应将有关问题向孕妇和家属交代清楚，做到“知情同意”。

2. 检查时要认真仔细，避免损伤孕妇和胎儿。

3. 检查后要如实作出结论，并主动劝说孕妇和家属放弃患有严重遗传疾病或先天畸形的胎儿。

4. 可以做防止伴性遗传病的产前性别鉴定，但不允许迎合服务对象“重男轻女”思想进行胎儿性别鉴定，以提供其是否继续妊娠的依据，同时做好孕妇的情绪及家属的保密工作。

（六）围产期保健的道德要求

围产期保健，主要指从怀孕28周至产后7天这一段时间内，对母体和胎儿所进行的一系列的保健工作。它是优生的重要环节，直接关系到母子的生命和健康，对后代的智力发育有重要影响。

围产期保健的道德要求：

1. *加强对孕妇健康保健指导* 现代科学研究成果表明，除了对孕妇的营养进行指导外，还包括心理、情感、爱好、向往等，对胎儿具有胎教作用，故整个孕期，自觉指导孕妇保持精神愉快，加强营养，尤其是蛋白质的充分供应，产后母乳喂养等方面，这些对保证优生都具有重要意义。

2. *严格掌握围产期医疗用药原则* 妊娠者作为母子统一体，使围产期医疗用药原则更为复杂化。若医务人员忽视这个问题，为片面地追求疗效而采取一般的临床用药原则，就有导致胎儿畸形等劣生的可能，这是医学道德原则所不允许的。

第二节　生育控制

一、生育控制的伦理依据

（一）科学的人口理论支持计划生育

所谓人口理论，是指解释和说明人口现象、人口过程和人口规律的观点和学说。在历史上，曾经出现过一些人口理论，其中，最有代表性的如马尔萨斯人口理论、马克思主义人口理论。前者是一种消极的人口理论；后者把人口现象、人口过程和人口规律，放在生产力和生产关系、经济基础和上层建筑的客观矛盾运动中去考察和研究，形成了科学的人口理论。此乃我国施行计划生育政策的主要理论依据。其基本观点有：

1. *“两种生产”相互制约，相互依存*　马克思主义认为，人类要生存，就必须进行衣、食、住、行等物质资料的生产；同样的道理，人类要生存，还需要种族的繁衍，即人类自身的再生产。人类社会要协调发展，必须依靠这两种生产之间的协调发展，保持一定的比例。从人类漫长的历史来看，大凡社会的剧烈动荡与变迁，无不是因为两种生产之间发生矛盾所致。只有当人类自觉地对生育加以控制，使之与物质资料的生产相适应，才能避免两种生产之间发生剧烈冲突。这是人口发展的一般规律，它贯穿于人类社会发展的始终。

2. *社会生产方式决定人口发展的观点*　马克思主义人口理论认为，人口的运动、发展和变化，受到社会生产方式即生产力和生产关系这一对矛盾的制约。人口现象也是社会现象之一，其发展毫不例外地会纳入到社会发展的总的规律之中。人是构成生产力和生产关系的主体。生产力的发展水平决定社会对劳动力的需求。当社会生产力水平低下时，劳动生产率低，只有通过增加劳动人口，才能提高劳动量，因此，社会对劳动力需求的绝对量会增加。从人口发展史来看，在以手工劳动为主的农业社会，劳动力数量是决定社会产值的主要因素。因此，在那个时代里，人们提倡“多子多福”。反之，现代工业化条件下，生产力发展水平较高，劳动生产率高，这时，无需通过增加劳动力的数量来提高产值，社会需求劳动力绝对量就会下降。此时，社会需要劳动人口的特点是“少而精”。21 世纪是知识经济时代，社会生产需要高质量的劳动者。这就要求人类对人口的数量进行控制，同时要积极提高人口的质量。

3. *人口在社会发展中有重要作用的观点*　马克思主义认为，人口虽然不是社会发展的决定力量，但它通过与物质资料的生产之间的矛盾运动，来影响社会发展的进程。当人口的增长与社会物质资料的生产相适应时，社会经济发展一般比较顺利。相反，当人口增长过快，不适应社会生产力发展水平，其经济发展就会受阻；同时，当人口基数过大，人口增长速度过猛，又会导致生活水平的下降，以及交通、住房、教育、就业、环境等一系列严重的社会性矛盾的加剧。

4. *人是生产者与消费者统一的观点*　人既是社会财富的创造者，又是社会财富的消费者。但是，人作为生产者是有条件的，只有具有劳动能力，并参与劳动的人，才成为劳动者。人作为消费者却是无条件的、绝对的，不管他（她）有没有劳动能力，只要是人，要生存，就必然要消费。

以上关于马克思主义的人口理论，为计划生育决策提供了科学的理论支撑，这正是我国制定人口政策和计划生育政策的理论基础。

（二）观念的变革使计划生育的顺利实施成为可能

计划生育只有得到更多人的理解和支持，才有可能成为人类控制人口的有效手段，而这必须以人们的生育观和生命观的变革为其前提和基础。由于当前我国的生产力发展水平决定了社会不再需要以增加劳动人口数量来增加社会产值，因此，人们的生育观正朝着“少生优生”的方向发展。同时，人口更加强调生命的质量与价值，要求大力提高物质文化生活水平，改善生活质量。而人口的增多，却会严重地妨碍这一愿望的实现，只有限制人口的增长，人民的生活质量才能得到提高。因此，人们的生命观转变，也使计划生育能够被越来越多的家庭和个人理解和接受。正是由于人们的生育观、生命观的转变，才使我国计划生育工作的顺利开展成为可能。

（三）医学科学的发展为计划生育提供了技术的支撑和理论的指导

早在古代，人们就有朴素的生育控制思想，由于医学科学的发展水平很低，无法为人们提供科学有效的服务，生育控制也只是人们的美好梦想。随着产业革命的推进，医学有所发展，但能够为人们提供的生育控制技术也很有限，而且效果并不理想，由此而成为反对派反对计划生育的理由。医学科学发展到今天，人们对生育过程的认识比较深入，并且有了大量安全有效的生育控制技术，使计划生育的实施有了医学科学技术支撑及理论指导。

（四）推行计划生育政策的医德原则

1. 有利原则　计划生育应该有利于育龄妇女和男子的身心健康，有利于人的全面发展，有利于家庭的幸福和生活质量的提高。

2. 尊重原则　推行计划生育政策应坚持尊重人的原则。这一原则要求将人本身看做是目的而不是将她或他当做仅仅是达到其他目的的手段。人不仅仅是计划生育工作的对象，而且是主体。要尊重妇女和男子在生育和性问题上的自主权。

3. 公正原则　推行计划生育政策应公正地对待所有育龄妇女和男子，而不能因性别、年龄、民族、社会地位、经济状况、文化程度及其他方面的区别而在提供服务方面有所歧视。

4. 宏观控制原则　在我国这样一个长期受人口过多困扰的发展中国家，计划生育在宏观上应具有达到控制人口增长的目的。这有利于社会可持续发展、减少环境污染和提高总人口的生活质量。但在达到人口宏观目标从而对社会带来总体正面效益的同时，也不应忽视对某些个人或人群可能或实际带来的负面效益，并给予应有的补偿。2002 年 12 月 29 日，全国人大通过了《中华人民共和国人口与计划生育法》标志着我国的人口与计划生育工作全面走上了法制轨道。鉴于此，凡是把生育问题看成是个人私事，无计划生育的行为，是对社会、对子孙后代极不负责、极不道德的表现。

二、避孕

控制人口数量采取的主要措施是避孕、人工流产、绝育。避孕和绝育是暂时或长期剥夺人的生育能力，人工流产是把胚胎从人体去掉，这几方面在临床上涉及一系列的道德问题。

（一）避孕方法

避孕是根据夫妇的意愿而暂时避免受孕的科学方法。避孕包括药物避孕法和器具避孕法。控制生育应当提倡以避孕为主。

（二）避孕的道德价值

1. 使人类初步掌握了自身生产的主动权　人类的自身生产，过去一直是任凭自然摆布，一个妇女不生孩子或生几个孩子都被认为是“命中注定”，人类为了改变这种非理性生殖方式，不断地努力，直到20世纪，人类终于初步掌握了自身生产的主动权。

2. 为合理控制人口增长提供了重要手段，有利于社会进步　人口控制是一个世界性问题，避孕已成为人类缓解人口危机的重要手段，所以，世界卫生组织（WTO）在世界各地设立了数个避孕药研究中心。

3. 为家庭带来幸福　过度生育给家庭带来灾难，导致母亲健康状况的恶化，经济状况的窘迫，子女不仅得不到良好的教育，而且出现营养不良等。避孕可以帮助家庭选择最佳的生育时间和最佳的生育数量，使生育给家庭带来真正的幸福。

（三）避孕指导的道德要求

1. 大力宣传，自愿选择　积极宣传计划生育政策法规，争取人们理解和接受计划生育。同时宣讲避孕药物和用具的科学性，消除育龄夫妇的心理应激，取得主动配合，这是获得实际成效的重要环节。自愿选择是指采取何种避孕措施应因人而异，自由选择，不搞强求，注意国家政策与群众自觉自愿相结合，以达到避孕之目的。

2. 严格掌握受术者的适应证和禁忌证，选择最佳避孕措施　目前国内外常用的避孕药具多达百种，医务人员应考虑服务对象的具体情况，因人而异，指导正确选择不同的避孕药具。同时，应加强避孕药具指导，帮助避孕者科学地使用避孕药具，正确地掌握避孕方法和技术。如果忽视不同的对象，单纯追求“上环率”或为完成某种任务指标而忽视自愿原则，采取强制性行为，忽视操作常规的草率行为，以及为了获取不义之财，在不具备正常手续的情况下，私自为已采取避孕措施的妇女取出避孕器具的行为等，都是缺乏医德的表现，甚至为法律所不容。

三、人工流产

（一）人工流产及其道德价值

人工流产又称诱发流产。是指对24周以内的妊娠，采取人工的方法，将胚胎或胎儿及其附属物清除出宫腔的过程。人工流产在临床上可分为治疗性流产和非治疗性流产两大类。人工流产具有重要的道德价值。

1. 有利于控制生育　计划生育对计划外妊娠应如何处理？权衡的天平上，一端是13亿人口的利益，另一端是胎儿的利益。由于胎儿只是一个潜在的人，尚不足以使社会赋予他与人同样的权利，权衡的天平显然应倾向13亿人口的一端。人工流产作为避孕失败的补救措施，阻止计划外生育是符合道德的。

2. 有利于保护孕妇健康，维护妇女的权益　当妊娠危及母体生命安全时，胎儿的出生权利与孕妇的生存权利产生势不两立的矛盾，所以，通过人工流产保住母亲的生命显然是符合道德的。妇女为了切身利益而自由选择人工流产，在道德上也是可以接受的，如婚前性行为致孕，通奸、乱伦致孕，胎儿如果出生，会给孕妇带来痛苦和灾难，严重威胁到孕妇一生的幸福，这种情况下妇女的幸福权利应大于胎儿的出生权。

3. 有利于提高人口素质　人工流产可以避免一个可能或肯定有严重缺陷的胎儿出生，这种以优生为目的的人工流产，对提高人口素质具有重要意义。

（二）人工流产的道德要求

人工流产是在避孕失败或由于遗传、疾病等原因出现计划外妊娠的情况下，控制人口数量和保证质量的一项有效措施，是当前计划生育工作中必须采取的一种补救手段，是计划外怀孕者的利益和社会利益相统一的客观要求，具有很高的道德意义。

1. 应严格掌握手术的适应证　人工流产实施时机，以早期为好。早期（妊娠12周以内），胎儿小、手术简便易行、安全可靠，手术损伤小，术后恢复快；中期（妊娠14~18周）人工流产手术较前者困难，但仍可作为一次补救措施；晚期（妊娠28周）人工流产即大月份引产，一般是在母体内结束胎儿性命，以达到控制人口的目的。手术时间长，对孕妇损伤大，容易出现手术并发症。所以，应尽量减少晚期人工流产，这既是实施人工流产的技术要求，也是医德要求。

2. 应做好术前诊断，执行操作常规　如果术前诊断，比如妊娠月份的误诊或粗暴操作造成受术者生殖器官的损伤等，都是不符合医德的行为。

3. 应正确对待已婚或非婚妇女的人工流产　对于已婚妇女，必须取得其丈夫的同意，这也是丈夫生育权的表现。对于非婚妊娠妇女的人工流产，医务人员应一视同仁，正确对待。她们也应享有平等医疗权利，不应歧视和刁难；对非婚妊娠的女性，医护人员同样有保守秘密的道德责任和义务，不能随便泄露；同时这类流产必须是在医院进行，任何不在医院内而私自进行的人工流产或引产都是非法的，医务人员绝不能参与。

四、绝育的道德

（一）绝育及其道德价值

绝育是用人工方法使育龄女子或男子达到永远不孕或不育的目的。绝育可分为女性绝育和男性绝育。目前最常用的方法是输卵管、输精管结扎术。

绝育的道德价值：患有某种不宜妊娠疾病（心脏病、糖尿病）的妇女，绝育可以保护她们的健康；夫妇为遗传病基因携带者或患有严重遗传性疾病，婚前绝育可避免有严重遗传缺陷的婴儿出生，从而有利于家庭幸福，有利于提高人类的遗传素质；妇女患有不宜避孕疾病或因患有慢性盆腔炎而不能放置宫内节育器等情况下，绝育是避免过度生育而带来痛苦的唯一方法。

（二）绝育的道德要求

1. 具有高度的责任感和严肃的科学态度　医务人员在手术中应有严肃的科学态度和道德责任感，对于手术精益求精。严格按手术常规和灭菌要求操作，做到稳、准、轻、快，尽量减少术后并发症的发生，确保受术者的安全和健康。

2. 改变观念，提倡男性绝育　男性绝育手术较之女性绝育手术，具有损伤小，操作简易安全，时间短，术后并发症少的优点。对于不再准备生育的夫妇，是最简便而适合的节育方法，符合手术最优化道德原则。据统计，美国100万结扎手术中，男性结扎占80%，女性结扎占20%。但是在我国由于受“男尊女卑”的封建意识影响，以至于今天仍然有相当多的育龄男子，宁愿让妻子去接受代价较大的输卵管结扎术，而不肯自己接受代价较小的输精管结扎术，把绝育的义务统统推给妇女。这样中国妇女除了与男性公民一样承担建设国家的义务外，同时承担了几乎全部生育及控制生育（避孕、绝育、人流）的义务，这是不合理的。既然我们提倡男女平等，主张社会进步，就应该让男子在可能的范围内分担生育及控制生育的义务，提高绝育术中男性比例，这样才是符合医德的。

第三节　严重缺陷新生儿的处置

一、处理缺陷新生儿的历史概况

严重缺陷新生儿是指与生俱来的智力低下或身体缺损的病残婴儿。这种病残有的是静态的，即已存在的智力或身体缺损不大可能恶化；有的是进行性的，即智力或身体缺损进一步恶化，通常是短寿的。如无脑儿、脊柱裂、脑麻痹等严重缺陷的新生儿。

处理有缺陷新生儿在历史上就存在。人们不仅杀死畸形、有疾病苗头的婴儿，有时甚至杀死非法生育或晚期人工流产活婴。有的国家或部落还用杀婴来决定家庭的大小。古阿拉伯把杀婴当成一种责任，古罗马也接受杀婴的行为。直到19世纪，杀婴依然是西方某些国家控制人口的一种方法。

二、处理缺陷新生儿的现实态度

对有缺陷新生儿的处理，在现代社会中已有了新的内涵和要求。国外学者提出用新生儿安乐死的方法，处理掉有严重遗传缺陷、畸形和伤残的婴儿，以便提高人口质量和生命质量。在我国大部分学者对此持肯定态度，但在对有严重缺陷新生儿的处理中，人们都认为，应对舍弃的方式、时间、执行等立法并完成签字等完整记录的全过程。

三、严重缺陷新生儿的认定尺度

生命神圣论认为，人类生命都是神圣的，对有严重缺陷的新生儿应该用一切办法予以治疗，人为地处置先天缺陷的新生儿，在本质上无异于杀人。所以，对于有严重先天缺陷的新生儿进行处理或放弃救护，对于作为生命使者的医护人员来说，完全是有悖于医学道德的非人道的行为。

生命质量论和价值论认为，生命的神圣是有前提的，撇开生命的价值而单纯强调生命的神圣是片面的。判断一个具体生命的价值取决于两个因素：一是生命本身的质量，即生命的内在价值；二是对他人、对社会的作用，即生命的外在价值。严重先天缺陷新生儿的存在，对于家庭及社会都是一种负价值。医护人员参与这种处理，不论是从优生的角度，还是从家庭利益及社会利益的角度都是无可非议的，完全是与社会进步和医学发展相一致的、正义的、合乎医德原则的行为。

四、缺陷新生儿处理程序与道德要求

对严重缺陷新生儿的处置关系到个人、家庭和社会的利益，应谨慎进行。有缺陷新生儿是指出生时发现有遗传性疾病和不具遗传倾向的各种先天性畸形。遗传咨询、产前诊断和选择性流产作为提高人品质量的重要措施，大大地减少了有缺陷新生儿的

出生。但我国还处于发展过程中，从事这门技术的人力、物力都相当有限，想在很短时间内把有缺陷胎儿的出生率控制为零，是不可能的，所以可能有一定数量的缺陷儿出生。如何处理有缺陷的新生儿才符合道德规范，这是医学道德的难题之一。

对有缺陷新生儿处置的道德总原则必须依据生育控制的基本道德原则，即应当以生命神圣和生命价值与质量相统一的高度看待生命，其具体的道德要求是：

（一）制定标准，分类处置

标准包括智力标准和体力标准。智力标准，即缺陷对患儿未来智力的影响程度；体力标准，即缺陷对患儿未来劳动能力的影响。分类包括轻度、中度、重度缺陷及短期内死亡四类。对轻度缺陷者，应积极救治；中度缺陷者一般也应积极救治，但救治的代价过大时，应允许放弃救治；对重度缺陷者和短期内死亡者一般可放弃救治。

（二）确定程序，各司其职

有缺陷新生儿的处置主要涉及五个方面的关系，患儿、家长、医生、医院和社会。正确的程序应当为：一是由医生向家长详细介绍患儿的病情。包括缺陷的严重程度，对未来智力和体力的影响，以及救治的可能和代价。二是由医院提供咨询服务，包括回答家长提出的种种疑问等。三是由家长书面作出最终决定：救治或放弃。家长作为缺陷新生儿的父母、监护人，救治的费用、存活后的养育均由其承担，因此，任何人也没有权利代替家长作出最后的决定，医生和医院对家长作出的非理性决定有义务进行劝阻，但最终决定权在家长。任何处置方式都必须合法、合理、合情。

综合测试

一、选择题【A 型题】

计划生育护理及道德要求体现了

A. 权利与义务的统一
B. 人口控制与政策治理的统一
C. 护理科学与护理道德的统一
D. 对计划生育者负责与对社会负责的统一

二、简答题

1. 计划生育的道德要求是什么？
2. 对有严重缺陷新生儿的处置原则是什么？
3. 避孕、人工流产和绝育的道德要求分别是什么？

（张绍翼）

第七章　社区护理伦理

【学习目标】

掌握：预防保健中的护理道德。

熟悉：健康教育对护理人员的道德要求。

了解：康复护理的道德意义。

案例导入

1998 年，29 岁的于振萍从天津河西中心医院来到越秀路街卫生服务中心珠海里社区卫生服务站。一个在急诊室忙碌惯的护士来到社区卫生服务站，虽然没有工作节奏上的不适应，但要和珠海里社区 1500 多户、5000 多居民打交道，于振萍开始了新的职业体验。13 年来，已经有十余万人次“享受”到于振萍所提供的医疗卫生服务。她用熟识、了解和喜欢社区护士来形容自己的感受。

我国医疗卫生工作的基本方针是“预防为主，防治结合”。随着人类对自身疾病和环境的不断认识，提出了预防、治疗、康复和保健一体化的大医学、大预防观念。随着医疗护理事业的发展、医学模式的转变、人群疾病谱的变化和人类生存环境的恶化，以及人类文化与社会人口生存结构的变迁，社会对护理工作的要求越来越高，护理人员与社会的关系愈来愈紧密。社区、家庭护理保健已成为护理职业走向社会化的重要标志。因此，探讨护理人员与预防保健、社区家庭保健之间的关系及其护理道德要求问题，也是护理伦理学的重要研究课题。

第一节　社区护理概述

社区医疗是一项综合性卫生服务，主要面向城乡基层，实行初级医疗卫生保健，其目的是使社区居民防治疾病、增进健康。世界卫生组织认为，卫生服务必须贯彻“社区化”原则。1998 年召开的国际护士会上，又提出了“携手共促社区保健”的主题，把社区护理工作摆到了重要的位置。社区医疗卫生保健工作的深入开展，使越来越多的护理人员投身于这项事业，并在治疗护理和上门服务中发挥了重要的作用。

一、社区护理的含义和特点

（一）社区护理的含义

社区是由共同地域、价值或利益体系所决定的社会群体。社区一般由五个要素构成：一定的人群、地域、服务设

知识链接

社区护士在德国为公众健康作出了重大贡献，他们默默无闻，却价值重大。

——德国总理默克尔

施、文化指导、管理机构。社区护理起源于西方国家，是由家庭护理、地段护理及公共卫生护理逐步发展、演变而成的。社区护理在欧、美等一些国家发展很快。我国社区护理经过近几年的发展，已初具雏形，一些大城市初步建立了以社区人群健康为中心、社区为范围、家庭为单位，融预防、医疗、保健、康复和健康教育为一体的综合性的社区卫生服务模式。

社区护理是社区卫生服务和全科医疗的重要组成部分，也可称为社区卫生护理或社区保健护理。根据美国护理协会的定义，社区护理是将公共卫生学及护理学理论相结合，用以促进和维护社区人群健康的一门综合学科。它不限于某一特别的年龄群或某一疾病，而是提供连续性的、动态的全科性质整体服务。其主要职责是视群体为一整体，适应健康促进、健康维护和健康教育，管理、协调和连续性的照顾，直接对社区中的个体、家庭和群体进行护理，使全民达到健康。

（二）社区护理的特点和内容

1. 社区护理的特点　社区护理与临床护理有着较大的区别，社区护理扩大了护理工作的职能，服务对象从患者扩大到健康人群，服务范围由医院走向家庭和社会，工作内容从帮助患者恢复健康扩大到预防保健和提高人群的生活与生命质量，其特点有以下几个方面：

(1) 以促进健康为工作中心　医院的临床护理多以恢复人的健康为主，而社区护理则强调促进人类健康为主，它的中心任务是提高整个人群的身体、心理、社会整体水平。

(2) 服务对象以集体为主　医院的临床护理以单个的患者为主体，而社区护理的工作以集体为主，收集和分析人群的健康状况，然后解决人群中主要存在或潜在的健康问题，即使社区护士照料到某个人与家庭，也仅仅是帮助整个人群健康中的工作。当然，其重点人群是学龄前儿童、妇女、老年人、慢性病患者和残障人。

(3) 具有高度的自主性与独立性　医院护士是在医嘱的指导下进行工作，而社区护士由于工作范围广，而且要运用流行病学方法来找出容易出现健康问题的高危人群，因而她们的工作自主性、独立性也很强。

(4) 管案时间长　一般医院的患者住院时间短，护士只照顾他住院期间的需要，而社区服务对象长期居住于本社区中，因此，社区管案时间长，护士对服务对象的家庭、社会文化背景了解比较深，相互之间关系也比较融洽，有利于评估其身心、社会状况，并给予恰当的预防、保护或照顾措施。

(5) 与各方面合作加强　社区中除医务人员之间要密切合作外，护士还要与当地政府、社区内的企事业单位、教育机构等很多人联系，只有通力合作才能做好社区护理工作。

2. 社区护理的内容

(1) 搞好当前主要卫生问题的宣传教育　加强社区内居住人群自我保健意识，保持人民良好的心态和心理卫生，提供身体素质，促进健康。

(2) 预防疾病　深入持久地开展爱国卫生运动，在农村做好饮水安全和生活环境的改善；在社区内进行食品药品安全监督、计划免疫和疾病监测工作。同时对辖区内的工厂、学校等集中人群进行劳动卫生和心理卫生教育，预防和控制疾病流行。

(3) 开展包括计划生育在内的妇幼保健活动　做好孕期、围产期、哺乳期的科学知识普及，定期为妇女体检并指导预防疾病的措施和保健工作。做好计划生育技术指导和开展婴幼儿童保健活动，降低妇幼发病率和孕产妇、婴幼儿的死亡率。

(4) 防治疾病，促进健康　对常见病、轻度创伤提供基本药物，给予有效的治疗与护理处理。对危重的患者做好初步抢救并及时将患者转入医院，防止发生并发症、留下后遗症和终身伤残。对病情好转出院回家的疗养者，提供恢复治疗的措施，加强身心护理，促进健康。要配合家庭，做好残障人的社区保健服务工作。

> **课堂互动**
>
> 怎么理解"治疗靠医院大夫，康复靠社区护士"这个观点？

二、社区护理人员的道德要求

1. 礼貌待人，主动服务　社区护理必须坚持以人为中心，以社区群众的卫生保健需求为导向，以维护和促进人的健康，提高生活质量为目标。护理人员在工作中要体现以人为本的精神，尊重人、关心人、帮助人，建立良好的护患关系。无论服务对象的职位高低、财产多寡、仪表美丑、关系亲疏，还是老弱病残都应一视同仁，热情服务。无论对方年龄大小、文化程度高低、道德修养水平、言谈举止如何，护理人员都应该礼貌待人，主动服务。

2. 钻研业务，精益求精　社区护理是一门新兴学科，它有机地整合了临床医学、预防医学、康复医学、行为医学、环境医学、社会医学、医学心理学、医学伦理学等领域的知识和专业技能，属于全科性服务。面对人们对健康的需求不断提高，以及医学科学的发展，社区护理的内涵随之丰富深化。因此，社区护理人员要有刻苦学习、严谨求实、精益求精、与时俱进的工作作风，系统地掌握和更新社区护理学所需的知识，具有人际沟通、组织管理、信息处理等能力及专业技能，不断提高护理质量和服务水平。

3. 任劳任怨，乐于奉献　社区保健护理，常以预防保健工作为主，以家庭护理、居民生活行为指导和环境监测等为辅的基本服务模式。它不像临床医疗护理，与服务对象易于配合，产生明显治疗效果的周期也短，它在取得服务对象的理解与支持上较为不易，产生效益的周期也比较长。因此，社区护士要脚踏实地、任劳任怨地做好本职工作，应有甘当无名英雄的无私奉献精神。

4. 恪守规章，文明护理　社区护理人员要以认真、严谨的科学态度，恪守操作规程和各项规章制度；要有慎独精神，在无人监督之下，仍能按政策和规范做好每一项工作，廉洁奉公、忠于职守、不徇私情。社区卫生服务贴近社区居民，联系社会各界，拥有一定的医保准人、双向转诊的权力，社区护理人员必须作风正派、不截留患者、不受请收、不以医谋私。要保护患者、社区居民及其家庭的隐私与秘密，凡涉及个人隐私与秘密的疾病，护理人员应实行保护性医疗服务，文明护理。

第二节 预防保健中的护理道德

预防保健，即预防疾病发生和保护健康。指为保护和增进人体健康、防治疾病，医疗卫生机构所采取的医疗预防与卫生防疫相结合的综合性措施。搞好预防保健工作不仅是医生的任务，同时也是护士的职责，预防保健中的护理道德问题是现代护理伦理学应当研究的重要内容之一。

一、预防保健的道德基础

预防医学的主要对象是人群与环境，因此，必须从实验室扩大到社会实践，从生理预防扩大到社会心理预防，从单纯技术服务扩大到社会服务。在疾病预防上也扩大了预防的范畴，提出了疾病三级预防的观念。由此看来，临床护理人员同样肩负着重要的预防保健使命。预防保健的道德基础主要表现在：

1. *对全局负责的社会性* 预防保健工作对象不是局部的单个患者，而是全局的群体。它预防传染病、地方病、职业病，保护环境，预防因环境而引起的疾病，制订消火疾病流行的对策并组织实施。以上除了国家的投入和预防工作者认真履行职责以外，还必须争取全社会的支持。因此，预防保健人员与受保护人群的关系，与环境的关系，与社会各部门的关系都存在道德问题，而预防保健人员必须以社会利益为重，坚持对社会负责，这是预防保健道德最主要的特点。

2. *对人群负责的群众性* 预防保健的服务对象在多数情况下是健康人或受到感染威胁的人，往往不像在临床护理中那样受到关切和尊重，护患关系也不同于医院那么直接、密切。预防保健人员为人群所做的工作都与人群生活的环境密切关联，如水源、饮食习惯、居住条件等，采取相应措施，根据可能产生疾病的各种因素，预防某种疾病在该地区人群中的流行。因此，预防保健人员要坚持群众路线，一切为群众的切身利益着想，自觉履行社会道德义务。

> **课堂互动**
>
> 我国古代医学著作《黄帝内经》中就明确提出“圣人不治已病而治未病”的思想，对此，你的理解和看法是怎样的？

3. *成效评价的滞后性* 预防保健以为群体服务为根本任务，其工作成效是长远的，短时间是显现不出来的，必须经过几年、几十年甚至数代人的努力才能充分体现出来。如烈性传染病、天花的控制和消灭，是依靠世界广大医学科学工作者和预防医学工作者经过几个世纪联手努力，通过在世界范围内普及天花疫苗预防接种才最终实现的。由于预防保健工作成效的滞后性，容易使人们产生重治疗轻预防的思想，甚至忽视预防工作的重要性。特别是像涉及改造自然环境和社会环境这类复杂巨大的系统工程，有时还会损害某些部门和一部分人的个人利益，因此工作比较难做，见效也很缓慢。但一旦见效后，其意义和价值常常不可估量，人们对预防工作的效益回报才能给予肯定。因此，预防保健人员应用长远眼光看待和分析问题，从对社会利益长远负责的道德责任感出发，不计名利、甘愿付出，耐心细致的做好群众的思想工作和技术指导，避免发生急功近利的短期行为。

4. 完成任务的紧迫性　传染病疫情的发生和流行，除明显的季节性和区域性外，而且具有突发性和紧迫性的特点，比如霍乱、流感、肝炎疾病的流行往往是暴发的，会迅速蔓延，使千百万人的健康受到严重威胁；食物中毒的发生，往往使大批人员处于危险之中。这就要求预防保健人员行动迅速，配合医生立即赶赴现场，进行抢救、消毒、隔离等处理，以完成紧急预防任务，履行自己的道德责任。

二、预防保健中护理人员的道德要求

1. 任劳任怨，尽职尽责　预防保健工作范围广，工作时间长，工作内容复杂，工作艰苦，再加之部分预防工作人员存在“重治疗，轻预防”的思想，甚至不愿意从事预防保健工作的情况，这就要求预防保健工作人员要忠于事业，不图名利，不畏艰苦，不怕牺牲，尽职尽责，为人们的健康和幸福而奋斗。同时要树立新观念、适应医学模式的转变。随着医学模式的转变，现代预防工作的内容也随之发生重大变革，即从单纯的防病、治病转向整体预防的模式，将健康和社会发展的各个方面结合起来，将预防生理性疾病和预防心理性疾病相结合，保障社会人群不仅仅是不生病，而且在身体上、心理上和社会适应上均处于良好状态。

知识链接

护士的基本任务包括四个方面：增进健康，预防疾病，恢复健康和减轻痛苦。

——护士守则

2. 面向社会，主动服务　预防保健工作直接面向社会，为广大群众服务。因此，参与预防保健的护理工作者，必须把群众的利益放在首位，坚持主动服务、优质服务。如果说传统医学是“医不叩门”的话，而预防医学则是“医必叩门”，要求主动上门，为他们查病、防病和治病。预防工作者还要深入到群众生活、工作、学习的环境中去，开展卫生监测和监督工作。当遭受冷遇的时候，要想打开局面，完成工作任务，更需要预防医学工作者以高度负责的精神，积极热情的态度，主动提供服务。

3. 实事求是，科学严谨　实事求是就是要求预防保健工作人员客观真实，实实在在地做好本职工作。以预防接种为例，要在人群中形成牢固的免疫屏障，就必须使易感染人群得到预防接种。如果预防护理人员缺乏实事求是、科学严谨的精神，就有可能造成具体操作过程中发生差错，甚至隐瞒疫情的真实情况，以骗取上级表扬及经济补助，其结果必然会给传染病的发生和流行造成可乘之机，给人民群众的健康造成危害。另外，进行个体预防接种的工作中，如果没有实事求是的态度和科学严谨的作风，也有可能造成事故，给他人造成巨大危害。因此，作为预防工作者，在制订免疫计划，储藏转运药品，确定接种间隔时间与禁忌等环节，必须用科学的态度和实事求是的作风去对待。

4. 不畏艰难，秉公执法　预防保健工作是一项十分艰巨而复杂的任务。工作范围广，凡是有关人群卫生的事都要管；工作内容重，既要搞好防疫又要搞好治疗，既要防止传统疾病的复发又要防止新型疾病的发生，以维护人群的健康；工作条件差，调查研究到现场，监督检查到现场，投药消毒到现场，预防接种到现场，防治疾病到现场；工作效果慢，显著效果的滞后性，有很多时候得不到人们的理解和支持。这就需要预防保健工作人员克服困难，不怕艰苦。预防医学的许多工作是通过实施卫生法规进行的。如《食品卫生法》《环境保护法》《传染病防治法》《突发公共卫生事件应急条例》等，使预防工作有法可依。预防保健工作中的护理人员是卫生法规的宣传、执行和监督者，应该在工作中坚持原则、秉公执法、执法必严、违法必究、不徇私情。那种对违法者姑息迁就，甚至同流合污，利用手中的权力徇私舞弊的行为，不仅严重违背原则，也是一种违法，甚至是犯罪。

第三节 康复护理道德

康复护理的对象主要是伤残者，即由于身体结构和功能不同程度的丧失，而造成生理和心理缺陷的患者。在促使患者达到康复目标的活动中，护士承担着重要角色，发挥着重要作用。因此，必须遵循相应的护理伦理规范。

一、康复护理及其特点

> **课堂互动**
>
> “患者康复三分治疗七分护理”，请你谈谈护理活动对患者的康复有何重要性？

1. 康复护理的含义　康复是指综合、协调地应用医学、社会、教育、职业及其他措施，对患者进行训练、再训练，减轻病残因素带来的后果，以尽量提高其活动功能，改善生活自理能力，重新参加社会生活。康复包括医学上的康复、社会上的康复和职业上的康复等。康复医学是一门对疾病伤者或残疾者在身体上和精神上进行康复的学科，它的目的是消除或减轻患者功能上的障碍，根据其实际需要，帮助患者在其条件许可的范围内，最大限度地恢复其生活能力和劳动能力，重新参加社会生活。康复医学的服务对象主要是残疾人，现在也拓宽到由于疾病（包括急性病、慢性病、老年病）所致的病残者。如脑血管意外所致的失语、偏瘫及白内障患者等。

康复护理是在总的康复医疗计划下，为达到全面康复的目标，通过护士与康复医师及有关的专业人员共同协作，对残疾者、老年病、慢性病且伴有功能障碍者进行适合康复医学要求的专门护理和各种专门的功能训练。在康复护理中，护士在评价伤残者及其实际需要的基础上制订康复护理计划，进而进行康复护理措施，包括提供舒适的环境和必要的设施，参与指导和协助伤残者功能障碍，日常生活能力及职业能力的恢复，预防继发性残疾和并发症的发生，展开心理护理和营养护理，指导及训练使用假肢、矫形器、自助器，观察和记录治疗反应并及时报告有关人员，最终保证康复计划的完成，并对护理目标的执行效果进行评价。

2. 康复护理的特点

(1) 强调自我护理　自我护理是个人为维持生命、健康和完好而需要自己进行的活动。一般基础护理采取的是“替代护理”的方法照顾患者，患者被动地接受护理人员的照顾和护理，这对于需要长期护理的功能障碍者来说，既影响了生活质量又不利于患者的独立。因此，康复护理应在病情允许的条件下，训练患者进行自我护理。重点是做好残存功能的强化训练，日常生活活动功能的训练和使用辅助用具的训练。同时还应对患者及家人进行必要的康复知识宣传，通过引导、鼓励、帮助和训练，使他们掌握自我护理的技巧，从而由被动地接受他人的护理转变为自己照料自己的自我护理，重返家庭和社会。

(2) 强调延伸护理 伤残者的康复通常是一个漫长过程，不能寄希望于在医院治疗就能达到康复，往往具有长期性和延伸性。康复护理的延伸性是指对患者的康复护理工作从住院期间一直延续到患者回到家庭和社会后，甚至终生。因此，护理人员不仅要关心患者在住院期间的康复，而且还要关心患者出院后回到家庭或社会后的康复护理。要了解患者残存功能性质、程度、范围，在总的康复治疗计划下，坚持不懈、持之以恒地对患者进行康复功能训练，使患者早日康复。

(3) 强调心理护理 残疾者、老年病和慢性病患者除了身体结构或功能障碍外，还存在着程度不同的心理障碍。因此，除了对患者身体的康复外，还必须重视心理康复。如果患者有轻度心理障碍，护士可以通过心理护理使心理平衡；对于有严重心理障碍的患者，护士还要配合心理医生，运用心理评定方法评估患者心理特点和心理障碍的性质、程度，在此基础上制订心理治疗计划，运用各种心理治疗技术医治患者的心理、情绪、认知行为等问题，使患者正视疾病，摆脱不良情绪的困扰，建立起生活的信心，以平和的心态接受各种功能训练和治疗，从而取得更好的康复效果。

(4) 强调功能评估 功能评估，即按照一定的标准，对康复患者机体功能缺损的性质、部位、范围、程度及其所产生的影响和能力的恢复等作出评定和分析，并以此为依据制订和调整护理计划。围绕康复医疗总体计划，功能评估可分为初期、中期、后期三个阶段进行，患者入院后，对其进行初期评定，并制订出完整的康复护理计划；治疗中期对患者再次进行阶段性功能评估并修改康复护理计划；出院前，对患者进行最后的功能评估及研究制订出其住院后的康复护理计划。

二、康复护理的主要内容

由于康复护理的对象大多数是残疾者和慢性疾病患者，这些患者有的是躯体功能障碍，有的是精神障碍，因此，康复护理主要包括以下内容：

1. 预防畸形和并发症 伤残者大多数是肢体活动受限，因此，护理过程中应特别注意体位变换，帮助患者进行被动活动，保持关节的功能位置，避免并发症的发生。

2. 促进日常生活活动能力的恢复 康复护理的目标之一是帮助患者训练、恢复日常生活所必需的活动能力。训练过程中要细心照料患者，例如就餐、穿脱衣服、整理床铺等，防止意外损伤的发生。要循序渐进，恢复一项巩固一项，增强患者生活自理的信心。

3. 注意心理护理 伤残者大多由于肢体功能障碍，容易产生自卑心理；有些患者因住院时间长、康复进程慢、效果不显著等原因而产生急躁、孤独、焦虑、抑郁等不良心理。所有护理人员要深入了解患者的心理活动，耐心疏导，以真挚的感情与他们交往。通过优质的护理服务，改变他们的异常心理状态，帮助他们树立康复治疗的信心。

4. 出院后的继续护理 康复是一个长期的过程，患者在医院经过短期康复治疗后，仍需要在家中继续锻炼、巩固、提高治疗效果，才能真正“回到社会”。因此，护理工作仍需要继续进行，护理人员要定期家访指导、咨询和进一步落实活动能力恢复的计划和新要求等。

三、康复护理的道德要求

1. 同情患者，尊重人格　伤残者不仅在形体上的完美受到破坏，而且还出现了生活、工作的障碍，由于他们身心残疾而产生自卑感、危机感及戒备心理，表现出抑郁、焦虑、激愤、猜疑，甚至怀有敌意的种种心态。但仍拥有做人的尊严，享有独立人格的权利。因此，康复护理人员必须理解和尊重他们，应把他们作为常人对待，给予深切的同情和关怀，更要尊重其人格，以各种方式恢复他们的尊严和能力，帮助他们树立战胜伤残的意志，客服病态心理。增强信心，促使患者重新走向生活，走向社会。

2. 严谨认真，精心护理　康复治疗的手段很多，最常用的有物理治疗和医疗体育，如超声波、红外线、电兴奋、水疗、热疗等。在进行这些治疗的过程中，需要每一位康复护理工作者持有高度的责任心和严谨认真的科学态度，要精心操作，不能有任何的粗心马虎，否则一旦出现差错事故，轻者延误患者的康复，造成患者的痛苦，重者还会危及患者的生命。

3. 耐心训练，细心服务　康复医疗中矫形、整容都是在手术之后，均要求护理人员具有细心、耐心的作风，进行细心的术后观察和耐心的护理，方能取得满意的效果。康复医疗中的体育疗法、作业疗法、语言矫治等手段，是一些既艰苦又单调的治疗方法，有时患者可能不合作，甚至拒绝治疗。因此，要求康复护理人员必须耐心劝导和鼓励患者树立战胜疾病的信心，向患者讲明治疗的重要性，认真示范，纠正患者的错误动作，达到治疗的目的。绝不能有不耐烦和敷衍的表现，以免动摇患者的信心，影响治疗效果。

> **护士心声**
>
> 患者康复时的笑容是我最大的幸福。
>
> ——一位护士

4. 体贴入微，热情帮助　多数康复对象的生活不能完全自理，甚至洗漱、餐饮、更衣、排泄等日常琐事也有困难。护士要做他们的贴心人，任劳任怨、勇于奉献、热情地帮助他们做好日常生活护理和自理能力训练。护士要以满腔的热情和谦恭有礼的态度对待患者，给他们以真诚、平等、亲切和可靠的感觉，建立融洽的护患关系，有针对性地解决患者的实际困难。例如：为盲人患者阅读书报、代写书信，为长期卧床患者变换体位、清洁床单等。

总之，护理人员要理解他们的困难，真心实意地帮助他们，要使患者感到温暖和慰藉，增强康复信心。

第四节　健康教育

世界卫生组织提出："健康是基本人权，达到尽可能的健康水平，是世界范围内的一项最主要的社会性目标"。预防医学和临床医学一样是以提高社会人群健康水平为目标的，在促进健康水平提高的过程中，健康教育是最有效、最经济的途径。随着现代医学模式的改变，健康教育已成为医疗卫生保健工作的重要部分，无论是在医院或是社区，健康对患者乃至全民都有着十分重要的现实意义，健康教育也是护理工作不可或缺的内容。患者能否在医疗、护理、保健活动中获得健康教育知识，满足健康教育的需求，很大程度上取决于护理人员的健康教育水平、意识和能力。

一、健康教育的含义和内容

> **课堂互动**
>
> 谈谈在新的医学模式下，你对健康的理解？

（一）健康教育的含义

健康教育是指通过有计划、有组织、有系统和有评价的教育活动，促使人群自愿采取有益健康的行为，以消除或降低影响患病的危险因素，降低发病率、伤残率和死亡率，达到促进健康、预防疾病、加速康复、提高国民生活质量的目的。护理健康教育是健康教育大系统中的一个分支，是主要由护士进行的、针对患者或健康人群所开展的具有护理特色的健康教育活动。按照现代护理观，健康教育的对象是所有的人，包括患者和健康人。健康教育的目的，是使人们具有自我保健能力，对自己的健康从依赖医院和医生逐步转向依靠家庭和自己；善于用健康的观念处理个人生活、家庭生活、社会生活；通过改变不利健康的各种行为习惯，建立科学的生活方式，如有规律的作息制度、科学的锻炼、合理的营养、适宜的精神文化生活和健康和谐的人际关系。进而提高健康素质，达到精神、躯体和社会关系等方面的和谐统一。许多国家的护士法明确规定，护理人员有“教育患者的责任”，患者有“接受健康教育的权利”。

> **课堂互动**
>
> 谈谈生活方式对人体健康的影响？

高质量的健康教育，具有提高患者依从性、减轻患者心理负担，增强各种治疗效果的作用。随着疾病谱的变化，健康教育将成为一些疾病的主要治疗方法。做好健康教育，可以密切护患关系，提高护士在患者心目中的地位，消除偏见，有利于社会及患者进一步认识护理工作。在法制日益健全、新型护患关系尚待建立的今天，不能保证质量的健康教育容易引起纠纷。鉴于此，加强护理健康教育，对于保证新医学模式在医疗护理服务实践中的落实，切实改善医疗护理人际关系，促进全民健康目标的实现具有重大意义。

（二）健康教育的内容

健康教育也是一个十分宽泛的概念，按教育场所可分为：医院健康教育、社区健康教育、家庭健康教育等；按目标人群可分为：儿童健康教育、青少年健康教育、妇女健康教育、老年健康教育等；按教育的目的或内容可分为：疾病健康教育、营养健康教育、生理与病理健康教育、心理健康教育等。一般分为两个部分：一般疾病的健康教育和临床健康教育。

1. *一般疾病的健康教育*　针对法定传染病，如结核、病毒性肝炎、伤寒等疾病，应对患者、家属就传染源、传播途径、预防方法以及疫情、隔离、消毒、护理治疗等进行健康教育宣传。对慢性非传染性疾病，如肺心病、慢支、冠心病等，应结合患者的主要症状、用药、饮食、预后和平时注意事项等进行健康教育宣传。对检查化验知识，如血、尿、粪三大类常规检查，血液生化检查，X线检查，以及心电图、B超、胃镜、CT、磁共振等检查，应向患者教育检查中的注意事项、标本如何采集以及解释检查结果。对药物方面应就合理用药知识、各类药物的适应证、禁忌证、服药剂量、副作用和药物保存方法等进行宣传教育。

2. 临床健康教育　包括患者从入院到出院的全过程，其教育方式可根据患者疾病诊断治疗的每一个环节进行针对性教育，主要包括：

(1) 入院教育　是住院患者健康教育的基础内容，包括病室人员、环境、工作与休息时间、住院规则等内容的介绍。其目的是使住院患者积极调整心理状态，尽快适应医院环境，配合治疗，促进康复。

(2) 心理指导　所有住院患者都可能或多或少存在这样或那样的心理健康问题，护理健康教育的首要任务就是要帮助患者克服这些问题，安心住院治疗。

(3) 饮食指导　合理适当的饮食将有助于疾病的康复，如高血压患者宜用低盐饮食，发热患者宜多饮水等。饮食指导要注意培养患者的饮食习惯。

(4) 作息指导　凡有活动能力的患者都应鼓励其适当的活动和休息。对需要卧床的患者也应指导其做力所能及的床上锻炼，并注意调整卧床休息与睡眠的关系，避免日间睡眠过多造成夜间失眠。

(5) 用药指导　应告诫患者谨遵医嘱，按时服药。同时应策略地讲解有些药物可能出现的副作用，严重时及时与医生和护士联系。

(6) 特殊指导　凡需要特殊治疗及护理的患者都应做好相应的教育指导。如对手术的患者应做好术前、术后的指导。

(7) 行为指导　护士指导患者掌握一定的自我护理或促进健康的行为方法，是护理健康教育的重要内容。

(8) 出院指导　患者住院基本恢复健康后，在出院前，护士应给予出院指导，目的是巩固住院治疗及健康教育效果，进一步恢复健康。出院指导尤其应注意预防疾病再次发生及定期进行复诊的指导。

二、对护理人员的道德要求

1. 坚持以人为本，尊重服务对象　健康是每个人的平等权利，是不分宗教、信仰、国籍、党派、贵贱的，是所有个体都必须具有的，是人人都应享有的，而不是少数人的特权。护理人员要树立以人为本的理念，尊重所有的服务对象，维护正常的人际关系，工作中要耐心细致，不能厚此薄彼，使每个人的健康都能得到保障。如在计划免疫工作中，预防接种就需要护理人员多做解释，有时还要主动上门服务，积极展开健康知识的宣传教育，以提高接种率，有效地预防、控制以至最后消灭某些传染病的发生。

2. 转变观念认识，坚持服务基层　健康教育目前已作为一种重要手段应用于临床和社区保健康复工作中，作为一名护理人员，首先要树立现代护理观，明确健康教育的重要性、必要性、长期性和复杂性，切实把健康教育作为一种自觉行为。开展护理健康教育不同于卫生宣传教育，它贯穿于护理工作的全过程，是护理人员从被动执行护理操作逐步过渡到围绕人的健康为目的的预防保健和促进健康上来。同时，应看到在我国广大的农村地区，农民的医疗卫生知识水平还比较低，尤其是边远穷困地区，居民文化还相对落后、卫生条件较差。因此，面向广大农村和基层，向居民群众普及卫生保健知识，让群众自己主动采取行动保护自身健康，这是广大护理人员的应尽职责。

3. 自觉履行职责，科学进行指导　护理人员要坚决贯彻预防为主的方针，树立“大卫生观”，把护理服务由医院扩大到人群、社会，由对患者的护理扩大到健康人的卫生保健服务，并采取切实可行的多种形式，开展有利于社会成员身心健康，有利于保护生态环境的活动，把增进人类健康作为自己的道德责任和目标。为了更好地开展健康教育，护理人员必须进行自我完善，应用生物-心理-社会医学模式指导护理健康教育工作。护士只是懂得生物医学知识是不够的，必须加强横向知识的学习和渗透，特别是加强人文社会科学知识的学习，努力提高自身的素质和能力，以严谨的态度、务实的作风进行科学的护理健康教育指导。切忌为了追求经济收入而夸大某些药物、疗法、仪器的实际效用，以免使健康教育走上歧途。

总之，护理健康教育是护理工作的一个重要组成部分，应纳入护理管理体系，与护理工作融为一体进行有效的管理。护理人员应及时了解患者的心理、生理及社会状况，选择适当的健康教育时间和适合患者健康教育内容的施教方法，使每个公民获得公平、公正的健康教育，促使患者自觉地养成有利于健康的行为，从而到达最佳健康状态。

综合测试

一、选择题【A型题】

1. 健康教育的方式是

A. 单一的　B. 固定的　C. 多样的　D. 传统的　E. 现代的

2. 康复护理的对象主要是

A. 普通患者　B. 伤残者　C. 老年患者　D. 儿童患者　E. 产妇

3. WHO认为医疗卫生服务必须贯彻

A. “家庭化”原则　B. “地段化”原则　C. “社区化”原则

D. “集体化”原则　E. “国家化”原则

4. 预防保健的成效评价具有

A. 群众性　B. 社会性　C. 滞后性

D. 紧迫性　E. 前瞻性

5. 我国医疗卫生工作的基本方针是

A. 积极治疗，消除疾病　B. 解除病痛，恢复健康　C. 维护健康，增进健康

D. 预防为主，防治结合　E. 治疗为主，防治结合

二、简答题

1. 对康复护理人员的道德要求有哪些？

2. 社区护理的特点有哪些？

三、案例分析题

程英是北京市海淀区蓟门里社区卫生服务中心预防保健科的一名护士。她所在的社区卫生服务中心在麻疹疫苗强化免疫服务中，要为1300多名散居儿童和14所学校、托幼院所的孩子们在10天内完成接种任务。程英和她的同事们开始了超负荷的工作。记者跟随程英体验了一天的工作，除了一个“累”字，印象最深的就是保健科长刘玉梅对同事们的叮嘱：“都吃得饱饱的，千万别累倒了！”请你谈谈对预防保健护理工作的看法。

（刘浩天）

第八章　护理科研伦理

【学习目标】

掌握：临床护理科研的道德要求、人体实验的道德准则。

熟悉：人体实验的概念及意义、人体实验的伦理意义、人体实验的类型。

了解：科研的特点、护理科研道德的意义。

案例导入

1998 年 10 月，北京市发生一起眼球丢失案：医学博士高伟峰为了医治患者，擅自摘取一名死者的眼球，取得角膜移植给两位患者。这是新中国成立以来被发现的第一起擅取眼球案，涉及医学、法律、伦理等诸多方面问题，因而引起了社会的广泛关注。

请评价高伟峰的行为？

20 世纪 60 年代以前，很少提到有关护理科研的伦理问题。60 年代以后，美国、加拿大及英国的护理学会陆续制定了相关的伦理原则。其中尤其重要的是 1978 年通过的：Belmont 报告《The Belmont Report》，该报告由美国生物医学和行为科学研究委员会制定并通过，在很多领域被当做伦理典范来执行。

作为综合应用性极强的护理学科及其实践活动，在服务于人类健康的过程中，经过了患者护理、综合护理和专业化护理三个发展阶段；作为社会服务系统的护理学科由医院临床护理逐渐延伸到居民社区乃至家庭护理；作为专业的护理学科，其工作指挥系统、实践方法、工作范围和专业教育等也取得了长足发展。其中，护理科研作为护理学科发展的重要组成部分，是保证上述更新与发展乃至护理学科生命力的重要手段，是判断临床护理中未知现象或解决护理实践问题的基础性活动和推动护理事业进步的必要途径。因此，护理科学工作者除应拥有较好的专业技术水平外，还必须具备良好的护理科研水平及其道德素养。

第一节　护理科研道德的意义

一、护理科研的特点

护理科研从护理学的任务与范围出发，以现有的自然科学、社会科学等方面的成就为基础，形成了本学科的特点：

1. 研究对象的复杂性　护理研究对象多数是患者，个体差异大，不仅在外貌、生理特征、疾病状况等方面存在差异，还存在语言、思维、社会交际活动等方面的差异，这些因素都会增加科研的复杂性，不能仅凭几次科学研究的结果就轻易作出判断或下结论，要充分考虑研究对象的生理、心理、环境等因素的影响，使获得的数据更接近真实，减少误差。

2. 测量指标的不稳定性　由于患者在生理、心理、社会、环境等多方面存在差异，故测量指标的结果变异性大，离散度大，特别是有些指标不能直接获得资料，需采用间接方法，这样则更增加了误差。如果涉及患者的社会属性问题，就很难用仪器设备来检验，且不同情绪、性格、精神状态的患者，对外界刺激的反应各不相同，机体状况和生活环境也无法完全重复或全部人为地控制，这些都会影响和降低研究结果的准确性。需要预先通过严谨的设计，并注意进行精细的观察和测量、正确的数据处理和科学的综合分析，才能得到较准确和客观的结果。

3. 临床研究的特殊性　临床护理研究对象主要是患者，在患者身上进行科研工作，需特别注意到研究过程不能对患者健康带来不良影响、也不能增加患者的任何痛苦，更不能延误患者的治疗或促使病情的发展。护理科研很少能在实验室进行，常常直接对患者实施，在实践中探索规律。由于人的生命是不可逆的，因此，有些创造性的护理措施的科学研究不能直接用于人体，只能在条件差的环境中进行，而且时间也会很长，主要靠经验的积累，这就决定了护理科研的艰巨性。

4. 研究内容的实用性　随着改革开放的深入，医学技术走向世界，为护理工作提供了更广阔的发展前景，对护理工作提出了更新更高的要求。护理研究对象离不开人，研究的成果又用于人体，而人不仅是有形态学、生理学等生物属性，还具有语言、思维、人际关系等社会属性，对人的性质、规律、现象必须用医学心理学和社会医学的规律去说明，这样我们的研究才能适应当今护理实际的需要，为护理伦理的发展创造更大的空间。

5. 护理科研的专业性　医学研究领域可分为基础、临床、预防等，在每一领域研究中有很多学科，在每一个学科中又有很多亚科，如此多的分科决定了护理科研的单一性。护理科研的分工越来越细，越来越专业化，这是由医学护理的发展决定的。

二、护理科研道德的意义

（一）护理科研道德的定义

护理科研道德（nursing scientific research morality），是指在护理科研活动中所产生的道德意识现象和在护理科研实践中用以调整人际关系行为规范的总称，是完成护理科研工作的重要保证，能够促进护理事业快速发展，提高护理工作的社会地位，完善护理学科自身的理论体系，是促进护理科研、教学工作的开展以及保证患者生命安全的重要条件。

知识链接

要学会做科学中的粗活。要研究事实，对比事实，积聚事实。

——巴甫洛夫（俄国）

（二）护理科研道德的意义

具体讲，护理科研道德的意义主要包括如下方面：

1. 激励护理科研人员及其研究工作的精神力量　护理科研道德是推动护理学发展

的重要精神力量，能激励人们树立把护理学事业作为为人类造福的崇高理想，确立正确的科研动机和目的，激励人们发扬不怕困难、不怕挫折和勇于献身的精神。

2. 是取得科研成功的重要前提　护理研究人员只有抱着对患者高度负责的态度，才能在科研实践中勇于探索，忠于客观事实。

3. 是处理好护理科研活动中各种关系的根本条件　在现代科学迅速发展的年代，学科之间的交叉相融和整体化日趋明显，因此在科研活动中仅靠个人的力量是难以完成的，必须依靠多学科、多专业人员的互相配合，共同努力。这样，道德作用和要求就显得更加重要。

（三）护理科研中的不良现象

近年来，无论在宏观还是微观、在数量还是质量上，护理科研水平均有大幅度提高，大大推动了我国护理地位的提高和护理学科的发展，同时也出现一些有损于护理科研道德的现象，主要表现在三个方面：

1. 功利氛围问题　护理科研工作沾染了浓厚的功利色彩，学位、职称等功利目的削弱了科研的深入探讨，缺乏严谨、实事求是的科学态度，根据主观意愿，随意扩大、缩小、修改原始数据，取舍样本大小，由此导致研究数据的可靠程度、研究的深入程度、规律的发掘深度都令人担忧。

2. 学术腐败问题　表现为剽窃他人成果，为发表文章、申报课题等疏通门路、请客送礼；用论文、成果署名作“人情交易”；一稿多投，以追求命中率等现象。

3. 科研责任心问题　科研中科研人员责任心不强，贪图眼前利益，不愿从事基础前沿的研究工作，热衷于热门专业和时髦行业的研究，更有甚者请他人代写文章，无实质性指导意义；削弱了护理学事业发展的后劲。

第二节　临床护理科研的道德要求

护理科研的根本目的是维护和增进人们的身心健康、防病治病，提高人口素质，造福人类社会。对于直接造福于人类的护理科研活动，要求参与其中的护理科研人员必须遵循护理科研的一般道德原则和具体道德要求。护理科研的具体道德要求，是指关于护理科研选题、设计、组织、资料收集、实验观察、结果分析及其发表应用等每一环节应该遵循的道德规范。护理科研的一般道德要求，则是贯穿于上述每一过程的总体道德原则。

一、护理科研的一般道德要求

1. 目的明确，动机纯正　护理科研的根本目的是认识人体生命的本质，寻求增进健康、预防疾病、恢复健康和减轻痛苦的途径和方法，提高人类的健康水平和生活质量。唯此，才是符合道德的。护理科研工作者从事任何创造性的研究活动，必须从上述纯正动机出发，不图个人名利，不计较个人得失；推进护理事业发展、造福人类；表现出护理科研的善性、道德性。否则是不道德的，也是不允许的。

2. 勇于开拓，勤于探索　护理科研是一个涉及多学科的创造性工作，具有复杂性、广泛性和艰巨性的特点。由于历史的原因，我国护理科研工作较长时间受“护理科研无所作为、护士搞不了科研”旧观念的束缚，发展比较缓慢。随着护理事业发展带来的护理研究领域和视野的扩展，要求护理科研人员突破旧有的条条框框，以百折不挠的顽强毅力去开拓新的知识领域。因为，科学研究是一项艰苦复杂的工作，任何科研成果的获得都需要一代又一代科研人员的不懈努力和辛勤劳动，需要科研人员扎实的知识功底和睿智的思辨能力，更需要科研人员能远离眼花缭乱的“世界”，具备耐得住寂寞而不浮躁的“坐冷板凳”的精神，否则，是很难取得任何成就的。

3. 实事求是，一丝不苟　护理科研工作旨在探索护理学科的本质和规律，认识护理管理、护理制度、护理操作的内在联系。护理科研的成果最终都将被运用于临床医疗护理之中，直接关系到患者的生命安全与健康。因此，护理科研工作者，必须具有严谨治学的科学态度，具有尊重科学、实事求是、一丝不苟、严谨治学的优良品质。严肃对待每一项资料、每一个数据。只有这样，才能确保科研成果的可靠性和可重复性，才能真正做到直接对患者的健康和生命负责。

4. 团结协作，共同前进　现代护理科研工作常常需要多层次、多部门、跨行业的通力合作才能取得成功，因此，团结协作是护理科研工作者必须具备的伦理道德素养。现代护理科研工作必须充分调动大家的积极性，集中大家的智慧才能成功。团结协作是护理科学研究的客观需要。因为，在护理科研工作中，不仅要重视个人的积极性和创造性，这是护理科学研究中不可缺少的部分，而且更要重视在面对跨学科、跨部门，甚至是跨国合作的项目时合作。在科研协作过程中，护理科研人员必须做到一是正确地对待他人，尊重每一个参与者；对能力弱者不轻视，对能力强者不嫉妒，更不可贪人之功，窃为己有。二是正确对待自己和评价自己的成就，做到有成绩不骄傲，有缺点和错误勇于改正。三是正确对待同志之间、学科和部门之间的关系。

5. 患者第一，知情同意　在护理科研的实践中，凡是涉及人体实验的操作，都必须由从事此项研究的人员对受试者事先详细讲解该项实验的目的、意义和方法以及可能出现的不适和潜在的危险，征得受试者的理解和同意，使受实验者自觉地参加并配合该项实验。护理科研工作在进行人体实验时必须充分尊重受试者的利益，始终把受试者的利益放在第一位。

二、护理科研具体问题的道德要求

1. 课题申报中的伦理要求　护理科研人员在研究课题的申报、计划实施及结题、验收等整个科研活动过程中，必须诚实而为，并确保所提供的包括未公开发表数据在内的所有材料的客观真实性、准确可靠性、相对有效性；必须严格保存实验研究和调查研究中的所有数据和记录，以备查证。

知识链接

科学绝不能不劳而获，除了汗流满面而外，没有其他获得的方法。热情、幻想以整个身心去渴望，都不能代替劳动，世界上没有一种轻易的科学。

——赫尔岑（前苏联）

2. 课题研究过程的伦理要求　在科研的各个阶段，护理科研工作者应就其研究进度、成果质量与数量及其学术影响等，定期向有关管理机构作出如实的说明；对于可能给人类健康、社会发展、生态平衡带来潜在影响的研究，应积极配合有关机构作出客观的评价，并把评价结果公之于众。

3. 尊重知识产权的伦理要求　在科研活动中，应充分尊重他人的知识产权，发表论文或以其他形式报告科研成果中涉及引用他人成果时，必须注明出处；引用他人论点必须如实标出，不得发生捏造、篡改、剽窃等不端行为，也不得对他人的上述行为进行任何袒护。

4. 科研成果评价中的伦理要求　护理科研工作者应客观、公正、公平地评价他人的科研成果，尊重他人的名誉；对向自己的研究提出批评和质疑的，要以谦虚、诚实的态度对待，并以科学的方法证明自己科研成果的正确性与正当性。

5. 对待活体受试者的伦理要求　在涉及人体的研究中，科研工作者应尊重研究对象的人格、尊重人权；应当保护受试者的合法权益和个人隐私，并保障知情同意权。

6. 对待实验动物的伦理要求　在饲养管理和使用实验动物过程中，应遵循“减少、替代、优化”原则，科学、合理、人道地使用实验动物。

7. 科研成果宣传报道中的伦理要求　在学术交流与合作的交往活动中，正确对待保密性问题，不得带有人种、性别、地位、思想、宗教等方面的歧视或偏见，应一视同仁、平等对待。尊重个人人格与尊严，诚实信用地与他人交流、合作；应当遵循“无私利性原则”，不得利用科研活动为个人谋取不正当利益。

第三节　人体实验的护理道德

随着护理学科的发展，护理人员从事学术研究的人数大增，在注重专业发展的同时，也应重视患者的安全与权利。由于护理研究在很多情况下是以人为研究对象的，大多采用行为科学方法，如使用会谈、问卷、观察等方式收集资料。在资料收集过程中，由于担心研究结果受到影响而不告知受试者相关信息的情况时有发生，经常会遇到研究问题和患者权利直接冲突的情况。例如：对于“癌症患者及家属的感受和应对机制是什么?”这一研究问题，从科学角度看，了解癌症患者家属应对机制可以找到有效的心理支持方式以帮助此类癌症患者及家属，然而，回答这一问题会使癌症患者及家属处于痛苦的心理状态。因此，如何在研究中尊重人的生命、权利和尊严，尤其当科学和伦理产生冲突时，遵循伦理原则指引护理科研就显得非常重要。

一、人体实验的概念及意义

（一）人体实验的概念

人体实验（human subjects experimentation）是直接以人体作为受试对象，用科学的方法，有控制地对受试者进行观察和研究，以判断假说真理性的生物医学研究过程，它在医学研究中有着极其重要的地位。由于在人体实验中不能完全支配受试者的行为，因此，只能在遵循医学伦理原则的前提下设计人体实验方案，尽量使受试者避免受到伤害及发生某些干扰实验的行为。

（二）人体实验的意义

1. 是医学的起点和发展手段　人类的医学发展史表明，中西方医学都发端于人体实验。在人类与疾病作斗争的起始阶段，人们就是通过亲身的尝试、体验来发现、研究各种针药的治病效果的。中国古代典籍上《淮南子·修务训》记载："神农氏尝百草之滋味，一日而遭七十毒"，《史记·补三皇本纪》介绍："神农氏尝百草，始有医药"，《帝王世纪》记述："伏羲氏……乃尝百味草而制九剂，以拯夭枉"等。在古希腊也有医神埃斯克雷波斯（Aesculapius）在荒山野村考察动植物性质的传说。这些神话传说都反映了人类早期的医学活动是离不开人体实验的。

近代医学的发展，无一不是建立在人体实验成果基础上的。如哈维（William Harvey，1578—1657）血液循环原理的发现，琴纳（Edward Jenner，1749—1823）牛痘接种的发明。可以说，没有人体解剖学、实验生理学等一系列突破性的实验医学成就，生物医学的兴起和繁荣是不可想象的。现代医学的发展，无论是基础医学研究，还是临床医学研究，同样依赖于人体实验。从某种意义上说，没有人体实验，就不会有医学的进步。

2. 是医学基础研究和动物实验之后常规临床应用之前的中间环节

（1）动物实验的结果不能直接推广应用到人体　在研制一项新技术或新药物时，一般程序为选题、查阅文献、建立方法和指标等理论文献研究，然后进行反复多次的实验取证及动物实验等实验室研究，在应用到临床以前，都必须经过人体实验。这是由于人和动物具有本质差异，人既具有生物属性，又具有社会属性；既有生理活动，又有心理活动；人体的生命现象和疾病现象是最高级、最复杂的物质运动形式，就是人类个体之间也存在着很大的差异。

（2）对于不能用动物复制模型的疾病，更需人体实验　有些疾病是人类所特有的，不能用动物来复制疾病模型，对这类疾病的研究，只能做人体实验，否则就是对患者健康和生命极其不负责任的，也是严重违背医学道德的。

（3）排斥人体实验　将没有经过检验的药物或技术进入临床应用，将直接危害患者的健康和生命。例如，在20世纪50年代前苏联的组织疗法在我国推广使用，有些医生用它来治疗肺炎，导致患者死亡；20世纪60—70年代的卤水疗法也曾引起严重后果；在公众中流行的鸡血疗法、甩手疗法、红茶菌疗法、气功疗法等都缺乏动物实验和人体实验的科学根据。

二、人体实验的类型

人体实验按照实验主体的不同，分为如下两种：

（一）自体实验

即研究人员利用自己的身体进行的实验研究。研究者因担心实验会对他人带来不利影响，或者试图通过实验亲身感受以获取第一手资料。此种实验结果准确可靠，体现着科研人员为探索真理的崇高献身精神。医学家汤飞凡（1897—1958）把沙眼病原体滴进自己的左眼，结果证实了沙眼病原体的致病性，解决了延续半个世纪关于沙眼病原体的争论。

（二）受试者实验

1. 自愿实验　即受试者本人自觉自愿参加的实验研究。对于某些新药、新技术，参试者可能出于经济目的、健康目的或为了解决某些社会问题而参加的临床实验。受试者可以是患者，也可以是健康人，也可以是社会志愿者。

2. 欺骗实验　即通过向受试者传达假信息的方式而使受试者参加的人体实验。研究人员明知实验会有危险，但为了达到实验的目的，利用患者的求生欲望，或利用某些人追求某种利益，采用传达假信息的方式，而使受试者接受的某些实验。

3. 强迫实验　即违背受试者意愿而强制进行的人体实验。一般见之于战争年代，在政治或武力的压力下，强迫受试者接受他们不愿意参加的人体实验。强迫实验不仅侵犯了受试者的人身自由，而且可能对受试者造成严重的身体和精神的伤害。

欺骗实验和强迫实验人体实验无论后果如何，在道德和法律上都会应受到谴责和制裁。

三、人体实验的道德准则

涉及人体的生物医学研究除必须遵守《赫尔辛基宣言》所一再肯定的医学人体实验道德原则外，还应遵循尊重人的尊严（respect for human dignity）的原则、有益（beneficence）的原则和公正（justice）的原则等共同原则。具体来讲，凡涉及人体的生物医学研究应包括如下几个具体的道德准则：

（一）维护受试者利益

凡涉及人体的实验首先考虑到的是维护受试者的健康利益，必须有益于改进疾病的诊治和了解疾病的病因和发病机制。这一准则应放在高于科学与社会利益的位置，必须以《日内瓦宣言》中提出的：“患者的健康是我首先考虑的”和《国际医德守则》中规定的：“任何行动或建议只能符合人类的利益，而不能有损人类肉体和精神的抵抗力”为指导思想，人体实验必须以维护受试者健康利益为前提。主要包括以下内容：

1. 必须坚持安全第一原则　人体实验过程中应保证受试者在身体上、精神上受到的不良影响减少到最低限度，这是“无伤”医学道德原则的体现。

（1）规避预测实验风险　对于任何一项人体实验，都要预测实验过程中的风险，如果实验有可能对受试者造成身体上和精神上较为严重的伤害，那么无论这项实验的科学价值有多大，无论这项实验对医学的发展和人类的健康具有多么重要的意义，这项实验也不能进行。

（2）进行毒副作用实验　只有在明确其毒副作用后，方可进行有效性实验。

（3）充分的安全实验措施　在实验过程中保证受试者身体上、精神上受到的不良影响能降低到最低限度。在实验中一旦出现严重危害受试者利益时，无论实验多么重要，都应该立即终止。人体实验必须有相关伦理专家和具有丰富医学研究及临床经验的医师参与，或在他们的指导下进行，以寻找比较安全的科学途径和方法。

2. 必须进行受益/代价评估　每个涉及人体的生物医学研究项目，必须对给实验对象的风险或他人的好处进行仔细评估，只有当研究目的的重要性超过实验给受试者所带来的风险时，并且只有当研究结果有可能有益于参与研究的人们时，涉及人体的生物医学研究才能够进行。

3. 对于特殊受试者的特殊要求　某些特殊的受试群体特别容易受到伤害，因此需要特别保护，应特别关心那些无能力同意或拒绝、那些可能被迫同意、那些不能本身从研究中受益，以及那些对他们研究同时还提供医疗保健的人们，包括以患者为受试者、以犯人作为受试者、以儿童为受试者等。以儿童为受试者必须得到其监护人的同意，而且事先必须经过动物或成人实验证明其有益而无害。

（二）医学目的性

人体实验的目的必须是为了研究人体的生理机制和疾病的原因、机制，通过促进医学科学的发展改善人类生存的环境、造福人类。开展人体实验之前，必须严格审查其是否符合医学目的。凡是为了提高诊疗水平、改进诊疗措施、加深对疾病病因及机制的了解，以增进人类健康的人体实验是合乎医学道德的，背离这一目的是不道德的。从这一意义上看，医学目的性是人体实验合乎道德的必要条件，而出于政治、军事、经济、个人成功等非医学目的的人体实验，已经被历史证明是严重违背人类伦理道德的。

1. 禁止出于政治、军事等非医学目的的人体实验　这类人体实验主要发生在第二次世界大战期间。1945—1946 年，国际军事法庭在德国纽伦堡对法西斯德国的首要战犯进行国际审判，战犯中竟然有多名医学专家。他们的罪行是，对战俘和平民进行了灭绝人性的人体实验，这些实验大部分出自非医学目的。日本法西斯在第二次世界大战中也进行了大量的非医学目的的人体实验。战后，这些惨无人道的非医学目的的人体实验被揭露出来，震动了整个世界，受到了强烈的道德谴责与法律制裁。

2. 严防出于经济、个人目的等非医学目的的人体实验　医学目的的人体实验才是合乎道德的，然而，在现实医学科研实践中，这一目的往往与其他目的交织在一起，有时甚至难以区分。有的医学科研人员把进行人体实验作为自己实现其个人目的的手段，如有的为了获得更多的实验数据；有的为了提高自己的学术地位和影响；有的医学科研机构，尤其是医药公司的医药开发机构研制新药和医疗器械设备的重要目的，是追求经济效益等。科研人员必须把实现自我价值的目的、医药公司及其科研人员必须把追求经济效益的目的与医学目的性原则有机地统一起来，把医学目的性原则作为前提和必要条件。那种忽视医学目的性原则，而单纯追求个人自我价值实现和经济效益的行为是违背医学伦理道德的。

3. 坚持把医学目的性服从于维护受试者健康利益　《赫尔辛基宣言》明确指出："在涉及人体对象的医学研究中，应优先考虑人体对象的健康幸福，其次考虑科学和社会的利益。"如果把医学目的作为最终目的，把探明医学规律作为最终目的，为医学而医学，其结果往往会误入歧途，忽视或无视实验手段的正当性，导致对受试者的伤害。

（三）科学性

要求涉及人的生物医学研究的人体实验的设计、过程、评价等必须符合普遍认可的科学原理，要使实验的整个过程，自始至终有严密的设计和计划。这是由人体实验是科学研究所决定的，实验必须建立于十分熟悉科学文献和其他相关来源信息以及适当的实验室和动物实验的基础上，涉及人的生物医学研究只能由生物医学方面的专家来承担，并在一名胜任临床工作的医务人员的监督下进行，科学地制订相应的具体实施准则，寻找较安全的、合理的途径和方法。为保证人体实验的科学性，应当做到以下几点：

1. 实验设计必须严谨　科学设计前必须充分了解相关的文献资料，实验设计应符合随机、对照、重复和均衡等科学原则。人体实验前必须制订严密科学的计划，详细了解患者的生理条件及心理条件，充分估计可能发生的突然事件及应急对策，应有周密严谨的医学监护和医疗保护措施。缺乏相应的周密科学计划的人体实验，既不能达到医学的目的，也是违背医学道德的。

2. 人体实验必须以动物实验为基础　人体实验是医学科学研究中一个极其重要、极其严肃的科学实践活动，必须首先以动物实验为前提，这是人体实验前的一个重要环节。经过动物实验并获得真实的充分科学依据，经证明的确对动物的机体无毒、无害时，才能推向人体实验阶段。对于不治之症或垂危患者，在没有有效疗法的情况下，为了挽救患者的生命，在患者或家属同意的前提下，可考虑用未经动物实验的新药、新技术进行实验性治疗。采用实验性医疗手段，需要采取更加慎重和科学的态度。

3. 人体实验结束后必须作出科学报告　实验完成后应当进行总结，得出科学的报告。在报告中，要尊重实验所得的各种事实和数据，力求数据的完整、准确、无误，忠于事实、忠于结果，所得科研资料要妥善保管；如果任意篡改事实和数据，欺瞒造假，捏造实验过程，都是不道德的。

4. 正确认识和使用对照实验　对照实验是一种为了科学地了解实验效果，在对实验对象进行实验的同时，设置另一组未加任何影响的相同对象，以便与实验组进行比较的研究方法。在进行对照实验时，要特别注意对照组和实验组的齐同性和可比性。

（四）知情同意

要求人体实验研究者要尊重受试者的知情同意权利。受试者知情同意权，是指受试者对人体实验研究的性质、目的、期限、经费来源、实验方法、采用的手段，以及任何可能的利益冲突、科研工作者与其他单位之间的从属关系、课题预计的好处以及潜在的风险和可能造成的痛苦等信息，有充分知悉，并在此基础上自主、理性地表达同意或拒绝参加人体实验的意愿的权利。知情同意有书面和口头两种形式，一般情况采用书面形式的知情同意，无法获得书面知情同意的，应当事先获得口头知情同意，并提交获得口头知情同意的证明材料。它是“尊重”共同医学伦理原则在涉及人的生物医学研究中的贯彻。知情同意原则的具体要求包括如下方面：

1. “知情”的要求　研究者要向受试者提供关于人体实验的真实、足够、完整信息，而且要使受试者对这些信息有着正确的理解，并可以根据这些信息作出理性判断，并且能够自由地加以同意。研究者提供的基本信息应该包括：告知受试者其研究目的和方法；受试者参加研究的时间；合理地预期研究最终将会给受试者和其他人带来哪些收益；参加研究会给受试者带来哪些可预见的风险和不适；对受试者可能给予的有益的替换治疗方法；受试者的资料的保密程度；研究者为受试者提供医疗服务责任的大小；对因研究而导致的某些伤害所提供的免费治疗；对因研究而导致的残疾或死亡为受试者本人、受试者家庭或其亲属提供赔偿；受试者有权自由拒绝参加研究，随时退出研究；视具体情况向受试者告知的情况，比如选择他作为受试者的特殊理由、研究设计的某些特征（例如双盲法、对照组、随机抽样）等。

2. “同意”的条件选择

（1）受试者必须具有同意的能力　如何确定受试者是否具有自主同意能力，一般应考虑以下两个可操作的因素：首先是年龄，即考察受试者的智力状况能否胜任这种“同意”决策。是否同意参加人体实验对受试者来讲是极其严肃的重大决定，我们建议18周岁以上的人才具有同意能力，18周岁以下则不具有同意能力；其次是精神状况，即精神状况是否胜任这种“同意”决策，是否有昏迷、痴呆等精神障碍。

（2）受试者必须是自主、自愿的同意　《纽伦堡法典》指出，“受试者的自愿同意绝对必要”，这意味着接受实验的人有同意的合法权利，应处于有选择自由的地位，不受任何势力的干涉、欺瞒、蒙蔽、挟持、哄骗或者其他某种隐蔽形式的压制或强迫。《赫尔辛基宣言》指出，除非受实验者已被说服同意参加，对在实验工作过程中所遇风险或出现偶然性事故的可预防的情况有所了解，否则，就不能进行人体实验。我国《执业医师法》规定：“医师进行实验性临床医疗，应当经医院批准并征得患者本人或者其家属同意。”

3. 对特殊人群知情同意的特殊处理　存在涉及人的生物医学研究中，贯彻知情同意是非常复杂的，例如当受试者不具有知情同意能力，而又有作为受试者之必要时，需要由他人代理知情同意。在特殊情况下，可以免除知情同意。

（1）知情同意的代理　对于无行为能力或限制行为能力的受试者，如婴幼儿患者、少年儿童患者、智残患者、精神病患者、休克患者等，其知情同意由其家属、监护人代行。在我国，知情同意权代理人的先后顺序应为：首先为配偶、父母与子女，其次为家庭其他成员，再次是患者委托的其他人员。

（2）知情同意的免除　为促进急救医学的发展，以危重患者作为受试者也是必要的。因为从科学角度上看，临床急救方面的人体实验研究最好由危重患者做受试者，但是在治疗过程中不允许危重患者参与比标准治疗有更多风险的研究。

（五）公平合理

要求对选择的受试者在程序和结果上应该是公平的，具体要求包括：

1. 受试者的纳入和排除必须是公平的　受试者的选择应该有明确的医学标准，即要有适应证和禁忌证，确定到底哪些人适合参加实验，哪些人不适合参加实验，保障实验的科学性，保护受试者的健康和利益。

2. 受试者参与研究有权利得到公平的回报　受试者参与人体实验是对科学研究的支持，因此，我们应该给予公平的对待。具体包括：医学研究只有当研究结果有可能有益于参与研究的人们时才是合理的；研究结束时应确保每个参加实验的患者能够利用研究所证实的最好的预防、诊断和治疗方法；参与临床药物研究时，受试者服用的实验药物都需是免费的；对于对照组的受试者，在实验结束时有权利同样免费地使用实验药物。

（六）伦理审查

《赫尔辛基宣言》要求涉及人类受试者的实验研究方案，应当交特别任命的伦理委员会评论、指导和批准。要求对人体实验的设计、开展，必须接受独立于资助者、研究者之外的伦理委员会的审查，以保证涉及人的生物医学研究遵循维护受试者利益、医学目的性、科学性、知情同意和公平合理伦理准则的实现。

综合测试

一、单项选择题【A型题】

1. 护理科研的分工越来越细，是

A. 护理科研的基本任务　　B. 护理科研的作用

C. 护理科研的基本内容　　D. 护理科研的特点

2. 下面理解不正确的是
   A. 护理科研道德是护理科研成功的基础
   B. 护理科研道德是护理科研重要价值目标
   C. 护理科研道德以护理科研为指导
   D. 护理科研道德以护理科研为存在的前提
3. 人体实验的对象是指
   A. 特殊病情的患者　B. 健康人　C. 临终患者　D. 各种不同的受试者
4. 护理科研中，实验组和对照组更多面对的矛盾是
   A. 自愿和被迫的矛盾　　B. 主动和被动的矛盾
   C. 公正和有利的矛盾　　D. 社会公益和受试者个人利益的矛盾

二、简答题

1. 护理科研的概念和特点是什么？
2. 护理科研伦理有什么作用？
3. 护理科研伦理的意义是什么？
4. 怎样理解人体实验的伦理原则？

（陈　飞）

第九章　医学高新技术运用与护理伦理

【学习目标】

掌握：开展生殖技术的伦理原则、科学对待死亡、安乐死伦理分析、器官移植应遵循的伦理原则。

熟悉：现代生殖技术的含义、分类及对此伦理的讨论。

了解：生殖技术的历史、现实及死亡标准的历史演变。

医疗高新技术是指在诊疗、护理、预防、保健和康复等医疗实践活动中，采用现代物理的、化学的、生物的尖端技术成果，直接应用于人体的医学手段。如器官移植、现代生殖、基因工程等技术以及电子计算机、高分子合成、人工脏器、激光技术、电子计算机断层扫描（CT）、磁共振等新技术材料和新技术，它是医学科学迅速发展的产物，也是现代医学进步的重要标志，医疗高新技术在临床上的广泛使用有利于维护人类的生命，促进人类的健康，有利于提高人类防治疾病的能力。但是任何科学技术都是一把双刃剑，医学的快速发展和临床应用同时也改变了人们的传统观念和生活方式，引发了一些我们值得深思和探讨的伦理难题。

第一节　现代辅助生殖技术与护理伦理

案例导入

某医学院生殖技术研究室接待了一位特殊的来访者。她自称自己是独身，并表示一辈子都不会结婚，但是却很想要一个小孩，想通过人工授精生一个孩子。医生从未遇到这样的事，很为难，来访者认为自己采用人工授精生育孩子并不违反社会道德准则，是一个正当合理的要求，医生虽然对她的想法表示理解，但仍觉得不适合给她做人工授精。

问题：未婚女子能否采用人工授精生育孩子？

现代生殖技术是指用现代医学科学技术代替人类自然生殖过程的某一步或全部过程，按照人的意图，在人工操纵下的一种生殖方法。人类的自然生殖过程是由性交、卵子受精、受精卵植入子宫、胚胎发育、分娩等步骤组成，而现代生殖技术则打破了这个自然生殖过程，用人为的方法产生新一代的个体，以人工授精代替性交，以体外受精代替体内受精，以无性的生殖方式代替传统的有性生殖方式。

（一）现代生殖技术的主要方式和伦理问题

1. 人工授精（体内受精）　是指用人工的方式将男性的精子注入生殖能力正常的女性的子宫内，促使精子与卵子结合以达到受孕目的的医学方法。它主要是用来解决男性精子质量差而导致的不育症。

按精子的来源不同，分为使用丈夫精子的同源人工授精和使用供者精子的异源人工授精两类。前者主要适用于男性少精、弱精、性功能障碍、生殖器畸形等导致的不育或女性宫颈异常、生殖道畸形等因素导致不能性交的不孕；后者主要适用于男性无精、严重少精、弱精等症，或者男方有不适宜生育的遗传病、家族史等。

同源人工授精的精子来源于丈夫，符合传统的性道德观念，人们对此没有太多的异议。主要的道德争论集中于异源人工授精，因为精子来自于丈夫以外的第三人，切断了婚姻与生育的必然联系，这是否会影响婚姻？而且还会造成许多同母异父的后代，但孩子自己并不知情，这是否会增加以后近亲结婚的危险性？非婚妇女能否通过人工授精而获得做母亲的权利？

借腹生子，又称代孕母亲。它是因为妻子不能正常排卵或其子宫不能使受精卵着床，而将其丈夫的精液注入愿意代替妻子怀孕的能够排卵的第三者女性子宫内受精、怀孕和分娩，所得子女交给提供精液的男性的妻子以母亲身份代养的一种方式。

2. 体外受精　是用人工的方法分别提取精子和卵子，使二者结合并将受精卵培育成胚胎，再将胚胎植入子宫，让其在子宫内继续发育的医学生殖技术。与自然生殖的显著区别就是受精部位不在女方体内的输卵管，而在试管，所以俗称“试管婴儿”。它代替了自然生殖过程中的性交、输卵管受精和自然植入等过程。主要用于解决女性输卵管堵塞或异常、排卵障碍、女性免疫性不孕等。迄今为止，全世界已出生的试管婴儿已超过28万人。1978年7月25日，世界上第一个试管婴儿路易斯·布朗在英国诞生。现在已有许多国家都实施了这一技术。我国对体外受精的研究虽然起步太晚，但已经达到世界先进水平，1988年3月，我国首例试管婴儿在北京医科大学第二附属医院诞生。

体外受精所带来的伦理问题主要集中在：妻子的卵子与第三者的精子结合、丈夫的精子与第三者的卵子结合以及代孕母亲等问题上。代孕母亲可能会引起的伦理问题包括：为获利而出租子宫，导致生育商业化；选择自己的近亲，如母亲、姐妹作为代孕母亲而引起的人伦关系上的混乱等。在西方国家，有相当数量的国家明令禁止代孕母亲，我国卫生部2001年2月20日发布，2001年8月1日起施行的《人类辅助生殖技术管理办法》明确规定：医疗机构和医务人员不得实施任何形式的代孕技术。

3. 无性生殖　又称克隆，是利用简单低级生物的细胞分裂繁殖形式，代替高等生物生殖全过程的生殖方法。本是简单生命的繁殖方式，在20世纪30年代，科学家着手进行动物无性繁殖的研究，即通过一个细胞或个体以无性方式重复分裂或繁殖产生一群细胞或一个群体。但是无性繁殖与克隆不同，1997年2月23日英国罗斯林研究所宣布成功地利用羊克隆了绵羊“多莉”，随之，全球刮起克隆风暴。它将给生物工程技术的发展以巨大的推动，应用体细胞克隆技术以保存濒危珍稀动物，不过，在克隆人的问题上，存在很大争议，没有哪个国家同意这个技术用在人的身上，这将导致人伦关系、社会伦理的一系列问题。包括我国政府在内的世界许多政府、世界卫生组织等都明确反对进行克隆实验。美国政府在2001年通过法案明确将克隆人列为非法，我国政府明确表示反对制造克隆人。

（二）生殖技术的伦理原则

1. 知情同意原则　无论采用哪一种生殖技术，首先要充分尊重当事人的意愿，不仅要得到接受者的充分的认可和同意，而且也要告知他们人工授精技术的局限性，维护其知情权。因为这类技术的成功率并不是百分之百，因此，必须在夫妇双方正式以书面形式表示同意的情况下才能实施手术。供精者若有配偶，还应争得妻子的同意，以充分体现这一原则。

2. 互盲和保密的原则　为保护受精者的利益，要求供精者和受精者互盲，参与操作的护理人员与供精者互盲，为受精者保密，为保护后代的利益，要求供精者与后代保持互盲，参与操作的护理人员与后代保持互盲等。

> **课堂互动**
>
> 谈谈对“代孕母亲”的看法？小组之间互相讨论。

3. 防止商品化的原则　人工生殖技术是慈善和福利性的医疗行为，提倡以助人为动机的供精、供卵和供胚胎，严防商品化，不过可以对他们提供必要的医疗补助和营养。

（三）护士的伦理责任

现代生殖技术不但是医学技术，还涉及伦理、法律、宗教以及心理因素等，因此，护士在实施这种技术时，不仅要有专业技术观点，而且要对其引发的伦理问题有一个比较清醒的分析和认识，严格遵守上述伦理原则，同时护理人员也有责任帮助接受手术的夫妇可能将来会面对的一系列伦理及法律问题，使之做好心理上的准备，并尽力协助医生实施的生殖技术，提高其手术的安全性和有效性。

第二节　安乐死与死亡标准的演变

我们每个人出生时，没有选择的权力，死亡时，我们能不能为自己选择较为舒适的方式，特别是当病入膏肓，无药可救，而又备受疾病痛苦折磨的时候？我们能否让自己在将来面临死亡的那一刻，不再那么恐惧和深受折磨？

一、安乐死

（一）安乐死的含义和类型

1. 安乐死的含义　安乐死一词来源于希腊文“enthusania”，原意为“快乐的死亡”或“尊严的死亡”。国外的权威词典《牛津英汉词典》这样解释安乐死：“患绝症的人无痛苦的死亡，安然去世，为结束患者的痛苦所采取的致死的措施。”它有两层含义：一是无痛苦的死亡，安然地去世；二是无痛苦致死术，即为结束不治之症患者的痛苦而采取的措施。

现代意义上的安乐死是指对患有不治之症、濒临死亡的患者，当其痛苦难以解除时，由患者或其家属提出，经过一定的法律、道德和科学程序，由医务人员用药物或其他方式，参与实施的提前结束患者生命的临终处置方式。其目的在于使患者避免死亡时的痛苦折磨，代之以相对舒适和安然的感觉，维护其死亡的尊严。

2. 安乐死的类型

（1）按照安乐死的执行方式分类　分为主动安乐死和被动安乐死。前者是指通过医生或他人之手，运用药物或其他方法，主动结束患者的生命，让其安然舒适地死去的措施，也称“仁慈致死”，后者是指维持患者生命的一切治疗和抢救措施，如人工呼吸机、体外循环装置和必需的治疗措施等，达到其自行死亡的最终目的。

（2）按照患者同意的方式分类　可分为自愿安乐死和非自愿安乐死。前者是指患者本人明确表示过要求安乐死的愿望，根据患者的愿望而实施的安乐死。后者是指患者没有表示过愿意安乐死，主要是针对那些无行为能力的患者（昏迷不醒的患者、婴儿、严重精神病患者和认知能力低下等）实施安乐死。这些患者无法表达自己的要求和愿望，根据家属的意见，由医生根据实际情况决定实施安乐死。

（二）安乐死的立法现状

西方国家首先倡导安乐死，19 世纪开始，安乐死作为一种减轻死者痛苦的特殊医疗措施让患者死亡，甚至加速患者的死亡。20 世纪 30 年代，欧美各国都积极提倡安乐死，经过半个多世纪的争论，至今仍举步维艰，绝大多数的国家还是没有把安乐死合法化。2001 年荷兰议会上院通过了安乐死法案，成为世界上第一个允许安乐死合法化的国家，据统计，荷兰全国每年用无痛苦致死结束生命的已高达 5000 人之多。其他的如美国、日本、澳大利亚、瑞士和芬兰等国也在一定程度上肯定了安乐死的合法化。

知识链接

世界安乐死备忘录

1967 美国建立了安乐死教育学会。

1976 年日本举行了“国际安乐死”的讨论会。

1993 年 2 月荷兰通过了一项“没有希望治愈的患者有权要求结束自己生命”的法案，成为世界上第一个通过安乐死合法化的国家。现在，荷兰每年大约有 25 000 人以安乐死的方式告别人世。

1995 年 6 月澳大利亚通过第 12 号法案：“临终患者权利法”。允许职业医生按照一定的法则结束患者的生命。

2000 年瑞士苏黎世政府决定，自 2001 年 1 月 1 日起允许为养老院中选择“安乐死”方式自行结束生命的老人提供协助。

20 世纪中叶这一观念传入我国，我国文化传统认为人的生死是上天注定的，谁都无法干预，因此是不允许的，而真正触动人们对安乐死问题做认真思考的是 1986 年陕西汉中的我国首例安乐死案件，由于医生在患者及其儿子的反复要求下给患者注射了氯丙嗪，加速了患者的死亡。该医生以“故意杀人罪”被提起公诉。此事引发了社会各界的广泛讨论，1988 年在上海召开我国首次“安乐死学术讨论会”，探讨安乐死在我国实行的可能性和可行性。直到现在安乐死立法问题仍然是争论的热门话题。虽然我国现行的法律是否定的，但近年来我国赞同安乐死的人越来越多，安乐死合法化可能将是大势所趋。

（三）安乐死与临终关怀的区别

1. 对象不同　临终关怀的对象是少数正在备受绝症痛苦折磨的少部分临终患者，安乐死的对象则是所有的临终患者。

2. 时间不同　临终关怀的时间较长，贯穿临终阶段的全过程，安乐死则是在短时间的一种快速操作过程。

3. 死亡方式不同　临终关怀既不延长也不缩短患者的生命，而是顺其自然，安乐死却是人为地提前结束患者的生命。

4. 社会舆论不同　临终关怀是得到世界上绝大多数国家的赞成，而安乐死则是只有少数国家允许。

（四）安乐死的伦理争论

安乐死这一种由医务人员在临床上或积极或消极地加速绝症患者的死亡方式在国际医学界一直有着极大的争论，人们对医生实施安乐死是否合法或是否合理，讨论也很激烈，也一直是人们探讨的热门话题。

1. 支持安乐死的观点

（1）安乐死符合患者的利益　因为安乐死的对象一般都是濒临死亡而且正被疾病折磨得痛苦不堪的患者，其死亡已经无法避免，生命多维持一天，无疑就是让患者多痛苦一天。此类患者的生命质量和价值已经没有任何意义，实施安乐死就可以解除患者的肉体和精神痛苦，也符合医学人道主义原则。

（2）安乐死可以节约有限的卫生资源　安乐死不仅可以解除患者的痛苦，同时也可以减轻患者家属的精神和经济负担，把患者家属从无意义的经济消耗和心身耗费中解脱出来，节约有限的卫生资源，有利于把卫生资源分配到其他可以救治的患者中，充分发挥卫生资源的效率和效益。

（3）患者有死亡的选择权　每一个人有生的权利，也应该有选择死亡方式的权利，人类追求的死亡方式都希望是尊严的、无痛苦的，希望在自己生命中的最后一刻能安详、平静的离开，也能让其家属感到心理上的安慰，这也标志着人类文明的进步。

2. 反对安乐死的观点

（1）安乐死违背了现行法律　只有政法部门才有权对违反刑法量刑构成死刑罪的犯人剥夺其生命，或者公民在犯罪分子危及其生命的紧急情形下通过正当防卫致犯罪分子死亡外，其他任何部门或任何人都无权夺去别人的生命。由于安乐死在我国尚未立法，任何医务人员或患者家属来执行安乐死就是违法的，无异于变相杀人；而且，往往也会有可能被社会上某些别有企图的人利用，而成为杀人的工具。

（2）与医务人员的天职相背离　自古以来，“救死扶伤”是医务人员神圣的天职，一般情况下，医生应该延长患者的生命，决不能提前结束患者的生命。

（3）会使医务人员丧失医学研究的动力　安乐死的对象都是身患绝症的患者，如果都对他们实施安乐死，那会让医务人员放弃对这些不治之症的研究和探索，会使患者错过死而复生的机会，将会阻碍医学的发展。而且，也不排除医生误诊的情况。

知识链接

使生如夏花之灿烂，死如秋叶之静美。

——泰戈尔

二、死亡标准演变及其伦理意义

生与死是人类永恒的话题。死亡是人生命活动的终结，是人本质特征的消失，作为医学领域中常见的一种现象，医务人员在维护保护人类健康的同时，也要关注人的死亡，努力提高人类的死亡质量。

案例导入

1919年10月，德国护士米娜吞服了中枢神经抑制剂自杀，经检查心跳、呼吸消失而确定为死亡，装殓入棺14小时后警察例行开棺照相时，发现“死者”喉部有轻微活动，于是立即送医院抢救，复苏成功；1994年11月，在我国天津，一位78岁的老人因心脏病死在医院，但当火化前夕，却突然“起死回生”。上述案例说明了什么？

（一）死亡标准的演变

死亡标准，即人们用来衡量与判断死亡的尺度。孙思邈曾说过“人命之重，贵于千金”，死亡的判定关系到人的生死，因此，死亡标准的演变体现了人类认识过程的反复性与上升性。

1. 传统的死亡标准——心肺标准　这一标准是把心、肺功能作为生命最本质的特征，认为心跳、呼吸的停止就意味着死亡。从远古时代直至今日，这一标准沿袭了数千年之久，尤其是心脏，自古以来，都被人们视为人体的中心器官。在我国古代丧葬仪式中，首先用棉絮或纸张放在死者的口和鼻上，以棉絮和纸张是否摇动为判断死亡的依据，所以“死”在中国又叫断气；古希腊亚里士多德也提出心脏是灵魂器官的观点。1628年英国学者哈维发表《心血运动论》，第一次科学揭示了心脏在血液循环系统中的功能和作用，也进一步稳固了心肺死亡标准（即心跳、呼吸的停止）的权威地位以后，无论是西方还是东方，都把死亡标准定为心跳、呼吸的停止。

2. 现代死亡标准——脑死亡标准　在过去医学不够发达的时期，机体的大脑功能与心肺功能是一损俱损的，但随着现代医学特别是器官移植技术的迅猛发展，已经表明这一标准的狭隘，因为现代医学技术已经能使脑功能与心肺功能分离，大量的临床抢救病例说明，某些丧失了脑功能的患者能在生命维持装置（人工呼吸机、心脏起搏器等）的监护下，使心跳、呼吸持续很长时间，尤其是经创伤意外（触电、车祸）所致的心搏骤停，经抢救恢复心跳功能的可能性更大。而且发达的医学技术也能使心跳、呼吸停止的患者经过抢救苏醒过来，甚至治愈出院，这说明心肺功能的停止并不一定就代表死亡，这促使人们对传统的死亡标准提出了疑问和挑战；大量的医学实践证明，个体的死亡不是一个骤然结束的过程，而是连续的，究竟人体的哪一个器官的死亡才意味着个体死亡的不可挽回？国内外研究发现，大脑一旦出现广泛的细胞坏死、脑功能出现了不可逆停止之后，即使维持心肺功能也对生命意义不大。

所谓脑死亡，是指某种病理原因引起脑组织缺氧、缺血坏死，致使脑功能和呼吸中枢功能达到不可逆转的消失阶段，最终必然导致的病理死亡。即脑的功能停止先于呼吸、循环功能停止而引起的死亡。1968年，美国哈佛大学医学院首次提出脑死亡的概念对死亡的标准提出新的概念，把“脑功能不可逆性丧失”作为新的死亡标准，即哈佛标准，它包括四条：①对外界的刺激和内部需要无感受性和反应性；②无自主的肌肉运动和自主呼吸；③诱导反射消失；④脑电波平直。以上四条标准持续24小时观察及反复测试结果无变化，且排除某些低温病例，即可宣布死亡。

目前，关于脑死亡的研究在世界各国广泛开展，全世界包括我国在内的80个国家承认脑死亡标准，其中美国、日本、英国在内的13个国家正式立法，规定脑死亡是宣布死亡的正确依据。尚未制定脑死亡法规的国家和地区为数已经很少了；我国在这一问题上的起步较晚，起步于80年代，2002年，在武汉举行的全国器官移植学术会议上，我国第一个脑死亡判断标准浮出水面，现在，我国有关脑死亡的立法标准（草案）已经由卫生部六次易稿，对脑死亡的判定标准和技术规范做了详细的规定，此稿正在面向全社会征求意见。

（二）脑死亡标准的伦理意义

1. 有利于科学地判断死亡　脑死亡标准的确立，避免了用“心死＝人死”的标准误判处于假死状态的患者为死亡的情况。有些患者，特别是服毒、触电、溺水及服用中枢神经抑制剂自杀的假死者，如果运用传统的心肺标准，一般不易鉴别假死状态。

2. 有利于合理使用有限的卫生资源　虽然现代医学技术可以使进入脑死亡状态的患者维持呼吸和心跳，但是这种无意识的生命状态是无价值的，因为真正的脑死亡个体是无法恢复的，而且最终必然导致呼吸和心跳的停止，在我国卫生资源非常缺乏的情况下，为维持这种无意义的生命却要花费大量的人力、物力，这是一种不必要的浪费，脑死亡标准的确定，可以节约不少的卫生资源，也有利于减轻其家属的经济负担，同时也维护了死者的尊严。

3. 有利于开展器官移植　脑死亡对于缓解器官供体严重不足起到了不可替代的作用。目前，特别在我国，器官移植技术的最大障碍就是器官来源的严重不足问题。如果实施脑死亡，就能及时摘取有用的器官或组织，供器官移植使用，这会大大提高器官移植的成功率，进而促进社会精神文明的发展，也符合社会功利的伦理原则。

（三）科学的死亡观

1. 东西方文化的死亡观

我国传统的死亡观：我国几千年的古老文化深受儒家思想的影响，普遍形成了“乐死而恶生”的死亡观。在我国的传统文化中，死亡是一种不吉利之兆，是一种让人忌讳的话题，在生活中，人们极力避讳谈论死亡而在文字上对死亡的表达也是含蓄委婉，使人们形成了一种否定死亡的自然性和普遍性的观念。

西方的死亡观：在西方占据统治地位的基督教认为死亡并不是终结，也不可怕，只是现世生活的结束，是生命的一种转变而已，它不是生命的毁灭，而是一个新生命的开始，这新的生命将会摆脱痛苦，充满希望、快乐和美好，所以，面对死亡不必过度悲伤。这种信仰决定了人们对死亡的豁达和平静。

2. 树立科学的死亡观

首先我们要承认自然规律，坦然面对死亡。黑格尔曾在《自然辩证法》中说“生就意味着死”。人的生命就如同大自然中的任何生命一样，是一个有始有终的过程，死亡是生命的必然发展和归宿，恐惧与回避都无济于事，只有正视死亡，泰然处之，才是面对死亡的正确态度，而我们护理人员在护理那些临终患者时，不仅自己先要树立自然归宿的观念，还要帮助患者及其家属接受死亡、正视死亡，进而坦然面对死亡。

其次，消除迷信思想，无畏接受死亡。人们之所以对死亡有着种种的恐惧心理，其中很重要的一个原因是对死后的世界有很多不正确的臆想，特别是宗教迷信思想的影响，如地狱、阎王爷、魔鬼等，造成一种恐怖的景象。但是这些臆想至今都没有科学可以论证，所以，护理人员应该消除迷信思想，对临终患者，要用唯物科学的死亡观去感染和说服他们，让他们减少对死亡的恐惧，坦然面对死亡。

最后，保持身心健康，平静进入死亡。每一个临终患者最担心的是死亡过程的痛苦感受，特别是病痛的折磨，如濒临死亡前扭曲的面容、疼痛引发的呻吟等都会让人们惧怕死亡。因此，作为护理人员，在对临终患者护理照顾的过程中，特别要注意对患者心理上的痛苦进行开导，在身体的痛苦上也尽量解除，与其家属一起，尽可能地帮助患者无痛苦地走完人生的最后一程。

第三节　器官移植与护理伦理

大约在公元前600年，古印度的外科医师就用从患者本人手臂上取下的皮肤来重整鼻子。这种植皮术实际上是一种自体组织移植技术，它及此后的异体组织移植术成为如今异体器官移植手术的先驱。中国和古希腊都有器官移植的传奇。从20世纪50年代开始，经过多年的发展成为临床上挽救重危患者生命的有效手段，器官移植技术在临床上的广泛使用挽救了成千上万濒临死亡的患者的生命，但器官移植并不是简单地将供体器官移植到受体身躯的简单过程，而是一个复杂的医学和社会伦理学的实践过程，同时也涉及到诸多的伦理问题。

一、器官移植的含义

是指通过手术的方法用正常、具有完好功能的器官置换一个由于疾病等原因损坏而无法医治的脏器，来抢救该患者的治疗方法；是将健康的细胞、组织或脏器移植到另一部位（自体或异体），使其恢复生理功能的过程。由于脏器移植代表了当今器官移植的主体，所以，我们通常所说的器官移植指的是脏器移植。

二、器官移植的发展史

我国古代文献《列子》就记载了名医扁鹊成功地为鲁国的公扈与赵国的齐婴互换心脏的传奇故事。为了纪念这位神医，1987年在美国华盛顿召开的第二届国际环孢素学术会议上就以扁鹊像为会徽，他被国际公认为人类器官移植的鼻祖。

1. 实验研究阶段　从18世纪开始，陆续有零星动物器官移植的实验记录，20世纪初，人们开始进行这一方面的实验。1902年，维也纳的外科医生乌尔曼进行了肾移植实验，他把一条狗的肾摘除移植到其颈部，这可谓首例真正的器官异位移植，具有划时代意义；1901年柏林外科医生翁格尔将猴子的一只肾脏移植到一名年轻女子的腹股沟部，使她存活了32小时。为后期临床奠定了基础。

2. 临床实践阶段　20世纪30年代以来，由于显微外科技术的不断提高及其血管吻合技术的发展，低温生物技术（即短时间保存供移植用器官的方法）的成功，还有免疫抑制剂的产生，才使器官移植作为治疗某些疾病的手段运用于临床。1954年美国的莫雷成功地完成了同卵双生子之间的肾移植并获得了成功。随着肾移植技术的进步，其他器官的移植也获得了迅速的发展。1971年美国的托马斯最先成功地进行了同种异体骨髓移植。目前，该技术已经成为治疗急、慢性白血病的有效方法。

3. 临床发展阶段　随着医学科学的不断发展，新一代免疫抑制剂环孢素在 1978 年的问世，使临床器官移植疗效获得迅速提高，20 世纪 80 年代以后，器官移植已经成为临床治疗器官衰竭的有效手段，而且移植的种类从单一的肾移植发展到了心脏、肺、胰腺、小肠以及多器官联合移植等 30 多种，目前器官移植已经成为常规手术。

三、器官移植的伦理问题

（一）供体方面

器官移植手术的成功是以合适的供体器官来源为重要保障的，但目前不管是我国还是国外都远远不能满足器官移植的发展，供体器官的来源不足已经是影响和阻碍器官移植开展的最大难题。每年都有几万甚至十几万的患者在等待器官的过程中痛苦失望地死去。

1. 活体供体　它是指在不影响供体生命安全和不造成其他健康损害的前提下，由健康的成人个体自愿提供生理及技术上可以切取的代偿能力极强的部分器官移植给他人，绝不是牺牲一个健康的生命来换取另一个生命的健康。最基本的原则是决不能危及供体的生命。活体器官移植的途径主要是捐献。为了给更多的患者带来福音，世界上很多国家都积极鼓励国民捐献；如荷兰政府从 1992 年决定：凡是 18 岁以上的男女公民都要填写《人体器官捐献普查表》；美国甚至在中学生中就已开展捐献器官的宣传和教育活动。目前，人们对活体器官移植尤其是未成年人作供体有不同的意见，世界上绝大多数国家的法律是允许的，但也同时规定了比成年人更为严格的条件，如仅限于供给同胞兄弟姐妹或同一直系亲属，而且必须经过父母的亲自同意。也有极少数国家完全禁止未成年人作供体，如加拿大。而我国学者对这一问题也存在不同的意见，认为未成年人的捐献必须是完全出于自愿，在没有任何外在压力的情况下。在这个问题上出现的主要伦理问题是：对于一个健康的个体有可能造成死亡或出现多种严重并发症，还存在成人器官移植给儿童、高龄供体的器官移植给中青年患者，其器官移植的远期功能是否能满足患者的需要也是目前医学界无法肯定回答的问题。此外，受体家庭对供体家庭所提供的经济性补偿及其合理性问题，都还是各个国家一直在探讨和争论的话题。

2. 尸体供体　目前尸体供体的主要来源就是尸体捐献，它分为自愿捐献、法定捐献、有偿捐献三种类型，在我国人们由于受封建传统思想的影响，所谓“身体发肤，受之父母，不敢毁伤、孝之始也”。在很多地方，特别是农村，谈论人死后的事情被认为是不吉利的，捐献死者身上的器官更是不义之举。因此，死后愿意捐献遗体（或器官）的人和同意捐献亲属尸体的人非常少，就尸体来源看，主要是来自死刑犯的器官。

3. 胎儿供体　指用不能成活和属淘汰的活胎或死胎作为器官供体，也引发了一系列伦理问题，因为会涉及到胎儿的生存权利、淘汰性胎儿标准、胎儿死亡鉴定及其处置权限等，而且，也可能会导致胎儿器官、组织和细胞的商品化。

案例导入

2000年，江西农民付某被执行枪决后，其肾脏被当地法院私下卖给江西某大医院。付某的姐姐对当地法院提出起诉，2003年，甘肃某看守所未经死刑犯同意，在执行枪决后将其器官进行“捐赠”的行为被媒体曝光，该看守所负责人承认，确实没有该名死刑犯自愿捐献器官的书面材料，后经法院判决，看守所向该名死刑犯的家属进行了赔偿。

4. 人造器官　是指以可以代替人体脏器功能的机械装置用以置换已经丧失功能的人体脏器。如人工心脏、人工肺、人工肾等。人工器官的应用虽然部分地缓解了供体不足的现象，也会避免了供体选择的某些难题，但它的应用也会存在相关的伦理问题，如人的尊严与死的争议，即当一个人以人工心脏维持生命时，作为人的自主性和尊严肯定会成为社会热议的伦理话题；还有就是人工器官移植的成功率较低，即使手术成功，患者存活的时间很短，还会带着严重的身心残疾度过余生。

（二）受体方面

1. 受体选择问题　在有限的医疗资源中，对康复希望很小的患者实施器官移植手术是否合适？对酗酒者是否有权利进行肝移植？对终身监禁的罪犯是否进行肾移植手术？在供体不足的情况下应该优先给谁移植？

2. 受体的风险问题　虽然受体在手术中是最终的受益者，但风险性是必然存在的。来自于以下三方面：第一，可能出现的移植失败。目前成功率最高的肾移植手术的成功率也有10% ~30%的失败率。其他的器官移植不成功率可能会更高，受体在支付了高昂的手术费用后，一旦手术失败，则会人财两空。第二，可能出现的排异反应。一旦出现，则会出现弊大于利的手术结果。第三，手术后要服用的免疫抑制剂与住院治疗、高昂的医疗费用也是一个现实的问题要考虑的。

四、器官移植中的伦理原则

（一）知情同意原则

这是器官移植伦理原则中最重要的伦理原则，活体捐献一般来源于受者有血缘关系的亲属、无血缘关系的配偶及自愿无偿献出器官的健康者，在移植过程中，应该最大限度地保护活体供体的健康利益，慎重地选择活体供体。要对所有捐献者都应告知实情、自愿、同意。医务人员必须向活体器官捐献人说明器官摘除手术的风险、术后注意事项、可能发生的并发症及其预期措施等，并与其或直系亲属签署知情同意书。

（二）坚持自愿、无偿原则

器官移植时医务人员首先要考虑的是患者的生命健康需求，只能把恢复患者的健康作为器官移植的首要动机。人体器官的捐献应当遵循自愿、无偿原则。每个公民都享有捐献或拒绝捐献的权利，任何人不得利诱、欺骗，甚至强迫他人捐献器官。

（三）坚持公平、公正的分配原则

由于供体严重短缺的原因，医务人员在器官的分配方面一定要坚持公平、公正原则。在患者等待器官源排序的登记名单上，应当符合医疗需要审慎地选择每一个受体，使有效的器官资源得到最佳的利用。

（四）坚持非商业化原则

医务人员在器官移植的过程中要坚决反对器官买卖的行为。不得利用职业的特殊参加任何有商业行为的器官买卖活动。世界上绝大多数国家都严厉反对器官的商品买卖，我国也如此，除此之外，医务人员还应本着对受体、供体和社会负责任的态度，本着自己的职业责任，认真负责地做好这项工作。

我国器官移植始于20世纪60年代，虽然起步较晚，但发展较快。早在1974年就成功移植了第1例肾脏。1977—1983年，18个单位施行肝移植57例，其中，受者年龄最大62岁，原发病系中晚期肝癌52例（91%），最长存活264天。1979年卫生部与同济医科大学联合成立了中国第1个器官移植研究所，建立了器官移植登记处，拥有了一大批优秀的器官移植专家。1991—1996年，广州、武汉、天津、上海、杭州、南京、沈阳、成都等地又陆续施行了35例，质量较前有所提高，开始出现了长期存活者。近几年，我国器官移植工作不断取得进展。尤其是进入21世纪以来，国际上开展的各种器官移植我国都已经开展，虽然从整体来看距离国际先进水平尚有一段距离，但在一些先进的移植中心某些器官的移植我国效果已经接近和达到国际先进水平。目前中国内地已有164家医院经卫生部审定批准开展器官移植，每年肝移植数在3000～3500例，居全球第2位，截至2007年6月底已累计完成14 613例。每年肾移植数目超过100例的医院就有30多家，每年进行肾移植手术的有5000例左右，肾移植数实际累计已超过2万例次，仅次于美国，居世界第2位，存活率已达到世界先进水平，最长存活可超过20年。我国实行遗体捐献已经有26年了，但老百姓对遗体捐献的意愿仍不见提升，甚至不认可，遗体捐献登记人数仅仅占我国人口的0.01%左右，而实际捐献的遗体仅占遗体捐献登记人数的4%～20%，但国外遗体捐献率高达30%～80%。我国自愿捐献遗体登记人数比率和实际遗体捐献比率均较低成为尸源紧张的两个瓶颈。如何妥善解决成为医务工作者和社会普遍关注的问题，我国《人体器官移植条例》已于2007年5月1日起施行，其条例明确规范人体器官移植，保证医疗质量，保障人体健康，维护公民的合法权益。

五、器官移植中的护理伦理原则

器官移植过程中，除要遵循上述医学伦理要求以外，还必须遵守有关护理伦理原则。因为，临床上移植护理的目的是对器官移植患者提供有效移植护理措施，通过护理人员对器官移植患者的严密监测、有效护理干预，帮助患者度过移植的危险期，并指导患者康复的方法及事项，保证移植物的存活，提高患者移植存活率与生存质量。

1. *以人为本原则*　人是身心统一的生物有机体，而非单纯的自然存在物，具有生理、社会、情感、认知和精神等方面的基本需要，这些基本需要的满足要受到生理、心理、情绪以及能力、人文、环境、社会、文化等因素的影响。器官移植护理工作可以通过尊重人、关爱人的护理服务保证手术的成功，比如，术前由巡回护士访视，与患者沟通交流，了解情况，对患者的心理、生理进行评估，以制订护理计划，同时向患者介绍手术室的环境，介绍成功病例等，以减轻患者的心理压力。手术日要热情接待、问候患者，让其感受到护士的真情，消除对手术的恐惧感，以最佳状态配合手术。体位安置舒适，足关节、足根、踝关节等处用灌水的乳胶手套做的水囊来衬垫。术后患者清醒后祝贺手术成功，鼓励患者继续配合治疗。与病房护士做好交接班，介绍术中情况及应注意的问题。一台手术的成功需要手术医生、麻醉师和护士的紧密配合，缺一不可。手术室护士发挥主观能动性非常重要，根据手术需要、手术室医生和麻醉师的习惯，采取个性化服务，达到手术医生、麻醉师、护士在心情愉快的情况下，得心应手地完成手术。

2. *加强供者心理精神护理原则*　器官移植虽然使患者生命得以延续，但也会使机体丧失或改变某些正常功能，在护理中必须树立整体观念，对患者实施系统化整体护理服务，既参与器官移植患者的治疗、护理，又帮助患者树立战胜疾病的信心，积极配合治疗，以提高患者生存质量，在器官移植工作中，尤其要加强对器官供者的心理精神护理。对于活体器官供者，护理人员应该逐渐提高自己对伦理性问题的敏感性，及时观察器官供者在器官移植手术前后所表现出的不安、混乱情绪等。如在日常移植护理中，密切观察器官捐献者的精神状态，通过与器官捐献者的对话，确认捐献者的精神状态是否正常，若护理人员在此过程中对器官捐献者的精神状态产生怀疑时，应立即联系精神科医生，对其进行相应的检查。从而达到维护器官移植过程中每一位护理对象尊严和权益的目的。对于尸体供体，应做好具有尸体拥有权和处置权家属的理解、解释、说明义务，尊重家属的情绪和意见。当家属签署希望捐献死者器官的同意书时，护理人员应该先向家属表示感谢，同时核实死者生前有无法律上的捐献意愿，防止器官买卖的可能以及事后是否有可能发生纠纷。因为，人的生命是宝贵的，保护人的生命，救助人的生命是护理人员应尽的职责；同时尽全力去维护死者的尊严以及体谅和安慰其家属失去亲人的痛苦也是护理人员的重要职责。

3. *舒适护理受者原则*　舒适护理（comfort care），是美国护理专家 Kolcaba 博士于 1994 年提出的一个临床护理概念，是指作为整体化护理艺术的过程和追求的结果，使护理更加注重患者的舒适感和满意度。这里把其作为器官移植护理伦理的一个原则对护理人员提出要求非常必要。因为器官移植受者在移植前承受着长期慢性病的折磨，移植后又由于感染等各种并发症的发生、免疫抑制剂的终身服用及其引起的各种并发症、长期反复的就诊复诊、昂贵的医疗费用、家庭角色、社会适应的再调整等各种不利于健康的因素使器官移植受者在生理、精神心理、社会、环境等方面都承受着巨大的不适，因此也有许多较独特的舒适需要。据 SCL－90 调查显示，肾移植患者心身症状阳性检出率高达 36%，而且以躯体化、强迫症状、抑郁、焦虑、恐怖、偏执、精神病性为显著特征。所以，护理人员首先要了解器官移植受者的舒适状况及其在各方面的舒适需要，才能针对性的制定护理计划，开展舒适护理措施。

器官移植受者舒适护理主要包括：①营造舒适的病房环境：器官移植受者由于大量免疫抑制剂的应用使其抵抗力下降，需对其实施保护性隔离。所以要创造一个安全舒适的病房环境，保证适宜的温湿度、柔和的光线、避免各种噪音污染及各种不良气味的刺激；空间宽敞，防止压抑感的产生；物品摆设整洁安全，利于患者的活动及护理工作的开展。②促进器官移植受者生理的舒适：通过镇痛泵的使用、听音乐、局部按摩等来缓解疼痛引起的不适；随时保持床单的整洁舒适、定时擦洗躯体；在病情允许下按患者的习惯调整舒适的体位；帮助按摩并指导患者进行肢体的被动、主动运动来减轻疲乏酸痛感；固定好各种管道，保持引流通畅，防牵拉，减少各种管道的不良刺激；经常帮助患者漱口，保持口腔的湿润；创造良好的睡眠环境，对失眠受者尽量满足其个性化的睡眠习惯；保持大便通畅，对腹泻者要做好皮肤的护理，预防褥疮的发生。对有精神症状的受者，约束带要松紧适当，确保无跌倒损伤，又不会引起患者的不适。③解除思想顾虑，促进心理舒适：移植受者由于长期疾病折磨，强烈的求生欲望以及沉重的经济负担使他们承受着巨大的心理压力，护理人员首先要能认识和理解患者的各种心理行为，以亲切、关怀、尊重的态度对待患者。④促进社会支持：因保护性隔离措施使移植受者容易产生孤独，寂寞心理。医护人员除经常性交流沟通外，还要积极促进各种社会支持。如病房提供可视对讲系统，让家属及同事朋友等能够随时探访。术后病情允许时鼓励其生活逐步自理，帮助其角色的转换，同时告知患者及家属移植功能恢复3个月后可参加适当的工作及社交活动等。

综合测试

一、选择题【A型题】

1. 生殖技术是指
A. 对生殖过程部分或全部替代　B. 促进优秀的个体出生
C. 对生殖过程部分替代　D. 对生殖过程全部替代
2. 不属于开展生殖技术的伦理原则的是
A. 夫妇双方自愿同意的原则　B. 互盲和保密的原则
C. 商品化原则　D. 掌握适应证、控制使用范围原则
3. 世界上第一个试管婴儿诞生的国家是
A. 美国　B. 法国　C. 英国　D. 加拿大
4. 目前，从伦理上还未被接受的人类辅助生殖技术是
A. 体外受精　B. 代孕母亲　C. 克隆　D. 基因工程
5. 对不可逆转并且濒临死亡的危重患者，医护人员应该
A. 实施安乐死　B. 不惜一切代价抢救和治疗
C. 实施临终关怀　D. 放弃治疗
6. 中国内地第一例试管婴儿的诞生地是
A. 上海　B. 广州　C. 北京　D. 南京
7. 世界上第一个允许安乐死合法化的国家是
A. 法国　B. 荷兰　C. 瑞士　D. 美国
8. 器官移植的来源中最主要的是来自
A. 活体供体　B. 胎儿供体　C. 人造供体　D. 尸体供体
9. 器官移植中最重要的基本原则是
A. 认真负责　B. 技术精湛　C. 知情同意　D. 公平公正

二、简答题

1. 脑死亡标准的伦理意义是什么？
2. 器官移植的伦理原则有哪些？

三、案例分析题

1. 美国已经有商业性精子库，可以向愿做母亲的人提供浏览供精者目录的机会。加州的一

个网站还可以根据购买者的一切从数据库中检索出合乎特定规格的供精者，甚至，冷冻的精子可以邮寄，但必须由医生和患者共同订货。

问题：

（1）商业化的精子库和精子买卖是应该提倡还是禁止？

（2）选择精子是否等于提倡优生学？

（3）就上述问题提出自己的看法。

2. 2005 年，美国一直靠生命维持技术存活了 15 年的女植物人特丽，终于在法院批准对其实行“安乐死”，医生将其进食管撤出后的第 13 天，画上了生命的句号。

问题：

（1）法院的判定依据是什么？

（2）谈谈自己的看法？

（吴小碧）

第十章　护理管理伦理

【学习目标】

掌握：护理管理中的几个道德问题。

熟悉：护理管理者的道德素质。

了解：护理管理道德的基本原则。

护理管理学是管理学在护理专业领域的具体应用，是以提高护理质量和工作效率为主要目的的活动过程，是系统地研究护理管理过程中的普遍规律、基本原理和一般方法的学科。世界卫生组织（WHO）曾指出："护理管理是为了提高人们的健康水平，系统的利用护士的潜在能力和有关其他人员、设备和社会活动的过程。"将伦理价值观引入到日常护理管理活动，主要是由护理工作的特殊社会责任所决定的，其伦理形象更受社会关注。重视和加强护理管理伦理的作用，对于提高护理管理质量、发挥伦理价值观在人际关系中的调节、教育、认识和激励等功能，具有重要的理论意义和实际意义。

第一节　护理管理与护理伦理

一、护理管理学概述

（一）护理管理及其内容

1. 护理管理的定义　护理管理的中心是对人的管理，它的关键是协调人们的关系，使组织团结一致，为提高护理质量而努力。美国护理管理专家 Gillies 指出，护理管理是使护理人员为患者提供照顾、关怀和舒适的工作过程。她认为护理管理的任务是通过计划、组织以及对人力、物力、财力资源进行系统地指导和控制，以达到为患者提供有效而经济的护理服务的目的。

护理管理学是管理学在护理事业上的具体应用，其任务是研究护理工作的特点和规律，对护理工作的诸要素（人员、技术、信息等）进行科学的管理，以控制护理系统，优化护理效果，激励护理人员最大限度地发挥潜能，不断提高护理人员的素质和能力，并协调好与其他部门的关系，达到保证及提高护理质量，提供高水平护理服务的过程。护理管理是实现护理学科目标的重要手段和根本保证。

2. 护理管理的内容　护理管理可以分为护理行政管理、护理业务管理和护理教育管理三部分。护理行政管理是指护理的组织机构为达到既定目标，制订完备周密的工作计划和方案，配置适当的人、财、物所建立的合理化组织，用有效的领导方式、积极的激励方法推动工作，力求各单位、人员之间的协调和信息的沟通，并兼顾时间和空间的运用，不断评估和改善管理手段和方法，圆满完成护理组织的目标，提供高质量的护理。护理业务管理是指为保持和提高护理工作效率和质量而进行的业务技术管理活动，包括护理规章制度，技术规范，质量标准的制订、执行和控制，新技术、新业务的开展和推广，护理科研的组织领导等。护理教育管理是指为了提高各级护理人员的素质及业务水平而采取的培训活动的管理过程，包括护生的教学安排、新护士岗位培训，以及在职护士的继续教育等。

（二）护理管理学的特点

护理管理作为护理专业领域的一种管理活动，除了具有管理的二重性、人本性、目的性、综合性、创新性、科学性和艺术性等外，还存在如下特点：

1. *学科的综合性和交叉性* 现代护理管理学是一门涉及多学科的综合交叉学科，包括管理学、护理学、临床医学、社会医学、心理学及其他人文科学等相关的理论和知识，其宗旨是帮助、指导和照顾人们保持或重新获得机体内外环境的相对平衡，达到身心健康、精力充沛。护理学有自己独特的理论体系和实践规范，而医学模式的转变，促使护理工作更具有独立性、规律性。护理学的发展变化，要求护理管理工作与之相适应，护理管理体制和管理方法必须适应护理学专业综合性和交叉性的特点，从事护理管理工作的人员，必须熟练掌握上述有关的理论、方法和技术，并将其综合运用于护理管理中。

2. *技术与管理的双重属性* 护士既是护理理论、护理技术的履行者，又是患者、病房、药品和医疗护理器械的管理者。因此，护理既是一项技术工作，又是一项管理工作。对于护理工作者，不但要熟悉护理诊断、治疗等技术，又要掌握和运用科学的管理方法，或者说要将护理管理贯穿于护理技术工作中，两者紧密结合在一起。

3. *护理管理的实践性* 护理管理的实践性即具有可行性，能够将护理管理理论联系临床实际工作并加以应用。护理管理学是以管理学为基础，同时综合了多学科的知识及研究成果，护理管理活动广泛存在于护理实践过程中。例如：它重视护理人员的因素和团队的作用，注重与患者、医生及一切与患者有关的人员进行沟通与交流，并在临床护理活动中广泛、及时、准确地收集、传递、储存、反馈、分析和使用护理管理信息，用科学的方法预测未来，对意外事件就行前瞻性控制，创造性地开展工作。

4. *护理管理的广泛性* 护理管理涉及学科多、内容广、范围大，是一项复杂的系统工程，包括组织管理、人员管理、业务管理、教学管理、科研管理、质量管理、病房管理等。护理管理人员不但要协调医院内部各部门之间的关系，还要协调医院与社会方面的关系。因此，要求医院管理人员具备丰富的管理学知识和广博的社会人文科学知识。

在医院里，各层次护理管理人员各有不同的护理管理职责。护理部主任主要是建立全院护理工作目标，指导和协调全院性的护理活动，控制护理质量等。科护士长主要是贯彻执行上级护理管理部门提出的任务、决策，指导和管理本部门的病房护士长及护理工作。病房护士长主要指导管理本病房护士工作，管理患者。护士则参与管理患者、病房及药品等活动，也是一名管理者。在护理工作中，参与护理管理的人员层次多，护理管理涉及范围大，所以具有广泛性。

二、护理管理及其伦理内涵

管理伦理，就是指在管理活动中形成的各种伦理关系以及协调各种伦理关系的伦理道德原则和规范的总和，其本质在于将管理伦理的作用和管理实践有机结合起来，以管理伦理这种管理活动的深层精神动力来推动管理合乎伦理的发展。有学者指出，管理伦理学是继泰罗的科学管理和梅约的行为科学之后的第三个里程碑。管理与伦理之所以能够结合，在于管理本身具有伦理性质，伦理学对人性完善和社会和谐的关注，使它在"人"这里找到了与管理学结合的切入点。

护理工作是医疗卫生保健事业的重要组成部分，有其相对的独立性和特殊性。护理人员的道德水平如何，直接关系到整个医疗卫生保健工作的开展，关系到护理工作的质量，关系到人们的健康和社会的稳定。护理管理主要是通过协调护理人际关系实现对人的管理，使组织团结一致为提高护理质量而努力。在护理管理活动中融入伦理价值观，有助于护理管理目标的实现。

作为医院管理组成部分的护理管理，目前主要存在三大序列关系：一是在院长领导下的，护理副院长—护理部主任—科护士长—病室护士长管理序列，实行垂直管理；二是在医疗副院长领导下，护理部主任—科护士长—病区护士长，实施半垂直管理；三是床位不满300张、规模较小的医院，不设护理部主任，只设总护士长。

护理管理伦理，就是类似以上各级护理管理人员应用伦理学的理论，在实施医院护理管理过程中必须遵循的人与人之间的关系、个人与医院之间的关系、医院与社会之间的关系的行为总和，是在履行医院护理管理职能中表现的道德意识现象、道德关系现象、道德活动现象的综合反映。护理管理伦理作为一种职业道德，是社会道德的一个重要组成部分，与社会道德的基本精神是相一致的。同时更加丰富和深化了社会道德的思想内容。可见，护理管理伦理不仅是指护理管理者应具有的道德品质，而且还包括护理管理者职业道德品质、职业道德修养及在护理管理过程中必须遵循的各种行为规范、价值观、道德评价能力、行为选择能力、道德调节能力与道德的激励能力等护理管理道德素质和护理过程中人与人之间的道德。

三、护理伦理在护理管理中的作用

1. *在护理管理活动中起导向作用*　护理管理伦理是护理管理者的道德行为准则和规范，其实质是对护理管理者在护理管理过程中所承担的义务、责任和使命作出的严格而具体的表述，集中体现了对管理活动的特殊要求。在护理管理活动中，不可避免地会经常遇到各方面的利益冲突，由于主客观的原因，护理管理者也难免作出偏离护理管理道德要求的行为。无论是正面的或负面的管理行为都蕴藏着护理管理伦理导向，它时刻都在体现着护理者提倡、崇尚什么，禁止、反对什么，全院护理人员的注意力必然随之发生转变。所以，护理管理者在护理管理伦理引导和规范下所做出的管理行为、管理措施具有十分鲜明的价值导向作用。

2. *在管理过程中起着凝聚作用*　任何有效的管理，都表现为人们主动地为所属组织的发展努力工作。对医院护理工作的发展，管理者的作用很重要，但更离不开全体护理人员的积极参与。在护理管理者和被管理者的利益共同体中，由管理者在管理活动中所倡导和培养、护理人员认同和完善的创业意识、主人翁意识、进取精神、集体观念等构成了护理群体的共同价值体系。因而这种价值体系成为一种强有力的黏合剂，把医院全体护理人员的力量凝聚成合力。

3. *在护理管理过程中具有协调作用* 医院护理管理系统中人们之间的分工协作关系，在总体上表现为实现管理目标，在个体上则表现为利益的共同追求，是每个人为实现自身利益与他人结成的利益共同体。护理管理伦理可以使这种利益追求升华为一种有道德的人际关系。通过护理管理伦理原则、规范来协调护理管理者和被管理者之间、管理者之间、被管理者之间的关系，使各种相互关系都围绕人类健康协调发展、促进护理管理系统中各项工作有条不紊地进行。

4. *有助于增强护理管理者的自我约束力* 护理管理伦理之所以能规范和制约管理者的行为，就在于它能增强管理者的自我约束能力。护理管理人员是在管理系统的不同层级行使管理职权的群体，护理管理伦理作为护理管理职业生活的指南，规定了护理管理者的社会责任、管理目标、管理方式和工作态度。它通过自觉、舆论和内心信念等管理伦理的力量，来约束管理者行为，从而提高自我约束能力，优化管理措施。

第二节 护理管理者的道德素质

一、政治坚定，爱岗敬业

1. *政治坚定* 坚持党的领导和社会主义方向，认真践行“三个代表”重要思想，是我们的执政之基石，也是护理管理者的立身之本。马列主义、毛泽东思想、邓小平理论及“三个代表”重要思想和科学发展观是护理管理者的行动指南，当前护理改革任务繁重，更加需要护理管理者不断提高马列主义理论修养，自觉与党中央保持一致，自觉坚持用马列主义、毛泽东思想、邓小平理论及“三个代表”重要思想和科学发展观指导自己的工作。

2. *树立强烈的事业心和责任感* 强烈的事业心和责任感是护理管理者不可缺少的政治品德，也是完成职责、克服困难做好护理管理的巨大动力。

3. *刻苦钻研医院管理业务，做管理的内行* 护理管理是一门技术性很强的学问，现代护理管理理论方法和技术层出不穷，管理者必须结合生动丰富的管理实践，充实和提高自己的管理方法和经验。

二、公正廉洁，遵纪守法

护理管理者必须严于律己，强化自身修养。自觉地以护理管理伦理规范约束自己的思想和管理行为，摆正公与私的关系，做到公正廉洁、自觉遵纪守法。医院要负起对护理管理者的教育责任，要通过各种方式和手段对他们进行思想教育，提高其遵守护理管理伦理规范的自觉性。医院要建立和完善有效的监督约束机制。医院必须强化制度监督和法治监督，真正形成有效的监督系统，以防患于未然。

三、民主管理，团结协作

牢固树立公仆意识，自觉接受职工的民主监督。真正重视职工的民主权利，努力落实和体现全心全意依靠全体护理人员的经营管理思想。把上级负责和对下级负责统一起来。做到把依靠领导与依靠群众统一起来。自觉坚持和贯彻党的群众路线，多听取群众意见。互相支持，尊重同行。护理管理者在实施管理活动中，必然会发生与他人互相交际的行为，要协调配合，正确处理，彼此相互尊重，团结共事。

四、实事求是，改革创新

1. 重视调查研究，反对主观武断　要深入实际，深入群众，进行周密细致地调查研究，在掌握准确信息、资料和事实的基础上，作出判断，不能以自己的主观好恶和上级管理者的主观意志来做决定。

2. 坚持表里如一，反对弄虚作假　不能图虚名，搞花架子，做表面文章。要敢于承认自己的不足，勇于纠正自己的错误，做到光明磊落，胸怀坦荡。

3. 勇于创新　树立创新意识，培养创新精神和能力，善于总结经验，勇于改革。

4. 作风踏实，与人为善　要主动关心每一位护理人员的生活，尽可能为他们排忧解难。

五、合理竞争，诚实可信

1. 树立和谐的竞争目标　服务对象满意不满意已成为是否赢得市场主动权的标志。所以，竞争时要比谁能更加更快地对医护市场作出反应，比谁更能争取到服务对象的信任。

2. 树立和谐的竞争手段　要在竞争中开展合作，实现优势互补，扬长避短，降低成本，减少风险，共同开拓市场，把“蛋糕”做大。

3. 树立品牌意识　一个良好的品牌是护理管理、人才素质、技术服务、价格和质量的综合反映。所以，树立品牌意识，是合理竞争、诚实信用的基础，是护理事业长久发展的必然要求。

4. 树立良好的护理团队　护理管理者应根据自己医院护理的规模和功能有适当的服务定位，向服务对象提供明确的服务内容，以服务对象的利益为重，耐心听取服务对象意见，与服务对象真诚交流，以优质服务赢得社会的信任，以此来树立护理团队的良好社会形象。

六、身体健康，心态良好

管理工作是与人打交道的劳心又劳力的工作，能否以旺盛的精力和饱满的情绪处理繁重的工作，具有适应力强、精力充沛、思路敏捷等良好的身体素质十分重要。如果身体状况不好，工作起来就会力不从心，尤其是从事着既是一项高强度脑力劳动，又是一项高强度体力劳动的护理管理者，因其责任重大，活动频繁，若没有健康的体魄，难以承担和胜任工作。

心理素质指管理者在管理活动中所表现出来的心理素质的总和。管理者要有健康的、良好的心理素质，在日常工作中能够进行有效的心理调适，应对各种心理压力，技能经得住成功以及名誉、地位、利益等多种诱惑的考验，又能接受各种挫折和失败的考验，以乐观的心态对待工作中的各种困难。一个优秀的管理者要做到：在工作中情感丰富但不脱离理智的控制；处理应急事件能镇定自若，指挥若定；工作繁忙而不急不躁；坚持原则而不拘泥固执；遇到挫折而不折不挠；意志坚强且心胸宽广；善于纳贤且有自知之明。

第三节　护理管理道德的基本原则

护理管理道德原则，是护理管理者在社会主义条件下对护理管埋实践中各种道德关系的根本概括，是护理管理者观察和处理各类护理利益关系所遵循的根本行为准则和价值取向，是在护理管理过程中调节、指导和评价护理管理者行为的基本道德标准，它在本质上与社会主义道德的基本原则相一致。这一原则的含义概括地说，即护理管理者要充分认识护理管理伦理在发展医院护理事业中的地位和作用，要坚持社会主义的方向，正确处理管理中的各类群体关系，最佳开发和利用资源，创设医患需要的精神、物质条件以取得理想的效率与效益，用创造性的管理成果，不断满足人民日益增长的医护保健需求，并以为社会、为人民提供优质医护服务为最高价值取向。

一、以服务对象为中心的原则

以服务对象为中心，是处理医院护理管理中医院、护理人员与服务对象之间关系的伦理原则。所谓以服务对象为中心，是指医院护理管理应该从维护服务对象的利益出发，将为服务对象服务、满足服务对象合理护理保健需求和其他生活需求作为护理各项工作的中心，是服务对象至上、一切为了服务对象的护理管理道德要求。随着医学模式的转变，人们的健康观念发生了很大的转变。世界卫生组织提出了四维健康观，纠正了单纯认为个体功能正常即为健康的传统健康观，克服了把身体、心理和社会分开的偏见，把健康放在人类社会生活的大背景中来考察，充分揭示了人类健康的本质。医院作为提供健康服务所谓卫生机构，其服务对象的外延随着医学模式的转变和新健康观的形成而不断扩大。现代医院不仅要关注患者身心疾病的治疗，还要致力于疾病的预防、身心健康和健康促进。而且，为了适应市场经济和加入世界贸易组织的需要，医疗服务市场将在一定程度上面向社会甚至面向国际，医院服务对象已经拓展为整个社会群体，乃至全人类。

二、以人为本的原则

行为科学注重人性问题，认为管理中最重要的因素是对人的管理。人类的管理活动，不仅具有规律性和科学性，而且具有价值性和人文性。管理过程对各种要素的组织、协调和控制最终都要通过具有一定的伦理价值观的人来实现，因而离不开对人的认识和界定。以人为本是区别于以物为本、以制度或以管理者的意志为本而言，是指管理者在护理管理过程中，重视人的价值、维护人的尊严与权利，以调动人的积极性、做好人的工作为本，即以“人”作为医院管理的根本并通过加强人的伦理管理来保证和促进护理工作和医院的发展。以人为本原则，是社会主义伦理道德在现代护理管理领域中的具体化和职业化，是调整护理管理过程中各种人际道德关系的基本尺度。把以人为本概括为护理管理伦理原则，是社会文明、民主、进步的客观要求，也是护理管理职业活动的内在要求。

> **课堂互动**
>
> 护理管理道德原则有哪些？护理管理人员应具备怎样的道德素质？

三、工作质量与效益统一的原则

护理工作质量，最终必须通过医护服务效果来体现，含有社会效益和经济效益成分。护理社会效益成分是指通过护理工作对保护社会劳动量的耗费，提供较多的符合社会需要的保健服务。护理工作质量与效益统一的原则，就是要在护理管理中避免管理者片面抓医护服务质量或经济效益，而不考虑医护成本的过大支出，或片面追求经济效益以至作出损害患者的错误做法，而谋求在确保医护质量的基础上的降低医护成本的护理经济效益，实现护理工作质量和效益的和谐统一，促进医院护理工作的健康发展。

四、公正的原则

公正的伦理原则在管理过程中表现为管理者和被管理者双方行为的公正，其中管理者行为的公正是关键。管理者的公正就是要求管理者在对待被管理者和利益相关者时要按照诚信、平等、民主等伦理准则和有关管理制度执行，做到行为正直、品行端正、秉公办事。被管理者的公正就是要求被管理者具有正确的人生观和道德理想，树立正确的劳动态度，诚实正直、团结协作、遵守纪律等。就护理管理工作而言，管理者应从以下几方面完善管理的效果：一是尊重每一个被管理人员，制订统一的护理管理标准，护理人员都要被一视同仁，不歧视、偏袒任何人；二是为护理人员提供均等的发展机会，如职称晋升、外出学习以及各种福利措施的获得，应体谅她们的具体困难，关心她们的生活处境；三是按照人员贡献进行分配，医疗机构要为护理人员提供平等的劳动、参与管理的权利，尊重并承认护理人员对本单位不同的具体贡献，并按照贡献的程度大小进行合理分配；四是建立保障机制，管理者要为无参与平等竞争或在分配过程中处于不利地位的弱者提供基本生活保障，对于护士群体女性较多的特点，也应建立相应的保障机制；五是完善监督机制，管理者应建立能保障公正原则得以实施的机制。在管理过程中，要允许被管理人员提出不同意见，充分调动她们参与护理管理的积极性。在实施规章制度的过程中，应该注重原则性与灵活性相结合。

五、和谐的原则

在管理哲学史上，追求和谐的管理价值理想和伦理目标，一直是中西哲学家们所强调的重要观点。管理中的和谐不仅包括每个被管理个体身心的和谐，还包括人际关系的和谐，各部门之间的和谐，以及人与环境之间的和谐。对于护理管理而言，和谐就是指所有护理单元及其相关部门非常协调，共同行动，并能根据需求调整彼此的行为，它们联系紧密，彼此作用，组成一个功能强大的工作单位，而不是各自独立的片区的集合体；护理单元的人与人之间亲密和谐，护患关系融洽。护理管理中应遵循和谐原则，提高护理管理的效率，提升护理服务的质量，这将为进一步完善医疗卫生服务提供有力保障，也是贯彻落实科学发展观的具体体现，是构建社会主义和谐社会的重要内容。护理管理者应首先完善自身管理，以身作则，率先垂范，倡导护理人员爱岗敬业，恪尽职守；同时，与她们增进沟通，相互尊重，创造和谐、积极、互助的工作环境和护理文化。

综合测试

一、选择题【A 型题】

1. 护理质量管理的道德要求不包括

A. 一视同仁，任人唯贤　　B. 学术民主，争鸣自由　　C. 强化安全护理意识

D. 关心人才，爱护人才　　E. 强化护理操作技术

2. 护理管理的基本出发点和归宿是

A. 发挥管理者的主观能动性　　B. 调动护士的积极性　　C. 方便患者、有利于患者

D. 提高护理管理水平　　E. 从患者的角度出发

二、简答题

1. 简述护理管理伦理的基本原则。

2. 简述护理伦理在护理管理中的作用。

三、讨论题

试述合理竞争、诚实守信对临床护理管理的重要性。

（刘巧艳）

第十一章　护理道德教育、修养和评价

【学习目标】

掌握：护理道德教育的过程、特点和原则，护理道德修养的途径与方法，护理道德评价的意义、标准和依据。

熟悉：护理道德教育和护理道德修养的意义、护理道德评价的方式。

了解：护理伦理教育的方法、护理道德的境界。

案例导入

走进病房，无论是白天还是深夜，我们首先看到的就是护士忙碌的身影，或穿梭在病房之间，或紧张地投入抢救，或伏案记录病情……夜深人静，喧嚣一天的城市沉寂下来，人们进入了甜美的梦乡，只有这里永远点亮着灯光，点燃了希望，守护着安康！年复一年，没有节假日，没有双休日，在这个平凡的岗位上，她们默默地承受着压力，承受着委屈，但依然无怨无悔地奉献着青春，播撒着爱！

永远记得那个不到20岁的小姑娘，满怀憧憬走上护理工作岗位，工作踏实而勤奋，当她满怀热情为患者治疗时，却因为没能一针见血而遭遇患者家属的谩骂和殴打，她没有辩解，没有反抗，默默地承受着这突如其来的打击，委屈的泪水再也无法抑制，然而她走出病房，努力调整好自己的情绪，依然微笑地接待新的患者。面对患者家属的道歉，她只是轻轻地说了一句“没关系”。面对这一切，我流下了眼泪，这是怎样的宽容大度！

——现代护理报《感动护士的宽容》

随着我国社会经济的快速发展，人民生活水平的不断提高，健康意识也在不断加强，对健康服务的需求也在快速增长，护士作为提供健康服务的主要力量，更比以前多了一份责任和要求。21世纪的卫生事业对护理人员的综合素质提出了更高的要求，但护理职业道德和护理技术依然是护理工作者最基本的要素。护士除了应该热爱护理事业，具有为人类健康服务的奉献精神，还应具有诚实的品格、较高的慎独修养和高尚的思想情操，这样才能全身心地投入到护理工作中，才能将对患者的爱心、同情心和真诚相助的情感融化在言语中，才能急患者所急，想患者所想，千方百计的满足患者的需要。

护理道德的基本原则和规范，要真正转化为护理人员自己的道德意识和道德行为，不是护理人员本身就先天具备的，主要是后天通过护理道德教育、评价和修养等活动来实现的，经常开展这些活动，能让护理人员提高对护理实践中美与丑、善与恶的判断能力，从而增强护理人员遵守护理伦理原则和规范的自觉性，这对促进我国护理事业的发展，形成良好的护理风气有着极大的意义。

第一节 护理道德教育

仁心仁术，护之灵魂。护理人员要想真正成为一名仁者，将护理道德原则和道德规范内化为自己内心的道德信念并付诸实践，是离不开护理道德教育这一重要环节的。

护理道德是一种特殊的社会意识，对医疗、护理科学的发展，提高护理质量和管理水平，增进人民健康都具有其他社会意识无法比拟的作用。随着我国护理事业的不断发展，护理人员必须提高伦理道德水平，加强护理道德修养，才能适应现代护理人员的要求，真正体现护理在社会诸多服务行业的重要性。所以，加强护理道德教育，是促进护理人员道德品质形成的重要条件。

要使护理道德教育具有可操作性和实践性，并能收到预期的效果，必须明确护理道德教育的特点、过程和方法。

一、护理道德教育及其特点

（一）含义及内容

护理道德教育是培养护理人员道德品质的外在因素，是为了使护理人员践行护理伦理原则和规范，运用各种方式和手段对护理人员进行有组织、有计划、有目的的道德影响的活动。其目的在于提高护理人员的道德认识，对护理人员的品格进行陶冶和熏陶，把护理伦理的理论、原则和规范转化为护理人员自觉的道德品质和道德行为。护理伦理教育的内容非常广泛，但概括起来主要包括世界观、人生观教育和专业思想、服务思想、敬业精神、职业法纪制度和职业责任等的教育。护理道德教育的过程，实际上就是灌输护理伦理知识，培养护理人员高尚的道德品质的过程。

（二）特点

护理道德教育除了具备一般职业教育的共性外，其自身的特点，具体表现为以下几方面：

1. *专业性* 护理道德作为调整护理人员与患者、与其他护理人员和医务人员、与社会关系的行为规范，有着特殊的内涵与要求，直接体现出护理职业的特点。护理道德教育无论是内容还是方式都必须与护理专业紧密联系，把护理伦理教育融化于具体的护理实践中，去解决具体的护理伦理和社会问题，才能取得良好的教育效果，也才会激起护理人员的学习兴趣，而不会被看做很抽象的单纯理论性的东西。

2. *层次性* 层次性要求对护理人员的教育不能一刀切。因为护理人员的生活环境和所受教育程度是不一样的，要充分了解了护理人员的实际状况，如思想水平、性格特点等，对不同层次的护理人员分别提出不同的教育要求。如对老护士和新护士、道德素质差和道德素质高的护士的教育就要有所区别。因此，开展护理道德教育一定要因人而异，分层次地进行。

3. *长期性* 构成护理人员道德品质的要素包括：护理道德认知、情感、意志、信念和良好的行为习惯五个方面。要培养一个护理人员良好的道德品质，养成良好的护理道德行为习惯是一个长期的过程，必须要反复地引导、熏陶和教育，绝不可能是立竿见影、一蹴而就的快速过程。特别是在当今复杂、急剧变化的社会环境中要给护理人员灌输先进的道德意识，让其养成正确的护理道德行为，必须要长期、反复地与社会中形形色色错误的、落后的思想和行为作斗争。这更需要对她们持之以恒、长期不懈的教育。护理伦理教育必须遵循循序渐进、逐步完善的学习规律，绝不能操之过急。

4. 实践性　脱离了护理实践的理论是空洞的、苍白的、毫无生命力的，没有实践的理论在现实生活中是起不了任何指导作用的。护理道德教育既要灌输护理伦理知识，更要强调护理伦理理论与护理实践的结合，坚持理论与实践、知与行的统一，引导护理人员在护理实践中自觉履行护理伦理义务，正确处理护理实际生活中的各种伦理关系，在复杂的伦理实践情境中培养道德价值判断与决策能力，从而选择正确的护理行为。

二、护理道德教育的原则

护理道德教育的原则是护理道德教育过程中所应当遵循的准则，即实施护理伦理教育的基本要求，它贯穿于护理道德教育的始终。主要包括以下原则：

（一）目的性原则

护理道德教育首先要有目的性，即培养护理人员全心全意为人民健康服务的高尚道德品质。我们要将这一原则一直贯穿于护理伦理教育的始终，并使护理人员明确它是作为一名护理人员必须具备的伦理原则和规范。

（二）言行一致原则

即在护理道德教育过程中，教育者要求受教育者要做到的，自己首先要做到。俗话说“上梁不正下梁歪”，只有这样，受教育者才能心服口服，自觉地接受教育。评价受教育者时，要“听其言观其行”，既要重视基本理论教育，又要注意运用这些护理道德的基本理论去解决客观存在的问题，做到理论与实际相统一，言行一致。

（三）因人施教原则

为了适应我国医疗卫生体制改革和社会主义精神文明建设，要求对全体护士进行护理道德教育。但教育者应从受教育者的实际情况出发，根据其年龄差距和性格差异，有的放矢地因材施教。只有这样从实际情况出发，分层次地教学，才能真正达到良好的效果。

（四）情理相融原则

护理道德教育既要以理服人，更要以情动人。教育者一方面要讲清道理，以深刻的道理去教导人和说服人，让受教育者真正弄清楚道理；又要避免纯理论说教，而忽视情感因素的巨大力量。寓情于理、情理结合、启发自觉，并以真诚、信任的态度关心、帮助护士，调动护士自身的积极因素，使受教育者心悦诚服的接受教育，护理伦理观念才能深入到护理人员的心灵深处，将护理伦理原则和规范真正转化为自己的实际行动。

三、护理道德教育的方法

护理道德教育的方法是指运用多种有效的教育形式或措施，去组织实施护理伦理教育。要把护理伦理教育的目的和要求化为护理人员的内心信念，并形成比较稳定的、成熟的道德品质，就必须研究护理道德教育的方式和方法，这种方法应该是灵活多样的，它能促成护理人员道德品质的形成和完善，常见的教育方法有：

（一）说服疏导法

要培养和塑造护理人员优良的道德品质，首先必须正面灌输系统的护理伦理学知识，讲清道理，以理服人。教育者要在其过程中以情动人，循循善诱，使受教育者能从内心深处接受正确的知识和道理，而绝不能采用家长式的粗暴训教，更不能挖苦或讽刺，不讲道理地训斥往往只会起到适得其反的效果。

（二）集体感染法

集体，是个人成长的土壤，对其成员有着较大的行之有效的影响，而榜样或先进典型集中体现着一定时代的道德要求和社会水准。俗话说“近朱者赤，近墨者黑”。一个人在优秀的环境中会受到良好的感染和熏陶，往往会有正确的行为和习惯。相反，如果在风气不正的集体中，自然会受到不良风气的影响。因此，受教育者要利用优秀集体的巨大力量，去感染受教育者。

（三）案例分析法

案例分析法，是基于情境教学方法的一种。其中包括正面案例的榜样法和负面事件的警示法。教育者一般应充分利用护理人员周围或自身的典型案例来展开教育，生动而形象地再现榜样的教育力量。同时，教育者也可利用周围所发生的护理人员在工作中因责任心不强、服务态度差而造成的具体后果，如护理差错、事故等案例进行分析，揭示其中的道德问题以作警示，从而达到教育的目的。

（四）榜样示范法

榜样或先进典型往往集中体现着一定时代的道德要求和社会水准。教育者要善于利用古今中外护理道德发展历史上表现突出的人物或事例，特别是在当今社会上卫生战线上典型模范人物的优秀事迹进行宣传、引导、教育，使受教育者深受感染，产生共鸣和效仿之心。当然，在教育的过程中，教育者本身就要做好示范作用，言传身教，以身作则是最生动、最有说服力的教育方法。

四、护理道德教育的过程

护理道德教育的过程就是灌输护理道德知识，培养护理人员高尚道德品质的过程。实际上就是护理道德品质的教育。护理道德品质是由护理道德认识、护理道德情感、护理道德意志、护理道德信念、护理道德行为习惯所构成。护理伦理教育的过程就是上述要素的提高和发展过程。

（一）提高护理道德认识

认识是行为的先导，没有正确的认识，就难以形成良好的道德行为习惯。护理道德教育中，有意识地提高护理道德的认识水平，是十分重要的。护理道德认识是护理人员对护理道德关系以及调节这些关系的道德原则、规范的理解和接受。护理人员全部的护理实践活动都是在一定的思想认识指导下进行的，护理道德品质的形成是建立在一定的护理道德认识基础上的。同时，护理人员道德观念的形成，道德判断能力的提高，又是护理道德认识能力提高的重要标志。有的护理人员之所以有这样那样不符合护理道德的行为，甚至侵犯了患者的合法权益，往往并不是她们有意要违反道德要求和破坏护患关系，而是由于她们对护理道德知识、原则和规范缺乏正确理解或全面的了解所造成的。对于这种情形，护理道德教育可以而且应该起到“启蒙”作用，使护理人员懂得护理道德的要求、原则、规范和准则，从而增强其履行护理道德义务的自觉性。因此，通过各种有效的方式，帮助护理人员提高对护理道德的认识水平，始终是护理道德教育的首要环节。

（二）培养护理道德情感

护理人员对护理道德规范有了认识，但不一定就能按照护理道德的原则和规范来抉择行为，这里有个道德情感驱动问题。护理道理情感是护理人员对客观事物的态度，具体地说是对护理事业及患者所产生的热爱和憎恨、喜好或厌恶的内心体验。护理人员对护理道德认识的提高为其护理道德行为提供了认识基础，而要保证能实行护理道德原则的要求，还要热爱本职工作，关心患者疾苦，痛患者所痛，激发对患者的高度同情心，这种同情心是在不断提高道德认识的基础上逐渐形成和发展起来的。良好的护理道德情感一旦形成，护理人员必然会在工作中表现出高度的对患者负责的精神，甚至为了患者，不惜牺牲个人的一切。总之，一个护理人员对自己的服务对象是否热爱，是否能为其尽职尽责，都直接受着感情的支配和影响。列宁曾说过："没有人的感情，就从来没有也不可能有对真理的追求"。情感是行为的内在动力。通过护理道德教育，在提高护理道德认识的基础上，使护理人员动之以情，这是形成良好护理道德行为的精神支柱，它是提高护理道德水平的重要环节。

（三）锻炼护理道德意志

有没有坚毅果敢的护理道德意志，是护理人员能否达到一定护理道德水平的重要条件。护理道德意志，是指护理人员选择道德行为的决断能力和施行护理道德原则、规范时克服困难和障碍的毅力，表现在自觉的有目的的行动中。护理人员在护理实践过程中，会遇到许多这样或那样的困难和阻力，如果没有坚强的护理道德意志，就可能被困难吓倒，在履行护理道德义务时，就会表现为忽冷忽热或患得患失，甚至随波逐流。而一个意志坚强的护理人员，能够经常排除各种障碍，始终不渝地去实现自己的信念和诺言，对于本身职业所承担的义务，表现出真诚和强烈的责任感。坚定的意志是高尚行为的精神支柱，它是一种约束自己不轨行为的能力和激励自己前进的动力。可见，护理道德意志是道德行为的杠杆。通过护理道德教育，使护理人员自觉地锻炼意志，这是护理道德认识、情感转化为护理道德行为的关键环节。

（四）树立护理道德信念

信念是一种看法，是人对生活的理解和追求。在护理道德教育过程中，人们对护理道德义务有了认识，乐于践行，并锲而不舍，一以贯之，便会在继续接受教育和躬身实践的基础上，逐渐形成坚定的护理道德信念。护理道德信念是指护理人员对道德理想、目标的坚定不移的信仰和追求。它是深刻的道德认识、炽烈的道德情感和顽强的道德意志的有机统一，其统一的基础是护理人员履行护理道德义务的护理实践活动。护理道德信念是推动护理人员行为的动力，也是促使护理道德认识转化为护理道德行为的重要因素。护理人员一旦牢固地确立了护理道德信念，就能在复杂变化的环境中明辨是非，自觉地、坚定不移地按照自己确定的信念选择行为和进行护理活动，同时也能依据自己确定的信念来判定自己行为和同行行为的善恶。护理人员形成坚定的护理道德信念，是为了能自觉地按照护理道德原则和规范来控制行为、抉择行为和评价行为，中外护理历史上更有无数护理先辈和当代护理楷模的先进事迹都清楚地表明，培养护理人员恪守不渝的护理道德信念，应该成为护理道德教育的中心环节。

（五）养成护理道德行为习惯

护理道德习惯是指护理人员在护理工作中逐渐形成的、不需要任何意志约束和监督的经常性的、持续的自然而然的行为。它是护理道德教育的最终目标。但是，从更高的要求和深刻的意义上看，真正可以称之为护理道德行为的，并不是仅仅停留在这种自觉性上，而是要按护理道德原则和规范去行动，并使这种行动成为自己的日常行为习惯。护理道德行为，是指护理人员在人际交往中，在一定的护理道德认识、情感、意志、信念的支配下所采取的有意识的、经过选择的、能够进行善恶评价的行为。它是护理道德品质的外在表现，是衡量护理道德品质的重要标志，是护理道德教育的根本目的。护理道德教育，能够使护理人员对护理道德规范要求习惯于遵守，须臾不离，从心所欲而不逾矩。

综上所述，护理道德认识、护理道德情感、护理道德意志、护理道德信念、护理道德行为习惯构成护理伦理教育的基本要素，其各个环节是互相联系、相互影响的。护理道德情感的培养和陶冶，要以护理道德的认识为基础，并对护理道德认识的提高起促进作用。没有一定的护理道德的认识，就不能形成护理道德信念；没有正确的护理道德认识作指导的道德行为，则是盲目的行为；没有坚强的护理道德意志，则难以形成优秀的护理道德品质和良好的行为习惯。所以，只有把知、情、意、信、行的心理发展过程结合起来，并应用于护理伦理教育的全过程，采取晓之以理，动之以情，导之以行，持之以恒的方法才是合乎逻辑的、行之有效的护理伦理教育过程。

第二节　护理道德修养

随着医疗服务的市场化运作和科室定额承包责任制等机制导引，使得医疗机构乃至医务人员以重业务绩效成为基本追求。医疗服务的这一发展态势从不同侧面折射出医疗人际关系复杂化程度在逐渐加剧，医务工作者的个体奉献与索取意识时有碰撞，临床决策中技术与伦理、医疗卫生经济与伦理的两难选择时常面对。为从根本上提高护理人员的伦理道德水准，加强护理道德修养具有重要意义。

一、护理道德修养及其意义

所谓修养，就是人们在思想、品德、知识和技能等方面，经过长期学习和实践所达到的水平和层次。“修”有整治、提高之意，“养”有养成、培育之意。它是一种个体的自我提高和自我完善，以及经过这种努力所达到的道德境界，不是人先天就有的，而是通过后天逐步培养起来的。

护理道德修养，是指护理人员在职业活动中，经过“自我锻炼”和“自我改造”后的道德品质、精神面貌和达到的思想境界。护理工作的特点决定了护士必须具备良好的道德修养，护士在职业中应不断学习、实践，使自己的道德情操和知识水平都达到较高的水准。自觉履行对患者应尽的各项义务，保证患者的生命安全，促进患者的康复，以自己的道德意识为约束力，使自己的道德修养达到更高境界。护理人员良好的道德修养，对提高护理服务质量、纠正不良的护理服务风气、树立为人类的健康事业奋斗的崇高的职业理想具有重要的意义。

（一）有利于培养护理人员的道德品质，提高护理质量

护理人员能成为合格的护理人才离不开一定的条件，包括自身条件和社会条件。前者是指护理人员自身的素质，其中包括个人的道德品质，每一个护理人员道德品质的提高，除离不开社会因素的影响外，其自身的修养起到关键的作用。如同样给患者喂饭，一个护理道德高尚的护士，就能想到饮食对患者的重要性，因而对患者亲切、周到、好言劝解、不厌其烦，千方百计让患者吃好；而道德修养差的护士，只求完成任务而已，患者愿吃就吃，不愿吃就算。总之，护理质量的高低与护理人员素质的优劣关系密切。要提高护理质量，必须加强护理人员的素质修养，其中也包括护理道德修养、现代护理体系的建立，更需要我们护理人员具备优良的道德素质。

（二）有利于护理道德教育的深化和护理道德行为能力的提高

护理道德教育是促成护理人员道德品质形成的外在社会力量，重在外在的影响。它能否取得成效，还取决于受教育者的内在因素。护理工作是一项专业性、实践性很强的工作，各项技术操作精细，有严格的操作程序，作为一个护理工作者，要严格按操作规程办事，杜绝游击习气、粗心大意、马马虎虎的现象。如果护理道德教育与护理道德修养脱节，就会使教育只停留在表面，就难以将护理道德行为转化为护理人员的自觉行为，也不可能维持教育的成效，而护理道德行为选择的正确与否，更取决于护理人员自身的道德觉悟、道德知识和经验水平的高低，护理伦理修养可以提高护理人员的伦理道德素质。

（三）有利于优良护理道德作风的形成和社会主义精神文明建设

护理道德修养虽属于个体的道德行为活动，但整个护理队伍则是由每个护理个体所组成的。只要每个护理人员自觉提高道德修养，养成良好的道德品行，就会形成一种良好的护理风气，整个护理界优良的道德作风就能够形成。在社会职业和医疗卫生事业发展过程中，护士队伍的比重越来越大，举足轻重，护理道德作风提高了，必将有力地促进社会精神文明和医院医德医风建设。当患者在医院感受到护理人员的温馨护理时，就会深深体会到社会的温暖和真情，而受到感染和熏陶，这种高尚的道德就会辐射到社会上，带动全社会成员提高自己的道德水平，从而促进社会主义精神文明的建设。

二、护理道德修养境界及其层次

护理道德教育和护理道德修养的根本目的就在于不断提高护理人员的道德境界。因此，护理道德境界是护理人员学习和研究护理道德教育和修养的最终目的。

境界，是指事物水平的高低和程度的深浅。护理道德境界，是指护士通过接受护理伦理教育和进行护理伦理修养，所达到的道德觉悟以及所形成的道德品质状态和道德情操水平。

在现实生活中，受护理人员个人世界观和人生价值观的影响，以及关于社会责任的认识、理解能力和文化素质的差异，其呈现出不同的道德境界水平。

（一）自私自利的境界

受拜金主义观念和利益至上价值观的影响，这种境界的人常表现为：凡事当前，

总是先为自己打算；不安心本职工作，利用工作之便拉关系、走后门，甚至向患者或患者家属索贿或受贿；工作中挑三拣四，拈轻怕重，推诿责任；对患者态度恶劣，责任心不强。这种道德境界的人虽然为数不多，但在社会上道德影响极坏，足以败坏护理人员在人们心目中的白衣天使形象。

（二）先私后公的境界

处于这种境界的护理人员一般信奉的是“互惠互利”原则，表现在工作中也能考虑患者和集体的利益，但是往往更关心自己的利益，对个人得失斤斤计较。在对患者的服务态度上时好时坏，极不稳定。责任心也时强时弱，当个人利益和集体利益发生冲突时，常常把个人利益放在集体利益前面。这种境界的人如此发展下去，极容易跌入自私自利、唯利是图的境界。帮助其脱离这一境界，向更高层次迈进是护理道德修养的内容之一。

（三）先公后私的境界

这种境界的护理人员已构成了护理队伍的主体，她们能正确处理个人与国家、个人与集体的关系，对患者关心体贴，在工作中认真负责，与同行团结协作。主张通过自己的诚实劳动和服务获得正当合理的个人利益。当个人利益与国家、患者、集体利益发生冲突时，能把患者、集体、国家利益放在第一位，能先患者、国家、集体利益而后个人利益。促进护理人员时刻保持这一境界，并在此境界基础上向更高层次迈进是护理道德修养的核心。

（四）大公无私的境界

这一境界的护理人员，一般都能做到毫不利己、专门利人，具有全心全意为患者身心健康服务和为发展护理事业献身的精神，对护理工作极度负责，对患者体贴入微，极度热忱，处处以患者的利益为重，甚至可为患者、集体、国家的利益毫不犹豫地作出自我牺牲。而且她们的行为是自觉自愿的，始终坚定不移，无论在什么情况下，都始终践行护理道德准则和规范，已经达到了“慎独”的境界。南丁格尔、王秀瑛等护理先辈都是这一道德境界的典范，是我们护理人员学习的楷模。

三、护理道德修养的方法

在护理道德品质形成的过程中，不仅要重视护理伦理修养的作用，还要探讨护理伦理修养的方法。护理伦理修养的方法主要包括如下方面：

（一）明确护理道德修养的目标

护理道德修养的目标，在于提高护理人员的素质，强化护理道德意识，使护理道德境界从低层次向高层次发展，最终达到克己奉公、无私奉献的最高境界。而这一过程只能在平时的护理实践中经过刻苦的磨砺与修养才能达成。同时，护理人员道德修养的提高是没有止境的，要随着社会和医疗护理事业发展的需要而不断提高，坚持“活到老，学到老”，以培养自己具有高尚的道德情操。

（二）在护理实践中加强护理道德修养

护理道德修养，来源于护理实践又服务于护理实践。一名护理人员的道德修养与品行如何，只能是通过日常护理行为得以表达。离开了护理实践，护理道德修养就成了一句空话。作为护理人员，在护理道德修养方面应坚持“知”与“行”的统一，用护理道德基本知识理论指导自己的护理行为实践，养成经常检查自己言行、严格剖析自己不足的良好习惯。尤其是时常把自己放在全心全意为患者身心健康服务的护理道德境界中来解剖和改造自己，自觉抵制护理人员在参与和适应市场经济过程中，由于市场经济负面效应影响而产生的利益至上、斤斤计较和贪图享乐等不良行为。唯此，才能培养出发自内心的护理道德情感，形成坚定的护理道德信念，养成良好的护理道德行为习惯。

（三）持之以恒，力行“慎独”

“慎独”，是我国伦理学所独有的道德范畴，是指一个人独处活动、无人监督的时候，仍然能坚持自己的道德信念，自觉地按照一定的道德原则做事的行为。它既是护理伦理修养的一种方法，又是护理道德修养所要达到的一种崇高的道德境界。“慎独”修养对于护理人员来讲尤其重要。因为，护理人员的工作大多数情况下是独立完成的，许多护理措施经常是在无人监督的情况下进行的。“慎独”要求护理人员无论在什么情况下，都要认真负责，按照各种程序和规章制度，一丝不苟的完成各项工作，自觉履行对患者应尽的各项义务，保证患者的生命安全，促进患者康复，以自己的道德意识为约束力，使自己的道德修养达到更高境界。

护理人员的“慎独”修养应把握好以下方面：

1. 增强责任心　对于常常是独立和无人监督的护理工作，如是否按时给患者做检查，是否严格遵守操作规程等，都是别人难以监督和发现的。能否认真负责、一丝不苟、谨慎处置，在很大程度上完全靠自己的道德修养和信念，靠护理人员的责任心和自觉心。护理人员的“慎独”修养必须从增强责任心做起。

2. 培养耐心　要想达到“慎独”境界，护理人员要全力克服自己的惰性心理，消除一切侥幸、省事的念头至关重要。因为，护理工作是非常平淡枯燥的，重复性又强，极容易产生职业的倦怠感。所以，培养耐心也是“慎独”修养不可缺少的内容。

3. 从小事做起　防微杜渐，老子曰“勿以善小而不为，勿以恶小而为之”。“慎独”修养，要求我们在工作中善于从小事入手，从细心做起。如在临床护理实践中，奉行以患者的利益为己任，时时为患者着想的服务理念，尤其是在无人监督时仍然按照道德准则办事。在此基础上要求护理人员的护理服务应坚持四个一样的行为选择，即：有人监督与无人监督一个样，白天黑夜一个样，对生人熟人一个样，对城市农村患者一个样。

知识链接

衡量真正的品德，是看他在知道没有人发觉的时候做些什么。

——孟德斯鸠（法国）

总之，护理人员的道德修养不是在外界的压力下进行的，而是护理人员通过自我教育、自我锻炼和自我评价，将护理道德的基本原则和规范转化为个人的内在品质的过程。具体说，是根据护理道德的原则、规范和范畴，培养自己职业道德的过程，要贵在自觉和坚持。

第三节 护理道德评价

在护理活动中，人们总是自觉或不自觉地根据一定的护理伦理规范，去衡量自己或去评价他人的行为，批评和谴责护理道德低下或不道德的护理行为，支持和赞扬符合护理伦理规范要求、并具有高尚道德情操的思想和行为。鉴于此，护理伦理评价堪称为护理行为的“监视器”和护理道德关系的“调节器”。

一、护理道德评价及其作用

护理道德评价是护理伦理活动中的一个重要组成部分，它对于护理人员道德品质的培养，促进医风、医德建设有着非常重要的作用。

（一）含义

所谓道德评价，是指在伦理活动中，人们根据一定社会或阶级的伦理原则和伦理规范，通过社会舆论、内心信念、传统习惯等方式，对个人或群体的行为所作出的是非善恶的价值判断。伦理评价的实质，在于通过对人们的行为进行道德上的善恶判断，向人们传递关于其行为价值的特殊信息，使他们感受到道德上的谴责或赞许，自觉地调整自己的行为，从而影响整个社会的道德风尚，充分发挥伦理原则、伦理规范和伦理要求的社会功能。护理伦理评价，是指人们依据护理伦理原则和规范，通过社会舆论或个人的内省活动，对他人或自己的护理行为进行的善恶褒贬活动。护理伦理评价，一般是通过社会、同行和自我评价进行的。

（二）作用

护理道德评价是一种重要的护理道德实践活动，它对于和谐护理人际关系的确立、患者的生命安危、医疗秩序的稳定、社会的和谐，以及护理人员个人道德品质的培养具有十分重要的作用。

1. *是裁判护理人员护理行为与品质的“道德法庭”* 当护理人员的护理行为符合它所处的那个时代的道德原则和道德规范要求时，护理人员就会受到社会舆论的赞扬，内心感到愉快和满足，其行为不仅被广为传播，而且被广泛效仿。反之，当护理人员的护理行为违背当下护理道德原则和规范时，护理人员就会受到社会舆论的谴责，内心感到不安和自责，从而使其行为得到约束和控制。因此，护理道德评价对护理人员的护理行为和品质形成起着重要的裁判作用。

2. *是护理道德原则和规范发生作用的“杠杆”* 护理道德原则和规范在未深入护理人员内心世界、被护理人员认可以前属于他律，要使护理道德原则和道德规范变成护理人员的内心信念，实现从他律向自律的转化，必须通过护理道德评价。护理道德原则和规范被护理人员所接受的程度以及发挥作用的大小，直接取决于护理人员进行护理道德评价的自觉性和能力，以及护理道德评价的广度和深度。护理道德评价的过程，就是向护理人员推行、宣传、灌输护理道德原则和规范的过程，也是护理人员接受道德要求的过程。

3. *是营造良好护理道德环境的有力手段* 护理道德评价通过扬善抑恶的功能反作用于医疗行业，一方面，通过树立护理道德典范或榜样，使行业风气得到扶持和鼓励，促使护理人员对善的行为产生道德上的向心力，自觉养成良好的护理道德行为习惯；另一方面，对恶的行为和不良品质进行批评和谴责，使歪风邪气受到抵制和打击，从而净化行业风气，纯化医疗护理道德环境。

4. *是培养人们道德品质的重要手段* 在医疗护理现实中，正是通过护理道德评价，护理人员才懂得什么是善，什么是恶，什么是应该做的，什么是不应该做的，从而肯定善行，坚持善行，否定恶行，消除恶行。所以，护理道德评价既具有激励人、鼓励人多做善事的功能，又具有规劝人、使人自觉抵制各种不道德行为和思想的作用。同时，护理道德评价还能深入护理人员的内心，引起良心内省，唤起护理人员的道德责任心和荣誉感，从而促使护理人员自觉地调整自己的行为，逐渐在分清善恶是非的基础上培养高尚的护理道德品质，形成高尚的护理道德人格。

二、护理道德评价的标准

护理道德评价的标准，是指在护理道德评价中用来衡量被评价客体时，评价主体所应用的参照系统或价值尺度。一般来讲，善与恶是护理伦理评价的标准。结合护理职业进行具体分析，护理伦理评价的基本标准主要有以下方面：

（一）有利标准

有利标准主要是从护理服务行为的疗效、社会性要求和科学发展价值等方面强调的。即护理人员的护理服务行为是否有利于患者疾病的缓解、治愈和康复的疗效标准，是否有利于医学、护理学发展的科学标准，以及是否有利于人类生存环境保护和改善的社会标准。

（二）自主标准

自主权是患者的基本权利，也是和谐的护患关系存在的前提条件。护理人员应尊重患者自主地决定自己意愿的能力和权利。患者作为主体的人，都应具有人格权利，理应得到护理人员的尊重，护理人员应该成为患者权益的忠实维护者。所以，是否尊重患者的自主权，是衡量和评价护理道德行为的重要标准之一。

（三）公正标准

公正是指在社会人际交往中待人处事公道平等、合乎道理。它不仅是社会生活中最重要的道德原则，同样是护理道德评价的重要标准，在护理实践中的公正主要是指卫生资源分配的公正及其护理人员公正、公平地对待患者，不存在任何偏见和歧视。

（四）互助标准

医学和护理学的发展趋势，越来越需要医务人员之间的相互支持和相互配合，多学科之间的协同一致。在护理实践中所讲的互助，主要是指各个科室、各部门之间的密切配合，全体医务工作者之间的团结协作。坚持把维护患者的健康利益、促进医学的发展当做共同的目标。

三、护理道德评价的依据

要正确、科学地评价护理人员的道德行为，不仅要有正确的评价标准，而且还必须依据科学的评价原则。

（一）动机与效果统一原则

动机，是指人们行为趋向一定目的的主观愿望或意向；效果，则是指人们行为所造成的客观后果。在道德评价问题上，我们要坚持马克思主义的动机与效果统一的观点。如评价护理行为必须从效果上来检验动机，从动机上看效果。动机与效果相统一的理论，是评价护理人员道德行为的重要依据。一般情况下，护理人员好的动机将产生好的效果，坏的动机则产生不好的效果，把动机与效果统一起来，就能对护理人员的行为作出客观、公正的评价。但也不是绝对的，有时也会出现不一致的情况，即好的动机有时不一定出现好的效果，如“好心办坏事”“事与愿违”等，而不好的动机可能“阴差阳错”而会出现好的效果。在这种情况下，评价护理行为绝不能只简单地看动机或者效果，而应坚持动机与效果辩证统一的原则，任何离开效果的判断或离开动机的判断都是片面的，两者在一定条件下还可以相互转化。

（二）目的与手段统一原则

目的，是指护理人员经过自己努力期望达到的目标。手段，是指为了达到这一目标所采取的措施、方法和途径。两者之间既相互联系又相互制约，一起构成一个对立统一的整体。目的决定手段，手段服从目的。没有目的的手段会失去评价的意义；而一定目的的实现总是要借助一定的手段。由于护理人员必须要经过目的与手段的中介环节才能实现动机与效果的转化，因此，在进行护理道德评价时，不仅要坚持动机与效果的辩证统一，还要从目的与手段的统一出发，不仅要看是否有正确的目的，还要看是否选择了恰当的手段，避免目的与手段相背离而产生片面性的结论。护理实践中，依据目的来选择护理手段时应坚持如下基本原则：

1. 一致性原则　即选用的手段必须与治疗目的相一致。在护理实践中，护理人员必须配合治疗的需要，尽力为患者创造适合的环境和条件，并根据不同的患者、不同的病症采取不同的、行之有效的护理手段和措施，达到减轻痛苦、治疗疾病和恢复健康的目的。

2. 最佳性原则　即选用的护理手段必须是当时条件下最佳的方案。即对同一种疾病，存有多种护理手段的情况下，选择当时当地护理设备和技术条件允许情况下的最佳手段，就是疗效最佳、副作用最小、痛苦最小、安全度最高的护理手段。

3. 社会效益原则　即选用的护理手段必须要考虑社会整体后果。一切护理手段的选择，在考虑患者的同时，还要顾及到社会后果。凡是有可能对社会带来不良后果的护理手段，即使符合患者的利益，也要遵守集体主义原则，耐心对患者做解释工作。使患者利益服从社会利益。坚持社会利益第一，又对患者负责任的护理手段，才是道德的。

4. 实事求是原则　即护理人员要着眼于当时当地的护理设备和护理技术条件的客观事实，从患者的身心健康出发，选择恰当的护理手段，不能见病乱治、错治，而采取不切实际的护理手段。

四、护理道德评价的方式

护理伦理评价，作为医疗护理领域中重要的社会调控手段，表现为一种软约束机制，即通过人们内心信念、社会舆论和传统习俗等三种无形而深刻的方式来实现的。社会舆论和传统习俗属于客观评价，内心信念属于主观评价。在护理道德评价时三者相互补充，相辅相成，共同起着评判裁决护理行为的作用。

（一）社会舆论

是指公众对护理行为所发表的各种议论、看法和意见，即表现出来的倾向态度和褒贬情感。社会舆论具有大众化和广泛性的特点。它会很容易形成一种道德氛围，会无形中影响着护理人员的言行举止。社会舆论通过表扬肯定或谴责否定，从而造成一股强大的精神力量。

对护理人员的行为起着调整、指导作用。它一般有两种形式：一种是有组织、有目的、自觉形成的正式舆论，如国家或地方政府组织利用报纸、电视、广播等宣传工具，进行的舆论宣传和影响，具有正式性和权威性。二是非正式的社会舆论，是社会大众自觉或不自觉地对周围的人或事发表的言论，具有自发性、分散性和随意性。

（二）传统习俗

是社会风俗和传统习惯的简称，是一定社会、一定民族长期共同生活中所形成的稳定的习以为常的行为倾向、行为规范和生活方式，具有悠久性、稳定性、普遍性特点。

1. 历史悠久性　传统习俗的历史悠久性，是指在社会发展的历史长河中逐渐形成的，是评价护理道德行为最初、最起码的标准。既包括传统的美德，如济世救人、淡泊名利等，也包含有一定的历史沉渣和陈规陋习等需要扬弃的东西。

2. 稳定性　传统习俗，作为衡量人们行为的标准，具有很强的稳定性。传统习俗，一旦作为护理道德价值判断和准则得以巩固和流传的外在表现形式时，就会在每位护理人员的日常生活、工作中，形成较为稳定的行为习惯，甚或成为倾向性的护理道德风尚予以固定，被一代又一代护理工作者传承。

3. 普遍性　是指传统习俗对全体社会成员都具有普遍的约束性，对人们心理和行为上会产生极大的制约，成为一种不言自明的行为规范。

总之，由于传统习俗是在一定的历史文化传统中形成的，难免有一定程度的历史惰性。对传统习俗在道德评价中的历史作用要客观分析，区别对待，有所扬弃，取其精华，去其糟粕。

（三）内心信念

内心信念评价类似于自我道德评价。是指人们根据一定社会的道德原则、规范所形成的某种道德观念；道德理想的真挚信仰，其基本因素是情感。护理人员的内心信念就是发自内心地对自己道德义务的真诚信仰和强烈的责任感，是对自己行为评价的精神力量。它作为一种强烈的责任感，是护理道德行为最直接的动力。一般情况下，对于外界的社会舆论，即使再强大，但要真正对护理人员起作用，只有通过护理人员自身的内心信念才能起作用，才会真正使护理人员感到压力或感到自豪。一个没有良心、没有道德信念、没有荣辱感的护理人员，社会舆论根本起不了什么作用。

知识链接

人，只要有一种信念，有所追求，什么艰苦都能忍受，什么环境都能适应。

——丁玲

内心信念包含着道德情感和意志等因素，可以作为一种“强制力”迫使护理人员去接受善恶判断的赞许或谴责。可以说，它是护理道德评价的最基本方式。

综上所述，在护理道德评价中，社会舆论和内心信念是相互作用的。社会舆论对某种护理行为的赞扬与谴责能否达到实际效果，要通过内心信念的作用；同样，护理人员一旦具有深刻的内心信念，就更有利于良好社会舆论的形成，使之在护理道德评价中发挥更好的作用。表现为稳定而具倾向性的道德传统习俗，促使护理人员对优秀护理道德文化遗产的继承。

综合测试

一、选择题【A 型题】

1. 护理道德教育的特点主要是

A. 教育性　B. 专业性　C. 原理性　D. 稳定性

2. 护理道德认识、情感、意志、行为等，是构成什么的众多因素

A. 护理道德品质　B. 护理道德教育　C. 护理道德评价　D. 护理道德修养

3. 形成良好护理道德行为的基础是

A. 护理道德理论　B. 护理道德意志　C. 护理道德认识　D. 护理道德品质

4. 护理道德意志是护理道德由知到行转化过程中的

A. 重要环节　B. 关键环节　C. 必不可少的条件　D. 重要基础

5. 护理道德修养，是护理人员将伦理学理论、规范转化为个人道德品质的

A. 强化过程　B. 增进过程　C. 外化过程　D. 内化过程

6. 评价护理人员临床实践的最主要标准是护理行为

A. 是否有利以人体身心疾病的治疗、康复

B. 是否有利于人们生存环境的保护

C. 是否有利于护理科学的发展

D. 是否有利于人类的健康

7. 为达到良好的目的，选择手段首先要

A. 手段是经过实践检验有效的　B. 手段是有创新性的

C. 手段是最佳的　D. 要顾及社会公益

8. 护理道德评价方式中，最主要的评价方式是指

A. 道德认识　B. 内心信念　C. 传统习俗　D. 社会舆论

9. 下面理解不正确的是

A. 护理道德评价方式之间是绝对独立的　B. 护理道德评价方式之间是相互渗透的

C. 护理道德评价方式之间是互为补充的　D. 护理道德评价方式之间是辩证统一的

10. 护理道德境界主要有

A. 三种　B. 四种　C. 两种　D. 五种

二、简答题

1. 护理道德评价中最重要的标准为什么是疗效标准？
2. 如何理解护理道德教育的过程？为什么认识是首要的基础？
3. 如何理解“慎独”是护理道德修养的最高境界？

三、案例分析题

某医院急诊收治了一名脑出血患者进行开颅手术，术后送至重症监护室。值班护士仔细护理患者并随时监测生命体征。凌晨5时，护士发现患者突然出现呼吸急促、双侧瞳孔不等大等圆异常现象，迅速向值班医生报告，并打开呼吸机，做好二次手术的准备。后经开颅检查，患者脑部又有一动脉出血。由于发现及时，医护密切配合抢救，患者得救。

请用本章所学的相关知识对该护士的行为进行伦理分析。

（吴小碧）

附　录

附录一　国内外生命伦理学和护理伦理学文献资料

一、国内生命伦理学和护理伦理学文献资料

（一）大医精诚论（唐·孙思邈《千金要方》）

学者必须博极医源，精勤不倦，不得道听途说，而言医道已了，深自误哉！凡大医治病，必当安神定志，无欲无求，先发大慈恻隐之心，誓愿普救含灵之苦。若有疾厄来求救者，不得问其贵贱贫富，长幼妍媸，怨亲善友，华夷愚智，普同一等，皆如至亲之想；亦不得瞻前顾后，自虑吉凶，护惜身命。见彼苦恼，若已有之，深心凄怆，勿避崄巇、昼夜寒暑，饥渴疲劳，一心赴救，无作功夫形迹之心。如此可为苍生大医；反此则是含灵巨贼（关于反对杀生，“杀生求生，去生更远”的一段，略）。其有患疮痍、下痢，臭秽不可瞻视，人所恶见者，但发惭愧凄怜忧恤之意，不得起一念芥蒂之心，是吾之志也。夫大医之体，欲得澄神内视，望之俨然；宽裕汪汪，不皎不昧。省病诊疾，至意深心；详察形候，纤毫勿失，处判针药，无得参差。虽曰病宜速救，要须临事不惑，唯当审谛覃思；不得于性命之上，率尔自逞俊快，邀射名誉，甚不仁矣！又到病家，纵绮罗满目，勿左右顾盼，丝竹凑耳，无得似有所娱；珍馐迭荐，食如无味；醽醁兼陈，看有若无。……夫为医之法，不得多语调笑，谈谑喧哗，道说是非，议论人物，炫耀声名，訾毁诸医，自矜己德。偶然治瘥一病，则昂头戴面，而有自许之貌，谓天下无双，此医人之膏肓也。……医人不得恃己所长，专心经略财物，但作救苦之心。……

（二）医家五戒十要（明·陈实功《外科正宗》）

五戒

一戒：凡病家大小贫富人等，请观者便可往之，勿得迟延厌弃，欲往而不往，不为平易。药金毋论轻重有无，当尽力一例施与，自然阴骘日增，无伤方寸。

二戒：凡视妇女及孀尼僧人等，必候侍者在旁，然后入房诊视，倘旁无伴，不可自看。假有不便之患，更宜真诚窥睹，虽对内人不可谈，此因闺阃故也。

三戒：不得出脱病家珠珀珍贵等送家合药，以虚存假换，如果该用，令彼自制入之。倘服不效，自无疑谤，亦不得称赞彼家物色之好，凡此等非君子也。

四戒：凡救世者，不可行乐登山，携酒游玩，又不可非时离去家中。凡有抱病至者，必当亲视用意发药，又要依经写出药帖，必不可杜撰药方，受人驳问。

五戒：凡娼妓及私伙家请看，亦当正己视如良家子女，不可他意见戏，以取不正，

视毕便回。贫窘者药金可璧，看回只可与药，不可再去，以希邪淫之报。

十要

一要：先知儒理，然后方知医理，或内或外，勤读先古明医确论之书，须旦夕手不释卷，一一参明融化机变，印之在心，慧之于目，凡临证时自无差谬矣。

二要：选买药品，必遵雷公炮炙，药有依方修合者，又有因病随时加减者，汤散宜近备，丸丹须预制，常药愈久愈灵，线药越陈越异，药不吝珍，终久必济。

三要：凡乡井同道之士，不可生轻侮傲慢之心，切要谦和谨慎，年尊者恭敬之，有学者师事之，骄傲者逊让之，不及者荐拔之，如此自无谤怨，信和为贵也。

四要：治家与治病同，人之不惜元气，斫丧太过，百病生焉，轻则支离身体，重则丧命。治家不固根本而奢华，费用太过，轻则无积，重则贫窘。

五要：人之受命于天，不可负天之命。凡欲进取，当知彼心顺否，体认天道顺逆，凡顺取，人缘相庆。逆取，子孙不吉。为人何不轻利远害，以防还报之业也？

六要：里中亲友人情，除婚丧疾病庆贺外，其余家务，至于馈送往来之礼，不可求奇好胜。凡飧只可一鱼一菜，一则省费，二则惜禄，谓广求不如俭用。

七要：贫穷人家及游食僧道衙门差役人等，凡来看病，不可要他药钱，只当奉药。再遇贫难者，当量力微赠，方为仁术，不然有药而无伙食者，命亦难保也。

八要：凡有所蓄，随其大小，便当置买产业以为根本，不可收买玩器及不紧物件，浪费钱财。又不可做银会酒会，有妨生意，必当一例禁之，自绝谤怨。

九要：凡室中所用各样物具，俱要精备齐整，不得临时缺少。又古今前贤书籍，及近时明公新刊医理词说，必寻参看以资学问，此诚为医家之本务也。

十要：凡奉官衙所请，必要速去，无得怠缓，要诚意恭敬，告明病源，开具方药。病愈之后，不得图求扁礼，亦不得言说民情，至生罪戾。闲不近公，自当守法。

（三）医院工作人员守则（1981年10月8日中华人民共和国卫生部颁布）

1. 热爱祖国，热爱共产党、热爱社会主义，坚持马列主义、毛泽东思想。
2. 努力学习政治，刻苦钻研业务，做到又红又专。
3. 发扬救死扶伤，实行革命的人道主义精神，同情和尊重病人，全心全意为病人服务。
4. 带头遵守国家法令，模范地执行各项卫生法规。
5. 服从组织，关心集体，团结友爱，勇于开展批评与自我批评。
6. 对工作极端负责，严格执行规章制度和操作常规。
7. 廉洁奉公，坚守岗位，尽职尽责，自觉抵制不正之风。
8. 讲究文明礼貌，积极参加爱国卫生运动，美化环境，保持医院整洁、肃静。

（四）医务人员医德规范及实施办法（1988年12月15日中华人民共和国卫生部颁布）

第一条　为加强卫生系统社会主义精神文明建设，提高医疗卫生人员的职业道德素质，改善和提高医疗服务质量，全心全意为人民服务，特制定医德规范及实施办法（以下简称“规范”）。

第二条　医德，即医疗卫生人员的职业道德，是医疗卫生人员应具备的思想品质，是医疗卫生人员与病人、社会以及医疗卫生人员之间关系的总和。医德规范是指导医疗卫生人员进行医疗活动的思想和行为的准则。

第三条　医德规范如下：

1. 救死扶伤，实行社会主义的人道主义。时刻为病人着想，千方百计为病人解除病痛。

2. 尊重病人的人格与权利，对待病人，不分民族、性别、职业、地位、财产状况，都应一视同仁。

3. 文明礼貌服务，举止端庄，语言文明，态度和蔼，同情、关心和体贴病人。

4. 廉洁奉公，自觉遵纪守法，不以医谋私。

5. 为病人保守医密，实行保护性医疗，不泄露病人隐私与秘密。

6. 互学互尊，团结协作。正确处理同行同事间的关系。

7. 严谨求实，奋发进取，钻研医术，精益求精。不断更新知识，提高技术水平。

第四条　为使本规范切实得到贯彻落实，必须坚持进行医德教育，加强医德医风建设，认真进行医德考核与评价。

第五条　各医疗单位都必须把医德教育和医德医风建设作为目标管理的重要内容，作为衡量和评价一个单位工作好坏的重要标准。

第六条　医德教育应以正面教育为主，理论联系实际，注重实效，长期坚持不懈。要实行医院新成员的上岗前教育，使之形成制度。未经上岗前培训不得上岗。

第七条　各医疗单位都应建立医德考核与评价制度，制订医德考核标准及考核办法，定期或者随时进行考核，并建立医德考核档案。

第八条　医德考核与评价方法可分为自我评价、社会评价、科室考核和上级考核。特点要注重社会评价，经常听取病人和社会各界的意见，接受人民群众的监督。

第九条　对医疗卫生人员医德考核结果，要作为应聘、提薪、晋升以及评选先进工作者的首要条件。

第十条　实行奖优罚劣。对严格遵守医德规范、医德高尚的个人，应予表彰和奖励。对于不认真遵守医德规范者，应进行批评教育，对于严重违反医德规范，经教育不改者，应分别情况给予处分。

第十一条　本规范适用于全国和各级各类医院、诊所的医疗卫生人员，包括医生、护士、医技科室人员，管理人员和工勤人员也要参照本规范的精神执行。

（五）中国医学生誓言（1991年中华人民共和国国家教育委员会高等教育司颁布）

健康所系，性命相托。

当我步入神圣医学学府的时刻，谨庄严宣誓：

我志愿献身医学，热爱祖国，忠于人民，恪守医德，尊师守纪，刻苦钻研，孜孜不倦，精益求精，全面发展。

我决心竭尽全力除人类之病痛、助健康之完美，维护医术的圣洁和荣誉。救死扶伤，不辞艰辛，执著追求，为祖国医药卫生事业的发展和人类身心健康奋斗终生。

（六）实施人类辅助生殖技术的伦理原则（中华人民共和国卫生部2001年12月17日发布）

为安全、有效、合理实施人类辅助生殖技术，保障人民健康，特制定以下伦理原则。

1. 知情同意的原则　医务人员对要求实施辅助生殖技术且符合适应证的夫妇，须让其了解实施该技术的程序、成功的可能性和风险以及接受随访的必要性等事宜，并签署知情同意书。

医务人员对捐赠精子、卵子、胚胎者，须告知其有关权利和义务，包括捐赠是无偿、健康检查的必要性以及不能追问受者与出生后代的信息等情况，并签署知情同意书。

2. 维护供受双方和后代利益的原则　捐赠精子、卵子、胚胎者对出生的后代既没有任何权利，也不承担任何义务。

遵照我国抚养·教育的原则，受方夫妇作为孩子的父母，承担孩子的抚养和教育。一通过辅助生殖技术出生的孩子享有同正常出生的孩子同样的权利和义务。如果父母要离婚，在裁定对孩子的监护权时，不受影响。

3. 互盲和保密的原则　凡是利用捐赠精子、卵子、胚胎实施的辅助生殖技术，捐赠者与受方夫妇、出生的后代须保持互盲，参与操作的医务人员与捐赠者也须保持互盲。

医疗机构和医务人员须对捐赠者和受者的有关信息保密。

4. 维持社会公益的原则　医务人员不得对单身妇女实施辅助生殖技术。医务人员不得实施非医学需要的性别选择。医务人员不得实施代孕技术。

一个供精者的精子最多只能提供给5名妇女受孕。

5. 严防商品化的原则　医疗机构和医务人员对要求实施辅助生殖技术的夫妇，要严格掌握适应证，不能受经济利益驱动而应有可能自然生殖的夫妇。用于供精、供卵、供胚胎应以捐赠助人为目的，禁止买卖。但是，可以给予捐赠者必要的误工、交通和医疗补助。对实施辅助生殖术后剩余的胚胎，由胚胎所有者决定如何处理，但禁止买卖。

6. 医学伦理委员会应由医学伦理、社会学、法学和医学等有关专家和群众代表组成，并依据上述原则开展工作。

（七）护士条例（2008年1月23日国务院第206次常务会议通过，2008年5月12日起施行）

第一章　总　则

第一条　为了维护护士的合法权益，规范护理行为，促进护理事业发展，保障医疗安全和人体健康，制定本条例。

第二条　本条例所称护士，是指经执业注册取得护士执业证书，依照本条例规定从事护理活动，履行保护生命、减轻痛苦、增进健康职责的卫生技术人员。

第三条　护士人格尊严、人身安全不受侵犯。护士依法履行职责，受法律保护。全社会应当尊重护士。

第四条　国务院有关部门、县级以上地方人民政府及其有关部门以及乡（镇）人民政府应当采取措施，改善护士的工作条件，保障护士待遇，加强护士队伍建设，促进护理事业健康发展。

国务院有关部门和县级以上地方人民政府应当采取措施，鼓励护士到农村、基层医疗卫生机构工作。

第五条　国务院卫生主管部门负责全国的护士监督管理工作。

县级以上地方人民政府卫生主管部门负责本行政区域的护士监督管理工作。

第六条 国务院有关部门对在护理工作中做出杰出贡献的护士，应当授予全国卫生系统先进工作者荣誉称号或者颁发白求恩奖章，受到表彰、奖励的护士享受省部级劳动模范、先进工作者待遇；对长期从事护理工作的护士应当颁发荣誉证书。具体办法由国务院有关部门制定。

县级以上地方人民政府及其有关部门对本行政区域内做出突出贡献的护士，按照省、自治区、直辖市人民政府的有关规定给予表彰、奖励。

第二章 执业注册

第七条 护士执业，应当经执业注册取得护士执业证书。

申请护士执业注册，应当具备下列条件：

1. 具有完全民事行为能力；

2. 在中等职业学校、高等学校完成国务院教育主管部门和国务院卫生主管部门规定的普通全日制3年以上的护理、助产专业课程学习，包括在教学、综合医院完成8个月以上护理临床实习，并取得相应学历证书；

3. 通过国务院卫生主管部门组织的护士执业资格考试；

4. 符合国务院卫生主管部门规定的健康标准。

护士执业注册申请，应当自通过护士执业资格考试之日起3年内提出；逾期提出申请的，除应当具备前款第①项、第②项和第④项规定条件外，还应当在符合国务院卫生主管部门规定条件的医疗卫生机构接受3个月临床护理培训并考核合格。

护士执业资格考试办法由国务院卫生主管部门会同国务院人事部门制定。

第八条 申请护士执业注册的，应当向拟执业地省、自治区、直辖市人民政府卫生主管部门提出申请。收到申请的卫生主管部门应当自收到申请之日起20个工作日内做出决定，对具备本条例规定条件的，准予注册，并发给护士执业证书；对不具备本条例规定条件的，不予注册，并书面说明理由。

护士执业注册有效期为5年。

第九条 护士在其执业注册有效期内变更执业地点的，应当向拟执业地省、自治区、直辖市人民政府卫生主管部门报告。收到报告的卫生主管部门应当自收到报告之日起7个工作日内为其办理变更手续。护士跨省、自治区、直辖市变更执业地点的，收到报告的卫生主管部门还应当向其原执业地省、自治区、直辖市人民政府卫生主管部门通报。

第十条 护士执业注册有效期届满需要继续执业的，应当在护士执业注册有效期届满前30日向执业地省、自治区、直辖市人民政府卫生主管部门申请延续注册。收到申请的卫生主管部门对具备本条例规定条件的，准予延续，延续执业注册有效期为5年；对不具备本条例规定条件的，不予延续，并书面说明理由。

护士有行政许可法规定的应当予以注销执业注册情形的，原注册部门应当依照行政许可法的规定注销其执业注册。

第十一条 县级以上地方人民政府卫生主管部门应当建立本行政区域的护士执业良好记录和不良记录，并将该记录记入护士执业信息系统。

护士执业良好记录包括护士受到的表彰、奖励以及完成政府指令性任务的情况等内容。护士执业不良记录包括护士因违反本条例以及其他卫生管理法律、法规、规章或者诊疗技术规范的规定受到行政处罚、处分的情况等内容。

第三章 权利和义务

第十二条 护士执业，有按照国家有关规定获取工资报酬、享受福利待遇、参加社会保险的权利。任何单位或者个人不得克扣护士工资，降低或者取消护士福利等待遇。

第十三条 护士执业，有获得与其所从事的护理工作相适应的卫生防护、医疗保健服务的权利。从事直接接触有毒有害物质、有感染传染病危险工作的护士，有依照有关法律、行政法规的规定接受职业健康监护的权利；患职业病的，有依照有关法律、行政法规的规定获得赔偿的权利。

第十四条 护士有按照国家有关规定获得与本人业务能力和学术水平相应的专业技术职务、职称的权利，有参加专业培训、从事学术研究和交流、参加行业协会和专业学术团体的权利。

第十五条 护士有获得疾病诊疗、护理相关信息的权利和其他与履行护理职责相关的权利，可以对医疗卫生机构和卫生主管部门的工作提出意见和建议。

第十六条 护士执业，应当遵守法律、法规、规章和诊疗技术规范的规定。

第十七条 护士在执业活动中，发现病人病情危急，应当立即通知医师；在紧急情况下为抢救垂危病人生命，应当先行实施必要的紧急救护。

护士发现医嘱违反法律、法规、规章或者诊疗技术规范规定的，应当及时向开具医嘱的医师提出；必要时，应当向该医师所在科室的负责人或者医疗卫生机构负责医疗服务管理的人员报告。

第十八条 护士应当尊重、关心、爱护病人，保护病人的隐私。

第十九条 护士有义务参与公共卫生和疾病预防控制工作。发生自然灾害、公共卫生事件等严重威胁公众生命健康的突发事件，护士应当服从县级以上人民政府卫生主管部门或者所在医疗卫生机构的安排，参加医疗救护。

第四章 医疗卫生机构的职责

第二十条 医疗卫生机构配备护士的数量不得低于国务院卫生主管部门规定的护士配备标准。

第二十一条 医疗卫生机构不得允许下列人员在本机构从事诊疗技术规范规定的护理活动：

1. 未取得护士执业证书的人员；
2. 未依照本条例第九条的规定办理执业地点变更手续的护士；
3. 护士执业注册有效期届满未延续执业注册的护士。

在教学、综合医院进行护理临床实习的人员应当在护士指导下开展有关工作。

第二十二条 医疗卫生机构应当为护士提供卫生防护用品，并采取有效的卫生防护措施和医疗保健措施。

第二十三条 医疗卫生机构应当执行国家有关工资、福利待遇等规定，按照国家有关规定为在本机构从事护理工作的护士足额缴纳社会保险费用，保障护士的合法权益。

对在艰苦边远地区工作，或者从事直接接触有毒有害物质、有感染传染病危险工作的护士，所在医疗卫生机构应当按照国家有关规定给予津贴。

第二十四条 医疗卫生机构应当制定、实施本机构护士在职培训计划，并保证护士接受培训。

护士培训应当注重新知识、新技术的应用；根据临床专科护理发展和专科护理岗位的需要，开展对护士的专科护理培训。

第二十五条 医疗卫生机构应当按照国务院卫生主管部门的规定，设置专门机构或者配备专（兼）职人员负责护理管理工作。

第二十六条 医疗卫生机构应当建立护士岗位责任制并进行监督检查。

护士因不履行职责或者违反职业道德受到投诉的，其所在医疗卫生机构应当进行调查。经查证属实的，医疗卫生机构应当对护士做出处理，并将调查处理情况告知投诉人。

第五章 法律责任

第二十七条 卫生主管部门的工作人员未依照本条例规定履行职责，在护士监督管理工作中滥用职权、徇私舞弊，或者有其他失职、渎职行为的，依法给予处分；构成犯罪的，依法追究刑事责任。

第二十八条 医疗卫生机构有下列情形之一的，由县级以上地方人民政府卫生主管部门依据职责分工责令限期改正，给予警告；逾期不改正的，根据国务院卫生主管部门规定的护士配备标准和在医疗卫生机构合法执业的护士数量核减其诊疗科目，或者暂停其6个月以上1年以下执业活动；国家举办的医疗卫生机构有下列情形之一、情节严重的，还应当对负有责任的主管人员和其他直接责任人员依法给予处分：

1. 违反本条例规定，护士的配备数量低于国务院卫生主管部门规定的护士配备标准的；

2. 允许未取得护士执业证书的人员或者允许未依照本条例规定办理执业地点变更手续、延续执业注册有效期的护士在本机构从事诊疗技术规范规定的护理活动的。

第二十九条 医疗卫生机构有下列情形之一的，依照有关法律、行政法规的规定给予处罚；国家举办的医疗卫生机构有下列情形之一、情节严重的，还应当对负有责任的主管人员和其他直接责任人员依法给予处分：

1. 未执行国家有关工资、福利待遇等规定的；

2. 对在本机构从事护理工作的护士，未按照国家有关规定足额缴纳社会保险费用的；

3. 未为护士提供卫生防护用品，或者未采取有效的卫生防护措施、医疗保健措施的；

4. 对在艰苦边远地区工作，或者从事直接接触有毒有害物质、有感染传染病危险工作的护士，未按照国家有关规定给予津贴的。

第三十条 医疗卫生机构有下列情形之一的，由县级以上地方人民政府卫生主管部门依据职责分工责令限期改正，给予警告：

1. 未制订、实施本机构护士在职培训计划或者未保证护士接受培训的；

2. 未依照本条例规定履行护士管理职责的。

第三十一条 护士在执业活动中有下列情形之一的，由县级以上地方人民政府卫生主管部门依据职责分工责令改正，给予警告；情节严重的，暂停其6个月以上1年以下执业活动，直至由原发证部门吊销其护士执业证书：

1. 发现病人病情危急未立即通知医师的；

2. 发现医嘱违反法律、法规、规章或者诊疗技术规范的规定，未依照本条例第十七条的规定提出或者报告的；

3. 泄露病人隐私的；

4. 发生自然灾害、公共卫生事件等严重威胁公众生命健康的突发事件，不服从安排参加医疗救护的。

护士在执业活动中造成医疗事故的，依照医疗事故处理的有关规定承担法律责任。

第三十二条 护士被吊销执业证书的，自执业证书被吊销之日起2年内不得申请执业注册。

第三十三条 扰乱医疗秩序，阻碍护士依法开展执业活动，侮辱、威胁、殴打护士，或者有其他侵犯护士合法权益行为的，由公安机关依照治安管理处罚法的规定给予处罚；构成犯罪的，依法追究刑事责任。

第六章 附 则

第三十四条 本条例施行前按照国家有关规定已经取得护士执业证书或者护理专业技术职称、从事护理活动的人员，经执业地省、自治区、直辖市人民政府卫生主管部门审核合格，换领护士执业证书。

本条例施行前，尚未达到护士配备标准的医疗卫生机构，应当按照国务院卫生主管部门规定的实施步骤，自本条例施行之日起3年内达到护士配备标准。

第三十五条 本条例自2008年5月12日起施行。

（八）护士守则（2008年5月12日中华护理学会组织制定）

第一条 护士应当奉行救死扶伤的人道主义精神，履行保护生命、减轻痛苦、增进健康的专业职责。

第二条 护士应当对病人一视同仁，尊重病人，维护病人的健康权益。

第三条 护士应当为病人提供医学照顾，协助完成诊疗计划，开展健康指导，提供心理支持。

第四条 护士应当履行岗位职责，工作严谨、慎独，对个人的护理判断及执业行为负责。

第五条 护士应当关心、爱护病人，保护病人的隐私。

第六条 护士发现病人的生命安全受到威胁时，应当积极采取保护措施。

第七条 护士应当积极参与公共卫生和健康促进活动，参与突发事件时的医疗救护。

第八条 护士应当加强学习，提高执业能力，适应医学科学和护理专业的发展。

第九条 护士应当积极加入护理专业团体，参与促进护理专业发展的活动。

第十条 护士应当与其他医务工作者建立良好关系，密切配合、团结协作。

二、国外生命伦理学和护理伦理学文献资料

（一）希波克拉底誓言

仰赖医神阿波罗、埃斯克雷彼斯及天地诸神为证，鄙人敬谨宣誓愿以自身能力及判断力所及，遵守此约。凡授我艺者敬之如父母，作为终身同业伴侣，彼有急需我接济之。视彼儿女，犹如兄弟，如欲受业，当免费并无条件传授之。凡我所知无论口授书传俱传之吾子，吾师之子及发誓遵守此约之生徒，此外不传与他人。

我愿尽余之能力及判断力所及，遵守为病家谋利益之信条，并检束一切堕落及害人行为，我不得将危害药品给予他人，并不作该项之指导，虽有人请求亦必不予之。尤不为妇人施堕胎手术。我愿以此纯洁与神圣之精神，终身执行我职务，凡患结石者，我不施手术，此则有待于专家为之。

无论至于何处，遇男遇女，贵人及奴婢，我之唯一目的，为病家谋幸福，并检点吾身，不作各种害人及恶劣行为，尤不作诱奸之事。凡我所见所闻，无论有无业务关系，我认为应守秘密者，我愿保守秘密。倘使我严守上述誓言时，请求神祇让我生命与医术能得无上光荣，我苟违誓，天地鬼神实共殛之。

（二）迈蒙尼提斯祷文

永生之上天既命予善顾世人与生命之康健，唯愿予爱护医道之心策予前进，无时或已。毋令贪欲、吝念、虚荣、名利侵扰予怀，盖此种种胥属真理与慈善之敌，足以使予受其诱惑而忘却为人类谋幸福之高尚目标。

愿吾视病人如受难之同胞。

愿天赐予精力、时间与机会，俾得学业日进、见闻日广，盖知也无涯，涓涓日积，方成江河，且世间医术日新，觉今是而昨非，至明日又悟今日之非矣。

神乎，汝既命予善视世人之生死，则予谨以此身许职。予今为予之职业祷告上天：

事功艰且巨，愿神全我功。

若无神佑助，人力每有穷。

启我亲医术，复爱世间人。

存心好名利，真理日沉沦。

愿绝名利心，服务一念诚。

神清求体健，尽力医病人。

无分爱与憎，不问富与贫。

凡诸疾病者，一视如同仁。

（三）胡佛兰德医德十二箴

1. 医生活着不是为了自己，而是为了别人，这是职业的性质所决定的。不要追求名誉和个人利益，而要用忘我的工作来救活别人，救死扶伤，治病救人，不应怀有别的个人目的。

2. 在病人面前，该考虑的仅仅是他的病情，而不是病人的地位和钱财。应该掂量一下有钱人的一撮金钱和穷人感激的泪水，你要的是哪一个？

3. 在医疗实践中应当时刻记住病人是你服务的靶子，并不是你所摆弄的弓和箭，绝不能去玩弄他们。思想里不要有偏见，医疗中切勿眼光狭窄地去考虑问题。

4. 把你那博学和时兴的东西搁在一边。学习如何通过你的言语和行动来赢得病人的信任，而这些并不是表面的、偶然的或是虚伪的。切不可口若悬河、故弄玄虚。

5. 在晚上应当想一想白天所发生的一切事情，把你一天中所得的经验和观察到的东西记录下来，这样做有利于病人，有益于社会。

6. 一次慎重仔细的检查与查房比频繁而又粗疏的检查好得多。不要怕降低你的威信而拒绝病人经常的邀请。

7. 即使病人膏肓无药救治时，你还应该维持他的生命，解除当时的痛苦来尽你的义务。如果放弃就意味着不人道，当你不能救他时也应该去安慰他，要争取延长他的生命，哪怕是很短的时间，这是作为一个医生的应有表现。不要告诉病人他的病情已处于无望的情况。要通过你谨慎的言语和态度，来避免他对真实病情的猜测。

8. 应尽可能地减少病人的医疗费用。当你挽救他生命的同时，而又拿走了他维持生活的费用，那有什么意思呢？

9. 医生需要获得公众的好评。无论你有多大学问、多光彩的行为，除非你得到人民的信任，否则就不能获得大众有利的好评。你必须了解人和人们的心理状态。一个对生命感兴趣的你，就应当听取那质朴的真理，就应当承认丢面子的过失，这需要高贵的品质和善良的性格。避免闲扯，沉默更为好些。不需要告诉你了，你应该去反对热衷赌博、酗酒、纵欲和为名誉而焦虑。

10. 尊重和爱护你的同行。如不可能，最低限度也应该忍让，不要谈论别人，宣扬别人的不足是聪明人的耻辱，只言片语地谈论别人的缺点和小小的过失可能使别人的名誉造成永久损害，应当考虑到这种后果。每个医生在医疗上都有他自己的特点和方法，不宜去做轻率的判断。要尊重比你年长的和爱护比你年轻的医生，要发扬他们的长处。当你还没有看过这个病人，你应当拒绝评论他们所采取的治疗。

11. 一次会诊不要请很多人，最多三名。要选合适的人参加，讨论中应该考虑的是病人的安全，不必做其他的争论。

12. 当一个病人离开他的经治医生来和你商量时，你不要欺瞒他。应叫他听原来医生的话，只有发现那医生违背原则并确信在某方面的治疗有错误时，再去评论他，这才是公平的，特别在涉及对他的行为和素质的评论时更应如此。

（四）纽伦堡法典（1946 年）

这是审判纳粹战争罪犯的纽伦堡军事法庭决议中的一部分，这个牵涉到人体实验的十点声明，被称为《纽伦堡法典》，它制定的关于人体实验的基本原则有二，一是必须有利于社会，二是应该符合伦理道德和法律观点。这个文件的精神在某种程度上被赫尔辛基宣言所接受，成为人体实验的指导方针。

1. 受试者的自愿同意绝对必要。这意味着接受试验的人有同意的合法权利；应该处于有选择自由的地位，不受任何势力的干涉、欺瞒、蒙蔽、挟持、哄骗或者其他某种隐蔽形式的压制或强迫；对于试验的项目有充分的知识和理解，足以作出肯定决定之前，必须让他知道试验的性质、期限和目的，试验方法及采取的手段，可以预料得到的不便和危险，对其健康或可能参与实验的人的影响。确保同意的质量的义务和责任，落在每个发起、指导和从事这个实验的个人身上。这只是一种个人的义务和责任，并不是代表别人，自己却可以逍遥法外。

2. 实验应该收到对社会有利的富有成效的结果，用其他研究方法或手段是无法达到的，在性质上不是轻率和不必要的。

3. 实验应该立足于动物实验取得的结果，对疾病的自然历史和别的问题有所了解的基础上，经过研究，参加实验的结果将证实原来的实验是正确的。

4. 实验进行必须力求避免在肉体和精神上的痛苦和创伤。

5. 事先就有理由相信会发生死亡或残废的实验一律不得进行，除了实验的医师自己也成为受验者的实验不在此限。

6. 实验的危险性，不能超过实验所解决问题的人道主义的重要性。

7. 必须做好充分准备和有足够能力保护受试者排除哪怕是微之又微的创伤、残废和死亡的可能性。

8. 实验只能由在科学上合格的人进行。进行实验的人员，在实验的每一阶段都需要有极高的技术和管理。

9. 当受试者在实验过程中，已经到达这样的肉体与精神的状态，即继续进行已经不可能的时候，完全有停止实验的自由。

10. 在实验过程中，主持实验的科学工作者，如果他有几分理由相信即使操作是诚心诚意的，技术也是高超的，判断是审慎的，但是实验继续进行，受试者照样还要出现创伤、残废和死亡的时候，必须随时中断实验。

（五）日内瓦协议法（世界医学会1948年通过）

我庄严地宣誓把我的一生献给为人道主义服务。

我给我的老师们以尊敬和感谢。这些都是他们应该赢得的。

我凭着良心和尊严行使我的职业。

我首先考虑的是我的病人的健康。

凡是信托于我的秘密我均予以尊重。

我将尽我的一切能力维护医务职业的荣誉和崇高传统。

我的同行均是我的兄弟。

在我的职责和我的病人之间不允许把对宗教、国籍、种族、政党和社会党派的考虑掺进去。

即使受到威胁，我也将以最大的努力尊重从胎儿开始的人的生命，决不利用我的医学知识违背人道法规。

我庄严地、自主地并以我的名誉作出上述保证。

（六）国际医德守则（世界医学会第三届全体大会1949年在伦敦通过，这是继日内瓦宣言后的一个现代国家医德守则蓝本）

医生的一般职责

医生必须在技术上精益求精。

行医不能唯利是图。

凡有下列行为，一律都作不道德论：

1. 登广告宣扬自己，但该国医德守则允许者不在此限。

2. 行医往来，医生丧失了职业的独立性。

3. 替人治病，即使确实出于病家自愿，医生接受那份诊金。

一切行动或建议，只许符合人类的利益，不得有损人类肉体和精神的抵抗力。

一个医生公布新发现或新疗法时，不得草率从事。一个医生只能确定和证实经过本人核实的事情。

医生对病人的职责

医生必须谨记（从人体受孕时起）保持人类生命的责任（治疗性流产只能在医生主张、本国法律允许之下进行）。

一个医生必须对病人付出全部忠心和全部科学知识，不论何种检查或治疗，如果医生能力有限，必须另请高明。

由于病人信任，一个医生必须绝对保守所知的病人隐私。

一个医生必须把抢救病人当做一种人道主义的责任，除非他确信别人愿意，而且有能力进行抢救。

医生对医生的职责

一个医生必须对同事有礼貌，正如同事必须对他有礼貌。

一个医生不要挖走同事的病人。

一个医生必须遵守世界医学会通过的《日内瓦宣言》。

（七）国际护士协会护士伦理规范

国际护士协会（ICN）1953 年首次应用一个针对护士之国际性的伦理规范，此后该护士伦理规范经过多次修订，下列为澳门护士会所译的 2000 年修订版。

前言

护士的 4 个基本责任是：促进健康，预防疾病，恢复健康及减轻痛苦。护理是全球性服务。

护理的本质就是尊重人权，其中包括生存的权利，拥有尊严的权利以及被尊重的权利。护理照顾不局限于年龄、肤色、宗教、文化、残障或疾患、性别、国籍、政治、种族或社会地位。

护士向个人、家庭及社区提供健康服务，并与相关团体互相协作。

国际护士协会的规范

国际护士协会的护理伦理规范在四个方面来概括伦理道德之标准。

规范的内容

1. 护士与民众

·护士之基本责任是照顾那些需要照顾的民众。

·护士在提供护理时，要尊重个人、家庭和社会之人权、价值观、风俗习惯及信仰。

·护士确保民众对护理服务及相关治疗获得充分的知情同意。

·护士要恪守民众的个人资料，共用资料时必须作出判断。

·护士与社会大众共同分担责任，发起及支持满足公众（特别是弱势群体）健康及社会需求的行动。

·护士也负起维持及保护自然环境免受耗尽、污染、恶化和破坏的责任。

2. 护士与实践

· 执行护理业务是护士之个人职责，同时要通过不断学习以维持专业的能力。

· 护士要保持个人健康的标准，护理工作才不受影响。

· 护士在接受或授权责任时，应依个人之能力作为判断。

· 护士时刻保持能反映良好专业形象及公信力的个人素质。

· 护士在应用先进科技提供护理的同时要确保民众的安全、尊严及权利。

3. 护士与专业

· 在决定及达成临床护理实务、护理管理、科研和教育之公认标准中，护士担当主要角色。

· 护士要主动地建立一个以科研基础为核心的专业知识。

· 护士通过专业团体，参与建立及维持护理专业中平等之社会与经济方面的工作条件。

4. 护士与合作伙伴

· 护士与护理界及其他界别的合作伙伴保持合作关系。

· 当其他护理人员或合作伙伴进行危及病人之护理时，护士要采取适当行动保护病人。

国际护士协会护士伦理规范的使用建议

国际护士协会的护士伦理规范乃是根据社会客观及需要来订立的行动指引。它的意义只会在其应用于不断变迁之护理实务及护理服务中才能体现出来。

为了达到目标，规范必须被各个领域工作的护士所理解、确认和应用。护生及护士均能在学习和工作生活中轻易得到这个规范。

国际护士伦理规范的应用

国际护理伦理规范的四个方面：护士与民众，护士与实践，护士与专业，护士与合作伙伴，都提供了行为规范的框架，以下表格便可协助护士把标准化作行为。

规范内容的第一方面：护士与民众		
执业及管理者	教育者及研究者	国家护士协会
提供尊重人权及符合民众的价值观、风俗与信仰之护理	课程中的护理内容包含人权公平、公正、团结的原则	规划出支持人权与伦理规范的立场声明和指引
提供持续性之伦理教育	为伦理问题及其决策提供教与学之机会	游说护士参与伦理规范评审委员会
在充分知情下取得同意并提供选择或拒绝治疗的权利	提供有关知情同意的教与学的机会	提供有关知情同意的准则、立场声明及延续教育
运用记录及讯息管理系统以确保保密	把隐私与保密概念引入教学课程中	把隐私与保密问题纳入于国家性之护士伦理规范中
在工作场景中，建立及监督环境安全	让学生意识到社会行为作用于当前问题的重要性	提倡安全与健康的环境

规范内容的第二方面：护士与实践		
执业者及管理者	教育者及研究者	国家护士协会
建立护理标准及一个推广优质护理的工作环境	在教与学中，提供培养终身学习及其能力的机会	透过期刊、会议、远距教育等，提供延续教育的方法
为专性之评价延续教育及延续执业牌照制度设立监管的系统	进行及发表研究，以显示出执业能力是与持续学习有关的	阐明持续教育之机会及优质护理标准
监督及推动护理人员的个人健康以维持实践之能力	主张个人健康的重要性，并阐明与其他价值之关系	为护理专业者推广健康生活方式，为护士争取健康的工作场所及有益的服务

规范内容的第三方面：护士与专业		
执业者及管理者	教育者及研究者	国家护士协会
为护理实践、研究、教育和管理制定标准	对所制定之护理实践、研究、教育和管理标准提供教与学的机会	联合各国护士协会为护理实践、研究、教育和管理设立标准
在工作岗位支持开展、发表及实施与护理及健康卫生相关之研究	开展、发表及实践研究结果，以提升护理专业	设定与护理研究相关之立场声明、指引及标准
鼓励护士参与国家护士协会，以争取更可观之社会、经济条件	让学生意识到参加护理团体的重要性	争取护理在社会及经济方面平等的工作条件，设定有关工作岗位问题的立场声明及指引

规范内容的第四方面：护士与合作伙伴		
专家及管理者	教育者及研究者	国家护士协会
注意有否特殊及重叠之功能以及各学科间潜在的矛盾	开展对其他工作人员角色之认识和理解	发动各相关学科间之合作
在工作岗位中形成支持一般专业道德价值与行为的制度	与其他专业进行护理道德规范内容之交流	关注其他专业的伦理问题
为个人、家庭或社区设立保护制度，以免其受到任何卫生护理人员的危害性护理照顾	当卫生护理人员提供危害性护理时，要学生明白保护个人、家庭及社区的必要性	制定当卫生护理人员进行危害性护理时如何保护民众立场声明及讨论

因此，护士与护生可以：

·学习规范的每一个内容的标准。

·反省每个标准对你的意义，想想如何把伦理应用于你的护理领域如实践、教育、科研或管理与合作伙伴及其他人士共同讨论伦理规范。

·从经验中引用一特定的例子以识别伦理困境并在规范中列出行为标准，认出解决困境的方法。

·以小组形式学习及澄清有关伦理决策并为伦理行为标准达成共识。

·与贵国家的护士协会、合作伙伴及其他人士共同合作，把伦理标准持续应用于护理实践、教育、管理及科研中。

传播国际护士协会护士伦理规范

国际护士协会护士伦理规范必须受护士所熟悉才能发挥其效用。我们鼓励这个规范能在护理教学机构、实习护士、护理媒介及其他大众传媒中推广。同时，规范也应向其他医务界人士、普通大众、消费者、决策群体、人权组织以及护士雇主之间宣传推广。

国际护士协会伦理规范中的名词介绍

合作关系　一个以学术及互惠行动为基础的专业关系，而这些行为是为着达到某些目标的。

合作伙伴　其他护士及与卫生或非卫生有关之从业员和专业人士。

护士奉献社会　护士作为卫生专业人士和公民，发动并支持适当行动以满足卫生及社会大众之需要。

个人健康　精神、生理、社会、灵性均完好之护士。

个人资料　在专业性接触的过程中个人或家庭所取得之隐私。若公开后可触犯隐私权，造成不便、尴尬或对个人及家庭之损害。

相关群体　一些提供服务并为着理想目标而努力的人，包括其他护士、卫生护理工作者及其他专业人士。

（八）赫尔辛基宣言

《赫尔辛基宣言》全称《世界医学协会赫尔辛基宣言》，该宣言制定了涉及人体对象医学研究的道德原则，是一份包括以人作为受试对象的生物医学研究的伦理原则和限制条件，也是关于人体试验的第二个国际文件，比《纽伦堡法典》更加全面、具体和完善。

赫尔辛基宣言在第18届世界医学协会联合大会（赫尔辛基，芬兰，1964年6月）采用，并在下列联合大会中进行了修订：

· 第29届世界医学协会联合大会，东京，日本，1975年10月

· 第35届世界医学协会联合大会，威尼斯，意大利，1983年10月

· 第41届世界医学协会联合大会，香港，1989年9月

· 第48届世界医学协会联合大会，西索莫塞特（Somerset West），南非，1996年10月

· 第52届世界医学协会联合大会，爱丁堡，苏格兰，2000年10月

· 第53届世界医学协会联合大会，华盛顿，美国，2002年

· 第55届世界医学协会联合大会，东京，日本，2004年

· 第59届世界医学协会联合大会，首尔，韩国，2008年10月

前言

1. 世界医学会制订了《赫尔辛基宣言》，作为涉及人类受试者的医学研究的伦理原则。涉及人类受试者的医学研究包括利用可鉴定身份的人体材料和数据所进行的研究。

《赫尔辛基宣言》应作整体解读，它的每一个组成段落都不应该在不考虑其他相关

段落的情况下使用。

2. 虽然宣言主要以医生为对象，但世界医学会鼓励参与涉及人类受试者的医学研究的其他人遵守这些原则。

3. 促进和维护病人，包括那些参与医学研究的人的健康是医生的义务。医生应奉献其知识和良知以履行这一义务。

4. 世界医学会的《日内瓦宣言》将“我的病人的健康将是我的首要考虑”这些话约束医生，《国际医学伦理学准则》也宣布：“医生应当根据病人的最佳利益向病人提供医疗。”

5. 医学的进步是以研究为基础的，这些研究最终必须包括涉及人类受试者的研究。那些在医学研究中没有充分代表的人群也应该获得适当参与研究的机会。

6. 在涉及人类受试者的医学研究中，个体研究受试者的安康必须优于其他所有利益。

7. 涉及人类受试者的医学研究的主要目的是理解疾病的原因、发展和结果，改进预防、诊断和治疗的干预措施（方法、程序和处理）。即使是当前最佳的预防、诊断和治疗措施也必须通过研究继续评估它们的安全性、有效性、效能、可达性和质量。

8. 在医学实践和医学研究中，大多数预防、诊断和治疗措施都包含风险和负担。

9. 医学研究必须遵守的伦理标准是，促进对人类受试者的尊重并保护他们的健康和权利。有些研究人群尤其脆弱，需要特别的保护。这些脆弱人群包括那些自己不能做出同意或不同意的人群，以及那些容易受到胁迫或受到不正当影响的人群。

10. 医生既应当考虑自己国家关于涉及人类受试者研究的伦理、法律与管理规范和标准，也应当考虑相应的国际规范和标准。任何国家性的或国际性的伦理、法律或管理规定，都不得削弱或取消本宣言提出的对人类受试者的任何保护。

医学研究的基本原则

11. 在医学研究中，医生有责任保护研究受试者的生命、健康、尊严、完整性、自我决定权、隐私，以及为研究受试者的个人信息保密。

12. 涉及人类受试者的医学研究必须遵循普遍接受的科学原则，必须建立在对科学文献和其他相关信息的全面了解的基础上，必须以充分的实验室实验和恰当的动物实验为基础。必须尊重研究中所使用的动物的福利。

13. 在进行有可能危害环境的医学研究的过程中，必须谨慎从事。

14. 涉及人类受试者的每一项研究的设计和实施必须在研究方案中予以清晰的说明。方案应该包含一项关于伦理考虑的说明，应该指出本宣言所阐述的原则如何贯彻执行。方案应该包括下列信息：研究的资金来源、资助者、所属单位、其他潜在的利益冲突、对受试者的激励，以及对那些由于参加研究而遭受伤害的受试者提供的治疗和（或）补偿。方案应该说明，在研究结束后如何为研究受试者提供本研究确定为有益的干预措施或其他相应的治疗受益。

15. 在研究开始前，研究方案必须提交给研究伦理委员会进行考虑、评论、指导和批准。该委员会必须独立于研究者、资助者，也不应受到其他不当的影响。该委员会必须考虑进行研究的所在国的法律和条例，以及相应的国际准则或标准，但不可允许这些削弱或取消本宣言所提出的对研究受试者的保护。该委员会必须拥有监测正在进行的研究的权利。研究者必须向该委员会提供监测信息，尤其是有关任何严重不良事件的信息。如果没有委员会的考虑和批准，研究方案不可更改。

16. 只有受过恰当的科学训练并合格的人员才可以进行涉及人类受试者的医学研究。在病人或健康志愿者身上进行的研究要求接受有资格且有能力的医生或其他医疗卫生专业人员的监督。保护研究受试者的责任必须始终由医生和其他医疗卫生专业人员承担，而绝不是由研究受试者承担，即使他们给予了同意。

17. 仅当医学研究为了弱势或脆弱人群或社区的健康需要和优先事项，且该人群或社区有合理的可能从研究结果中获益时，涉及这些人群或社区人群的医学研究才是正当的。

18. 每一项涉及人类受试者的医学研究开始前，都必须仔细评估对参与研究的个人和社区带来的可预测的风险和负担，并将其与给受试者以及受所研究疾病影响的其他个人和社区带来的可预见受益进行比较。

19. 在招募第一个受试者之前，每一项临床试验都必须在公开可及的数据库中注册。

20. 除非医生确信参与研究的风险已得到充分评估且能得到满意处理，医生不可进行涉及人类受试者的研究。当医生发现风险超过了潜在的受益，或已经得到阳性和有利结果的结论性证据时，医生必须立即停止研究。

21. 只有当研究目的的重要性超过给研究受试者带来的风险和负担时，涉及人类受试者的医学研究才可进行。

22. 有行为能力的人作为受试参加医学研究必须是自愿的。虽然征询家庭成员或社区领导人的意见可能是合适的，但除非有行为能力的受试本人自由同意，否则他/她不可以被征召参加医学研究。

23. 必须采取各种预防措施以保护研究受试者的隐私，必须对他们的个人信息给予保密，以及必须将研究对他们身体、精神和社会完整性的影响最小化。

24. 在涉及有行为能力的受试者的医学研究中，每个潜在的受试者都必须被充分告知研究目的、方法、资金来源、任何可能的利益冲突、研究者所属单位、研究的预期受益和潜在风险、研究可能引起的不适以及任何其他相关方面。必须告知潜在的受试者，他们有权拒绝参加研究，或有权在任何时候撤回参与研究的同意而不受报复。应该特别注意个体的潜在的受试者的特殊信息要求和传递信息所用方法。在确保潜在的受试者理解信息之后，医生或另一个具备合适资质的人必须获得潜在的受试者自由给出的知情同意，最好是书面同意。如果不能用书面表达同意，那么非书面同意必须正式记录在案，并有证人作证。

25. 对于使用可识别身份的人体材料或数据进行的医学研究，医生必须按正规程序征得受试者对于采集、分析、储存和（或）再使用材料和数据的同意。在获取参与这类研究的同意不可能或不现实，或会给研究的有效性带来威胁的情况，只有经过研究伦理委员会的考虑和批准后，研究才可进行。

26. 在征得参与研究的知情同意时，如果潜在的受试者与医生有依赖关系，或者可能在胁迫下同意，则医生应该特别谨慎。在这种情形下，应该由一位完全独立于这种关系的具有合适资质的人员去征得知情同意。

27. 对于一个无行为能力的潜在受试者，医生必须从合法授权的代表那里征得知情同意。不可将这些人包括在对他们不可能受益的研究内，除非这项研究意在促进这些潜在受试者所代表的人群的健康；该研究不能在有行为能力的人身上进行；以及该研究只包含最低程度的风险和最低程度的负担。

28. 当一个无行为能力的潜在受试者能够赞同参与研究的决定时，除了获得合法授权代表的同意外，医生必须获得这种赞同，潜在的受试者的同意。潜在受试者的不同意应该得到尊重。

29. 受试者在身体或精神上不能给予同意，例如无意识的病人，那么仅当使这些受试者不能给出知情同意的身体或精神上的病情是研究人群必须具备的特征时，涉及这类受试者的研究才可进行。在这种情况下，医生应该从法律授权代表那里征得知情同意。如果没有这样的代表，并且该研究不能被推迟，那么这项研究可以在没有知情同意的情况下进行，如果在研究方案中已经说明为什么要那些具有使他们不能给予知情同意的病情的受试者参与研究的特殊理由，且该研究已经被研究伦理委员会批准。应尽快从受试者或其法律授权代表那里征得继续参与这项研究的同意。

30. 作者、编辑和出版者在发表研究结果的时候都有伦理义务。作者有义务使他们在人类受试者身上进行的研究的结果公开可得，对他们报告的结果的完整性和准确性负责。他们应该坚持公认的合乎伦理的报告原则。阴性结果、不能给出明确结论的结果和阳性结果均应发表或使其能公开可得。资金来源、所属单位和利益冲突都应该在发表的时候说明。不符合本宣言原则的研究报告不应该被接受和发表。

与医疗相结合的医学研究应遵循的附加原则

31. 医生只有在以下条件下可以把医学研究和医疗结合起来：研究的潜在预防、诊断或治疗的价值可证明此研究正当，而且医生有很好的理由相信，参加这项研究不会给作为研究受试的病人的健康带来不良影响。

32. 对新的干预措施的受益、风险、负担和有效性的检验必须与当前经过证明的最佳干预措施相比较，但以下情况可以例外：当不存在当前经过证明的干预措施时，安慰剂或不治疗是可以接受的；或由于令人信服的或科学上有根据的方法学理由，有必要使用安慰剂来确定一项干预措施的疗效或安全性，而且接受安慰剂或无治疗的病人不会遭受任何严重的或不可逆的伤害的风险。必须给予特别的关怀以避免造成这种选项的滥用。

33. 研究结束时，参加研究的病人应被告知研究的结果，分享由此获得的任何受益，例如获得本次研究确定的有益干预措施或其他相应的治疗或受益。

34. 医生必须充分告知病人医疗中的哪些方面与研究有关。医生绝不能因为病人拒绝参与研究或决定退出研究而影响医患关系。

35. 在治疗病人的过程中，当不存在经过证明的干预措施或这些干预措施无效时，如果根据医生的判断，一项未经证明的干预措施有挽救生命、恢复健康或减轻痛苦的希望，医生在取得专家的建议后，获得病人或其合法授权代表的知情同意，可以使用这种未经证明的干预。可能时，应该对该项干预进行研究，旨在评价其安全性和有效性。在任何情况下，新的信息都应该被记录下来，并且在适当时候使其公开可及。

（九）悉尼宣言（世界医学会第22次会议采纳于澳大利亚悉尼，1968年8月）

死亡的确定

1. 在大多数国家，死亡时间的确定将继续是医师的法律责任。通常，他可以用所有医师均知晓的经典的标准无需特别帮助地确定病人的死亡。

2. 然而近代的医学实践使得进一步研究死亡时间成为必要：①有能力人工地维持含氧血液循环通过不可恢复性损伤的组织。②尸体器官的应用，如做移植用的心或肾脏。

3. 问题的复杂性在于：死亡是在细胞水平上的逐渐的过程。组织对于氧供断绝的耐受能力是不同的。但是临床的兴趣并不在于维持孤立的细胞而在于病人的命运。这里，不同细胞或组织的死亡时刻不是那么重要的。因为不管采用什么复苏技术总归确定无疑地不可恢复了。

4. 死亡的确定应建立在临床判断和必要时的辅助诊断上。近来最有帮助的是脑电图。然而还没有一种技术性的标准能完全满足目前医学的状况，也没有一种技术操作能取代医师的全面临床判断。若涉及器官移植，那么应由两名以上的医师作出死亡诊断，而且医生对死亡的决定不能与移植手术发生直接联系。

5. 人的死亡时刻的确定使得停止抢救在伦理上被许可。以及在法律允许的国家内从尸体中取出器官被许可，并得以满足法律同意的需要。

（十）东京宣言

关于对拘留犯和囚犯给予折磨、虐待、非人道的对待和惩罚时，医师的行为准则。

本宣言为第29届世界医学大会1975年10月东京会议所采纳。

序言

实行人道主义而行医，一视同仁地保护和恢复躯体和精神的健康，去除病人的痛苦是医师的特有权利，即使在受到威胁的情况下也对人的生命给予最大的尊重，并决不应用医学知识做相悖于人道法律的事。

本宣言认为折磨应定义为经精心策划的、有系统的或肆意的给以躯体的或精神的刑罚。无论是个人或多人施行的或根据任何权势施行的强迫他人供出情报，坦白供认等行为。

宣言

1. 不论受害者受到什么嫌疑、指控或认什么罪，也不论受害者的信仰或动机如何，医师在任何情况下不赞助、容忍或参与折磨、虐待或非人道的行为，包括引起军事冲突和内战。

2. 医师决不提供允诺、器械、物资或知识帮助折磨行为或其他虐待、非人道的对待或降低受害者的能力去抵抗这些对待。

3. 医师决不出席任何折磨、虐待、非人道的对待的应用或威胁。

4. 医师对其医疗的病人有医疗的责任。在做治疗决定时是完全自主的。医师的基本任务是减轻他的病人的痛苦并不是有任何个人的、集体的或政治的动机反对这一崇高的目的。

5. 当囚犯绝食时，医生认为可能形成伤害和作出后果的合理判断时，不得给予人工饲喂。囚犯能够做出决定的能力需要有至少两位医师作出独立的证实性的判断，医师应向囚犯做绝食后果的解释。

6. 世界医学会将支持、鼓励国际组织、各国医学会和医师。并当这些医师和其家属面临威胁或因拒绝容忍折磨或其他形式的虐待、非人道的对待而面临报复时支持他们。

（十一）**美国护士伦理守则的九项条款**（Nine Provisions of Code of Ethics for Nurses，美国护士会 <ANA>1976 年制订，2008 年修订）

1. 护士在各种专业人际关系中应当心怀同情，尊重每一个人固有的尊严、价值和独特性，不受社会或经济地位、个人特征或健康问题性质等考虑的限制。

2. 护士的基本责任对象是病人，无论个人、家庭、群体或社区。

3. 护士增进、倡导并努力保护病人的健康、安全和权利。

4. 护士有义务提供优质的病人护理，对于个人护理实务及任务委派决定的适当性承担责任。

5. 护士对自己也承担着和对他人相同的责任，包括保持诚实、正直与安全，维持胜任的专业能力以及持续的个人与专业成长。

6. 护士参与建立、维护和促进健康服务环境和工作条件，以利于通过个人和集体行动提供优质健康。

7. 护士通过致力于护理实践、教育、行政和知识的开发，参与护理专业的发展。

8. 护士通过与其他健康专业人员和社会公众的合作，促进社区、国家和国际间满足健康需要的各种努力。

9. 护士协会及其会员作为护理专业的代表，有责任宣传护士的价值，维护护理专业及其实践的完好性以及制定社会政策。

（十二）**夏威夷宣言**（1977 年在夏威夷召开的第六届世界精神病学大会上一致通过）

人类社会自有文化以来，道德一直是医疗技术的重要组成部分。在现实社会中，医生持有不同的观念，医生与病人间的关系很复杂。由于可能用精神病学知识、技术作出违反人道原则的事情，今天比以往更有必要为精神科医生制订出一套高尚的道德标准。

精神科医生作为一个医务工作者和社会的成员，应探讨精神病学的特殊道德含义，提出对自己的道德要求，明确自己的社会责任。

为了制订本专业的道德内容，以指导和帮助各个精神科医生树立应有的道德标准，特作如下规定：

1. 精神病学的宗旨是促进精神健康，恢复病人自理生活的能力。精神科医生应遵循公认的科学、道德和社会公益原则，尽最大努力为病人的切身利益服务。为此目的，也需要对保健人员、病人及广大公众进行不断的宣传教育工作。

2. 每个病人应得到尽可能好的治疗，治疗中要尊重病人的人格，维护其对生命和健康的自主权利。

精神科医生应对病人的医疗负责，并有责任对病人进行合乎标准的管理和教育。必要时，或病人提出的合理要求难以满足，精神科医生即应向更富有经验的医生征求意见或请会诊，以免贻误病情。

3. 病人与精神科医生的治疗关系应建立在彼此同意的基础上。这就要求做到相互信任，开诚布公，合作及彼此负责。病重者若不能建立这种关系，也应像给儿童进行治疗那样，同病人的家属或为病人所能接受的人进行联系。

如果病人和医生关系的建立并非出于治疗目的，例如在司法精神病业务中所遇到的，则应向所涉及的人员如实说明此种关系的性质。

4. 精神科医生应把病情的性质、拟作出的诊断、治疗措施，包括可能的变化以及预后告知病人。告知时应全面考虑，使病人有机会作出适当的选择。

5. 不能对病人进行违反其本人意愿的治疗，除非病人因病重不能表达自己的意愿，或对旁人构成严重威胁。在此情况下，可以也应该施以强迫治疗，但必须考虑病人的切身利益，且在一段适当的时间后，再取得其同意；只要可能，应取得病人或家属的同意。

6. 当上述促使强迫治疗势在必行的情况不再存在时，就应释放病人，除非病人自愿继续治疗。在执行强迫治疗和隔离期间，应由独立或中立的法律团体对病人经常过问，并将实行强迫治疗和隔离的病人情况告知上述团体。允许病人通过代理人向该团体提出申诉，不受医院工作人员或其他任何人的阻挠。

7. 精神科医生绝不能利用职权对任何个人或集体滥施治疗。也绝不允许以不适当的私人欲望、感情或偏见来影响治疗。精神科医生不应对没有精神病的人采用强迫的精神病治疗。如病人或第三者的要求违反科学或道德原则，精神科医生应拒绝合作。当病人的希望和个人利益不能达到时，不论理由如何，都应如实告知病人。

8. 精神科医生从病人那里获悉的谈话内容、在检查或治疗过程中得到的资料均予以保密，不得公布，要公布需征求病人同意，或因别的普遍理解的重要原因，公布后随即通知病人有关泄密内容。

9. 为了增长精神病知识和传授技术，有时需要病人参与其事。在病人服务于教学，将其病历公布时，应事先征得同意，并应采取措施，不公布姓名，保护病人的名誉。在临床研究和治疗中，每个病人都应得到尽可能好的照料，把治疗的目的、过程、危险性及不利之处全部告诉病人后，接受与否，应根据自愿，对治疗中的危险及不利之处与研究的可能收获，应作适度的估计。对儿童或其他不能表态的病人，应征得其家属同意。

10. 每个病人或研究对象在自愿参加的任何治疗、教学和科研项目中，可因任何理由在任何时候自由退出。此种退出或拒绝，不应影响精神科医生继续对此病人进行帮助。凡违反本宣言原则的治疗、教学或科研计划，精神科医生应拒绝执行。

（十三）里斯本病人权利宣言（里斯本病人权利宣言（Declaration of Lisbon on The Rights of The Patient）于1981年10月葡萄牙首都里斯本召开的第34届世界医学大会上通过，并分别在1995年9月印度尼西亚巴厘和2005年10月智利圣地亚哥的会议上进行修订）

1. 接受良好质量医疗服务的权利　病人接受医疗不能存在歧视。医师的判断不能受临床或是伦理之外干扰因素的影响。医师应按照被认可的医疗原则与病人的最佳利益给予治疗。医师必须负起医疗照护的责任，分配稀有医疗资源时必须根据医疗的准则与没有歧视的原则来进行治疗步骤的选择。医师必须互相协调、作万全的相关安排，以确保医疗照护的延续性。

2. 自由选择的权利　病人有自由选择医师与医疗机构的权利。病人有随时征询其他意见的权利。

3. 自主决定的权利　病人有自主决定的权利。病人有知道攸关自主决定相关讯息的权利。病人有权利拒绝参与研究或是教学。

4. 失去意识的病人　失去意识的病人必须寻求法定的代理人同意。除非病人曾有明确的表达，否则在危机的状态法定代理人不可得时，可将病人的同意视为当然。即使是自杀式去意识的病人，医师应该尽量尝试挽救其生命。

5. 法定无行为能力的病人　即使是法定无行为能力的病人也要让他/她在过程中尽量参与决策。当法定无行为能力的病人作出合理的决定时必须与以尊重，并享有拒绝让法定代理人知悉相关讯息的权利。如果病人的代理人作出违反病人最佳利益的决定时，医师有义务在相关的法律机构挑战这项决定，如在危机时则以病人的最佳利益从事医疗行为。

6. 违反病人意愿的医疗程序　仅有在法律授权或是符合医疗伦理时，可以采取违反病人意愿的诊断或是治疗步骤。

7. 知情的权利　病人有权知道病历上有关他/她的讯息与医疗健康状况，但病历上如有攸关第三者的保密信息，则应征得第三者的同意才能透露给病人。只有在讯息揭露可能对病人造成重大生命或是健康危害时，才是可隐蔽信息的例外状况。必须以符合地方文化的方式来合适地给予信息，确保病人能够理解。病人有明确表达不要被告知的权利，除非是基于保护其他人的生命。病人有权决定何人可被告知。

8. 保密的权利　即便在病人死后都应落实保密原则，除非后代子孙需要获得有关他们健康风险的信息。除非是法律明确的规范或是病人明确的意愿表达，保密讯息才得以揭露，提供给其他的健康服务人员是在专业必须的基础上，否则仍应征得病人明确的同意。所有可辨认出病人的数据都必须被保护，数据储存的方式必须符合保密原则，可衍生出辨认病人信息的人体物质都必须被保护。

9. 健康教育的权利　每个人都有获得健康教育的权利，内容包括健康的生活模式、疾病预防与早期发现的方法，其中必须强调个人对于自身健康的责任，医师有义务积极参与相关的教育活动。

10. 人格尊严的权利　医师必须根据病人的文化与价值来保障其尊严与隐私权，有权利根据现存的知识来减轻病人的痛苦。病人应享有人道与舒适、安宁的医疗照护。

11. 宗教信仰的权利　病人有权利接受或拒绝心灵或道德上的安慰，包括他/她所选择宗教的牧师（神职人员）所提供的帮助。

（十四）后希波克拉底誓言（1988 年美国医学伦理学家 E. D. 彼莱格里诺和 D. C. 托马斯马在《为了病人利益》一书中根据医学的发展和人类社会的进步，提出了“一个医生所承诺的促进病人利益的义务”，这被西方国家许多医学院校采用来作为医学生毕业时需背诵的誓词，有人称其为“后希波克拉底誓言”）

我保证履行由于我的专业我自愿承担的治疗和帮助病人的义务。我的义务是基于病人所处的软弱不利的地位，以及他必然给予我和我的专业能力的完全信任。所以，我保证把病人多方面的利益作为我的专业伦理的第一原则。由于承认这种约束，我接受下列义务，只有病人或病人的合法代理人才能解除我这些义务：

1. 将病人的利益置于我专业实践的中心，并在情况需要时置于我自己的自我利益之上。

2. 拥有和保持我的专业要求的知识和技能的能力。

3. 承认我的能力的局限，只要我的病人病情需要，我将向我的各种卫生专业的同事求助。

4. 尊重其他卫生专业同事的价值和信念，并承认他们作为个人的道德责任。

5. 用同等的关切和献身精神关怀所有需要我帮助的人，不管他们有没有能力付酬。

6. 主要为了我的病人的最佳利益，而不是主要为了推行社会的、政治的或财政的政策或我自己的利益而行动。

7. 尊重我的病人，不参与影响他或她的决策的道德权利，明确地、清楚地用病人理解的语言说明他或她的疾病的性质，以及我建议采用的治疗的好处和危险。

8. 帮助我的病人作出与他们的价值和信念一致的选择，不强迫，不欺骗，不口是心非。

9. 对我听到、知道和看到的保守秘密，作为我关怀病人的一个必要部分，除非对别人有明确的、严重的、直接伤害的危险。

10. 即使我不能治愈病人，也要帮助他们，当死亡不可避免时，要帮助我的病人按照他或她自己的打算死亡。

11. 决不参与直接地、主动地、有意识地杀死一个病人，即使为了仁慈的理由，或应国家的要求，或任何其他的理由。

12. 为了履行我对社会的义务，参与影响国民健康的公共政策决定，提供领导以及专家客观的证言。

13. 将我所说和所信的付诸实践，从而在我的专业生涯中体现上述原则。

（十五）吉汉宣言（2000年6月，世界生命伦理学大会在西班牙吉汉市召开，国际生命伦理学会通过宣言，坚决主张科技必须考虑公共利益）

1. 承认1948年12月10日联合国大会公布的全球人权宣言，1997年11月11日联合国教科文组织（UNESCO）的全球人类基因组与人权宣言，1997年4月4日欧洲理事会人权与生物医学阿斯杜利阿斯公约。

2. 意识到生物学与医学的巨大进展，保证人权的迫切需要，滥用这个进展可能给人权带来的危险。

3. 肯定生命伦理学在科技进步方面对公众的启蒙作用。

4. 科学委员会提出如下的意见和推荐

（1）生命科学及其技术应该服务于人类福利、所有国家的可持续发展、世界和平以及自然界的保护与保持。这意味着发达国家应该与地球上处于不利地位的地区的居民共享生命科学及其技术的利益，服务于人类的福利。

（2）生命伦理学的一项重要任务是在上述宣言和公约所宣布的价值和伦理原则方面使生物医学科学及其技术的应用与人权相协调，尽力使之成为保护人类的重要的第一步。

（3）生命伦理学的教学应该进入教育系统，应该是可理解的和准确的教科书的对象。

(4) 社会的所有成员应该接受有关科学进展、生物技术及其产品的适当的、可理解的一般信息。

(5) 应该鼓励专业化的和公众的辩论去引导意见、态度与建议。这种辩论将包括不同学科的专家、不同背景的公民以及媒体的专业人员，以取长补短。

(6) 在促进公正与团结原则的同时，应该保证实行个人自主。人的个性与特性应该同样地予以尊重。

(7) 每个人都有权利获得最佳的医疗保健。病人与医生应该一起决定前者医疗处理的范围。病人在表达其自由同意之前应充分知情。

(8) 人类基因组是全人类的遗产，就其本身来说是不能有专利的。

(9) 辅助生殖技术的基本目的是通过医疗解决人类不育的后果，可在其他医疗处理证明不适合或无效时用来促进生育。辅助生殖技术也可用于诊断和处理遗传病以及用于核准的研究。

(10) 通过克隆产生相同人类的个体应予禁止。为治疗目的而应用干细胞则应予允许，假如这不涉及破坏胚胎。

(11) 考虑到科学自由与尊重人类的尊严，人体上的研究应予进行。这一定要事先获得独立伦理委员会的批准，必须使受试者充分知情，自由表示同意。

(12) 经过遗传修改的食品首先应按当前最佳科学知识检验其对人类健康与自然界的安全性。只有在关于信息、预防、安全与质量的所有必需的要求得到之后，它们才可予以生产而进入市场。生物技术必须遵守预防原则。

(13) 人体器官买卖应予禁止。在对人体进行临床试验之前应进一步研究异种移植。

(14) 为深入分析临终关怀问题不同的伦理、文化观念，评估使这些问题得到协调的途径，应继续进行临终关怀问题的伦理辩论。

(15) 以推进生命伦理学的普及为目的，应努力使目前有着不同术语的概念协调、统一起来。在这个领域尊重社会文化特性是必不可少的。

(十六) 人体生物医学研究国际伦理指南（国际医学科学组织委员会 2002 年 8 月修订）

国际医学科学组织委员会（CIOMS）是由世界卫生组织和联合国教科文组织于 1949 年创办的一个国际性非政府组织，其主要宗旨是维持联合国及其专门的分支机构，特别是教科文组织和世界卫生组织之间的协作关系。本指南是自 1982 年以来的第三个版本，由来自非洲、亚洲、拉丁美洲、欧洲、美国和 CIOMS 秘书处的 10 名专家共同商议起草，由 21 条指导原则组成。与 1982 年和 1993 年的两个版本一样，2002 版指南旨在规范各国的人体生物医学研究政策，根据各地情况应用伦理标准，以及确立和完善伦理审查机制。

第一条 人体生物医学研究的伦理合理性与科学性

人体生物医学研究的伦理合理性在于有望发现有益于人类健康的新方法。只有在研究的实施中尊重、保护和公平地对待受试者，并且符合研究实施所在社会的道德规范时，研究才具有伦理学上的合理性。此外，将受试者暴露于有风险而没有可能受益的非科学的研究是不道德的，因此研究者和申办者必须保证所提议的涉及人体受试者的研究符合公认的科学原理并有充分的相关科学文献作为依据。

第二条 伦理审查委员会

所有涉及人类受试者的研究提议都必须提交给一个或一个以上的科学和伦理审查委员会，以审查实验研究的科学价值和伦理的可接受性。审查委员会必须独立于研究组，他们的审查结果不应视研究可能得到的任何直接的财务或物质上的利益而定。研究者必须在研究开始以前获得批准或许可。伦理审查委员会应该在研究过程中根据需要进一步进行审查，包括监察研究的进展。

第三条 国外机构发起研究的伦理审查

国外申办组织和个体研究者应向研究实施所在国提交研究方案进行伦理学和科学审查，伦理评价标准应和研究实施所在国同样严格。东道国的卫生管理部门及其国家或地区的伦理审查委员会应确认研究提案是针对东道国的健康需要和优先原则，并符合必要的伦理标准。

第四条 个体的知情同意

对于所有的人体生物医学研究，研究者必须获得受试者自愿作出的知情同意，若在个体不能给予知情同意的情况下，必须根据现行法律获得其法定代理人的许可。免除知情同意被认为是不正常的和例外的过程，在任何情况下都必须经伦理审查委员会批准。

第五条 获取知情同意：前瞻性研究受试者必须知晓的信息

在要求个体同意参加研究之前，研究者必须以其能理解的语言或其他交流形式提供以下信息：

1. 个体是受邀参加研究，认为个体适合参加该项研究的理由，以及参加与否是自愿的；

2. 个体可自由地拒绝参加，并可在任何时候自由地退出研究而不会受到惩罚，也不会丧失其应得利益；

3. 公开研究的目的、研究者和受试者要进行的研究过程，以及说明该研究不同于常规医疗之处；

4. 关于对照试验，要说明研究设计的特点（例如随机化，双盲），在研究完成或破盲以前受试者不会被告知所分配的治疗方法；

5. 预计个体参加研究的持续时间（包括到研究中心随访的次数和持续时间，以及参加研究的总时间），试验提前中止或个体提前退出试验的可能性；

6. 是否有钱或其他形式的物质作为个体参加研究的报酬，如果有，说明种类和数量；

7. 通常在研究完成后，受试者将被告知研究的成果发现，每位受试者将被告知与他们自身健康状态有关的任何发现；

8. 受试者有权利提出要求获得他们的数据信息，即使这些数据信息没有直接的临床用途（除非伦理审查委员会已经批准暂时或永久地不公开数据，在这种情况下受试者应被告知，并且给予不公开数据的理由）；

9. 参加研究给有关的、个体（或他人）带来的任何可能带来的风险、疼痛、不适，或不便，包括给受试者的配偶或伴侣的健康或幸福带来的风险；

10. 研究为受试者带来的预期直接收益；

11. 研究对于社区或整个社会的预期受益，或对科学知识的贡献；

12. 受试者在参加完成研究后，他们能否、何时、如何得到被研究证明是安全和有效的药品或干预方法，是否要为此付款；

13. 任何现有的可替代的干预措施或治疗措施；

14. 将用于保证尊重受试者隐私、可识别受试者身份记录的规定机密性；

15. 研究者保守机密能力受到法律和其他规定的限制，以及泄露机密的可能后果；

16. 关于利用遗传试验结果和家族遗传信息的政策，以及在没有受试者同意的情况，防止将受试者的遗传试验结果披露给直系家属或其他人（如保险公司或雇主）的适当的预防措施；

17. 研究的申办者，研究者隶属的机构，研究资金的性质和来源；

18. 进行的研究可能直接或间接利用受试者的病历记录和临床诊疗过程中获取的生物标本；

19. 研究结束时是否计划将研究中收集的生物标本销毁；如果不销毁，关于它们贮存的细节（地点，如何存，存多久，以及最后的处置）和将来可能的作用，以及受试者有权作出关于将来的使用、拒绝贮存和将其销毁的决定；

20. 是否会从生物标本中开发出商业产品，研究参加者是否会从此类产品的开发中获得金钱或其他收益；

21. 研究者是仅作为研究者，还是既做研究者，又做受试者的医生；

22. 研究者为研究参加者提供医疗服务的职责范围；

23. 为研究造成的有关具体损害或并发症提供的免费治疗，治疗的性质和持续时间，提供治疗的组织或个人名称，以及关于这种治疗的资金是否存在任何不确定因素；

24. 因研究损害引起的残疾或死亡，受试者或受试者的家属或受赡养人将以何种方式，通过什么组织得到赔偿（或者指明没有提供此类赔偿的计划）；

25. 受邀参加研究的受试对象所在国家对获赔偿的权利是否有法律上的保证；

26. 伦理审查委员会已经批准或许可的研究方案。

第六条 获取知情同意：申办者与研究者的职责

申办者和研究者有责任做到：

1. 不使用不正当的欺骗手段，不施加不正当影响或恐吓；

2. 只有在确定受试对象充分了解了参加研究的有关实情和后果，并有充分的时间考虑是否参加以后，才能征求同意；

3. 按一般规则，应获取每一位受试者的签名授权书作为知情同意的证据一对这条规则的任何例外，研究者应有正当理由并获得伦理审查委员会的批准；

4. 如果研究的条件或程序发生了显著的变化，或得到了可能影响受试者继续参加研究意愿的新信息，届时要重新获取每位受试者的知情同意；

5. 长期研究项目，即使该研究的设计或目标没有变化，也要按事先确定的时间间隔，重新获取每位受试者的知情同意。

第七条　招募受试者

受试者在参加研究实验中发生的收入损失、路费及其他开支可得到补偿；同时他们还应得到免费医疗。受试者，尤其是那些不能从研究中直接受益的，也可因带来的不便和花费的时间而被付给报酬或得到其他补偿。然而，报酬不应过高，或提供的医疗服务不应过多，否则诱使受试者不是根据他们自己的道德判断而同意参加研究（“过度劝诱”）。所有提供给受试者的报酬、补偿和医疗服务都必须得到伦理审查委员会的批准。

第八条　参加研究的受益和风险

对于所有人体生物医学研究，研究者必须保证潜在的利益和风险得到了合理地平衡，并做到风险最小化。

1. 提供给受试者的具有直接诊断、治疗或预防益处的干预措施或治疗方法的合理性在于，从可预见的风险和受益的角度与任何现有的替代方法相比至少应是同样有利的。这“有益的”干预措施或治疗方法的风险相对于受试者预期的受益而言必须是合理的。

2. 对受试者无直接诊断、治疗或预防益处的干预措施的风险，相对于社会的预期受益（可概括为知识）而言必须是合理的。这种干预措施的风险相对于研究要获得的成果的重要性而言必须是合理的。

第九条　研究中涉及不能给予知情同意的受试者时关于风险的特殊限定

对不能给予知情同意的个体实施研究时，对受试者没有直接受益前景的研究干预措施，风险应不能比对他们常规体格检查或心理检查的风险更大。当为研究一个非常重要的科学或医学理论，轻微或较小地超过上述风险并得到伦理审查委员会的批准，也是允许的。

第十条　在资源有限的人群和社会中的研究

在一个资源有限的人群或社会开展研究之前，申办者和研究者必须尽一切努力保证：

1. 研究是针对实施研究所在地人群或社会的健康需要和优先原则确定的；

2. 任何干预措施、开发的产品或获得的知识，都将被合理地用于使该人群或社会受益。

第十一条　临床试验中对照的选择

一般而言，诊断、治疗或预防性干预试验对照组中的受试者，应得到公正有效的干预。有些情况下，使用一个替代的对照，如安慰剂或“不治疗”，在伦理学上是可接受的。安慰剂可用于：

1. 当没有公认的有效的干预时；

2. 当不采用公认有效的干预，至多使受试者感到暂时的不适或延迟症状的缓解时；

3. 当采用一个公认有效的干预作为对照将会产生科学上不可靠的结果，而使用安慰剂不会增加受试者任何严重的或不可逆损害的风险的情况时。

第十二条　在研究中受试者人群选择时负担和利益的公平分配

应通过研究负担和利益的公平分配方式，选择受邀成为研究受试者的人群。排除可能受益于参加研究的人群必须也是合理的。

第十三条　涉及弱势人群的研究

邀请弱势个体作为受试者时需要特殊的理由，如果选择他们，必须切实履行保护他们权利和健康的措施。

第十四条　涉及儿童的研究

在进行涉及儿童的研究之前，研究者必须确保：

1. 以成人为受试对象，但研究不能得到同样好的效果；

2. 研究的目的是获得有关儿童健康需要的知识；

3. 每位儿童的父母或法定代理人必须予以许可；

4. 获得每位儿童在其能力范围内做出的同意（赞成）；并且儿童拒绝参加或拒绝继续参加研究时应得到尊重。

第十五条　由于受试者智力或行为障碍而不能给予充分知情同意的研究

由于受试者智力或行为障碍而不能给予充分知情同意的研究在开展前，研究者必须保证：

1. 在正常的具有充分知情同意能力的人身上可以同样好地进行研究，智障人群就不应成为受试者；

2. 研究的目的是为获得有关智力或行为障碍者特有的健康知识；

3. 已获得与每位受试者能力程度相应知情同意的受试对象拒绝参加研究时，应始终受到尊重。除非在特殊情况下，没有合理的医疗替代方法，并且当地法律不允许其拒绝；

4. 如果可能的受试对象没有能力同意，应获得其负责的家庭成员或符合现行法律的法定代理人的许可。

第十六条　妇女作为受试者

研究者、申办者或伦理审查委员会不应排除育龄期妇女参加生物医学研究。尽管研究期间育龄妇女有怀孕的可能，但不能作为排除或限制其参加研究的理由。然而，详尽了解研究对孕妇和胎儿的风险，是妇女作出参加临床研究理性决定的先决条件。如果研究期受试妇女怀孕，就有可能危害到胎儿和她本人。申办者或研究者应以妊娠试验确认可能的受试对象未受孕，并在研究开始之前采取有效的避孕方法。有些国家和地区由于法律或宗教的原因，不允许采取避孕措施，研究者就不应招募可能怀孕的妇女进行有这类风险的研究。

第十七条　孕妇作为受试者

应假定孕妇有资格参加生物医学研究。研究者和伦理审查委员会应确保对已怀孕的受试对象在研究开始前被充分告知了有关实验对怀孕、孕妇身体、胎儿、分娩以及妇女的生育力所存在的风险和受益。

针对孕妇或其胎儿特有的健康需要或怀孕总体的健康需要，在人体实验开展之前应通过动物实验对研究可能造成的致畸和致突变风险予以可靠的验证，确定无风险后，才能在该人群中实施研究。

第十八条 保守机密

研究者必须采取安全措施，做好受试者研究数据的保密。受试者事前应清楚了解研究者的保密能力是否受到的法律和其他规定限制，以及机密泄露后可能导致的后果。

第十九条 受损伤的受试者获得治疗和赔偿的权利

受试者决不应被要求放弃获得赔偿的权力。受试者因参加研究而受到伤害，研究者应保证其有权获得对所造成的伤害进行免费医疗，以及给予经济或其他补助，作为对于研究造成的损伤、残疾或障碍的公正赔偿。如果受试者因参加研究而死亡，他们的受赡养人有权得到赔偿。

第二十条 加强伦理和科学审查能力以及生物医学研究的能力

许多国家没有能力评审或确保在其管辖范围内所提议或进行的生物医学研究的科学性或伦理的可接受性。由国外机构发起的合作研究，申办者和研究者在伦理上有义务保证在东道国由他们负责的生物医学研究项目将对该国的生物医学研究的设计和实施能力起到有效的促进作用，并为这类研究提供科学和伦理审查及监察。

能力培养包括以下工作：

1. 建立和加强独立的、有能力的伦理学审查过程/委员会；
2. 加强研究能力；
3. 发展适用于卫生保健以及生物医学研究的技术；
4. 培训卫生保健研究人员；
5. 对筛选受试者的人群进行教育。

第二十一条 国外申办者提供健康医疗服务的道德义务

国外申办者在伦理上有义务确保：

1. 全面地进行研究所必需的卫生保健服务；
2. 治疗由于研究干预措施而受到损害的受试者；
3. 申办者必须承诺，作为研究成果的有益干预措施或产品合理地用于有关人群或为社会服务。

附录二 《护理伦理学》教学大纲参考

护理伦理学（nursing ethics）是运用一般伦理学的基本原理，解决临床护理实践和护理科学发展中所形成的护理人员之间、医疗护理与社会之间的关系而形成的一门科学。它既是伦理学体系（应用伦理学）的分支，又是医学体系的重要组成部分。

《护理伦理学》作为本专科护理专业的专业教育平台课程，其任务在于通过教学，使学生掌握护理学的基本知识与基本理论，学会应用护理伦理学知识与理论分析判断临床护理实践中的问题，最终提高护理人员的临床护理价值决策与道德实践的能力，养成良好的护理道德行为习惯。

根据本专科护理专业的培养计划和教学实际需要，《护理伦理学》课程总学时为30学时，其中建议讲授26学时，实践教学4学时。

章节标题	学时		
	理论	实践	合计
第一章：绪论	3		3
第二章：护理伦理学的历史发展	3		3
第三章：护理道德的基本原则、规范和范畴	2	2	4
第四章：护理人际关系伦理	2		2
第五章：临床护理与伦理	2	2	4
第六章：优生优育控制与护理伦理	2		2
第七章：社区护理伦理	2		2
第八章：护理科研伦理	2		2
第九章：医学高新技术临床运用与护理伦理	3		3
第十章：护理管理伦理	2		2
第十一章：护理道德教育、评价和修养	3		3
	26	4	30

参考答案

第一章

一、1. E 2. C 3. D 4. D 5. C

第二章

一、1. C 2. B 3. B 4. C 5. A 6. B 7. A 8. B 9. A
二、1. ABC 2. ACDE 3. ABCD 4. BC 5. ABED 6. ABCDE

第三章

一、1. C 2. C 3. D 4. B 5. C 6. B 7. E 8. A

第四章

一、1. C 2. D 3. D 4. A 5. A

第五章

一、1. D 2. E 3. B 4. D 5. A. 6. D 7. D 8. E 9. C 10. B

第六章

一、D

第七章

一、1. C 2. B 3. C 4. C 5. D

第八章

一、1. D 2. C 3. D 4. B

第九章

一、1. A 2. C 3. C 4. C 5. C. 6. C 7. B 8. D 9. C

第十章

一、1. B 2. C

第十一章

一、1. B 2. D 3. C 4. B 5. D 6. A 7. D 8. D 9. A 10. B

参考文献

[1] 况成云，郭淑英．护理伦理学．西安：第四军医大学出版社，2010
[2] 尹梅．护理伦理学．北京：人民卫生出版社，2009
[3] 曹志平．护理伦理学．北京：人民卫生出版社，2011
[4] 秦敬民．医学伦理学．北京：人民卫生出版社，2009
[5] 姜小鹰．护理伦理学．北京：人民卫生出版社，2007
[6] 田荣荣．医学伦理学．北京：人民卫生出版社，2004
[7] 何登极．医学伦理学．成都：四川科技出版社，1998
[8] 何宪平．护理伦理学．北京：高等教育出版社，2007
[9] 杜惠群．护理伦理学．北京：中国协和医科大学出版社，2003
[10] 伍天章．医学伦理学．广州：广州人民出版社，2004
[11] 丛亚丽．护理伦理学．北京：北京大学医学出版社，2008
[12] 瞿晓敏．护理伦理学．上海：复旦大学出版社，2007
[13] 王卫红．护理伦理学．北京：清华大学出版社，2006
[14] 赵增福．医学伦理学．北京：高等教育出版社，2007
[15] 瞿晓敏．护理伦理学．上海：复旦大学出版社，2007
[16] 王锦蓉．临床护理典型案例分析研究．兰州：甘肃科学技术出版社，2010
[17] 冯泽永．医学伦理学．北京：科学出版社，2006

致　谢

由第四军医大学出版社组织开发的"全国医药类高职高专护理专业'十二五'规划教材"第二轮编写及出版工作现已完成。本轮教材的成功建设，得到了全国50余所医药院校的大力支持和帮助，在此，谨向支持本次教材建设的院校表示诚挚的谢意。

致谢院校名单如下(排名不分先后)：

湖北医药学院护理学院、乐山职业技术学院、宝鸡职业技术学院医学分院、平凉医学高等专科学校、张掖医学高等专科学校、江西护理职业技术学院、重庆医药高等专科学校、重庆三峡医药高等专科学校、山西医科大学汾阳学院、商洛职业技术学院、盘锦职业技术学院、黔东南民族职业技术学院、辽宁卫生职业技术学院、青海卫生职业技术学院、随州职业技术学院、汉中职业技术学院、咸阳职业技术学院、宁夏医科大学高等卫生职业技术学院、长沙卫生职业学院、桂林医学院、昆明学院医学院、成都医学院护理学院、九江学院护理学院、长春东方职业学院、吉林医药学院、遵义医药高等专科学校、成都职业技术学院、雅安职业技术学院、黑龙江护理高等专科学校、忻州职业技术学院、佛山科学技术学院医学院、安徽医学高等专科学校、漯河医学高等专科学校、江西中医药高等专科学校、陕西能源职业技术学院、宜春职业技术学院、辽宁医学院护理学院、白城医学高等专科学校、海南医学院国际护理学院、安顺职业技术学院、商丘医学高等专科学校、枣庄科技职业学院、淮北卫生学校、贵州省人民医院护士学校。